新スタンダード栄養・食物シリーズ 9

基礎栄養学
補訂版

池田彩子・鈴木恵美子・脊山洋右
野口 忠・藤原葉子 編

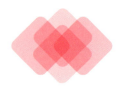

東京化学同人

序

　栄養学を学ぶ者にとって 2005 年はエポックメーキングな年であった．第一は 6 月 17 日に食育基本法が制定されたことであり，第二は"日本人の食事摂取基準（2005 年版）"が策定されたことである．食育基本法は国民が生涯にわたって健全な心身を培い，豊かな人間性をはぐくむための食育を推進することを目指して議員立法により成立した法律で，世界に類をみないものである．これに基づいて食育推進基本計画が策定され，5 年ごとの見直しでさまざまな取組みが行われている．

　"日本人の食事摂取基準"はそれまで用いられてきた"日本人の栄養所要量"に代わるもので，国民の健康の維持・増進，エネルギー・栄養素欠乏症の予防，生活習慣病の予防，過剰摂取による健康障害の予防を目的としてエネルギーおよび各栄養素の摂取量の基準を示したものである．やはり 5 年ごとの見直しが行われて 2015 年 4 月から適用されるものとして"日本人の食事摂取基準（2015 年版）"が策定された．

　いずれも栄養にかかわる者にとって大切な指針であり，食に関する概念が大幅に変わったことに対応して，このたび"スタンダード栄養・食物シリーズ"を全面的に改訂し，"新スタンダード栄養・食物シリーズ"として内外ともに装いを改めた．

　この"新スタンダード栄養・食物シリーズ"は"社会・環境と健康"，"人体の構造と機能，疾病の成り立ち"，"食べ物と健康"などを理解することが大きな 3 本柱となっており，栄養士，管理栄養士を目指す学生だけでなく，生活科学系や農学系，また医療系で学ぶ学生にとっても役立つ内容となっている．

　全 18 巻からなる本シリーズの執筆者は教育と同時に研究に携わる者でもあるので，最新の知識をもっている．とかく内容が高度になって，微に入り細をうがったものになりがちであるが，学生の理解を得るとともに，担当する教師が講義のよりどころにできるようにと，調整・推敲を重ねてお願いした．また図表を多用して視覚的な理解を促し，欄外のスペースを用語解説などに利用して読みやすいよう工夫を凝らした．

　2013 年には和食がユネスコの無形文化遺産に登録されたが，日本の食文化が世界に認められたものとして栄養学に携わる者としては誇らしいことである．この登録の審査にあたっては栄養バランスに優れた健康的な食生活であるという点が高く評価されたという．本シリーズの改訂にあたっては，和食の食文化は健康維持を図る手段であると考え，今後，食に関する多面的な理解が得られるようにとの思いを込めた．食文化は数百年，数千年と続いた実績の上に成り立っているが，この変わらぬ食習慣の裏付けを科学的に学ぶうえで本シリーズが役立つことを願っている．

　2016 年 2 月

編集委員を代表して
脊　山　洋　右

新スタンダード栄養・食物シリーズ 編集委員会

委員長	脊山洋右	東京医療保健大学 客員教授, 東京大学名誉教授, 　お茶の水女子大学名誉教授, 医学博士
委　員	赤松利恵	お茶の水女子大学基幹研究院自然科学系 教授, 博士(社会健康医学)
	飯田薫子	お茶の水女子大学基幹研究院自然科学系 教授, 博士(医学)
	池田彩子	名古屋学芸大学管理栄養学部 教授, 博士(農学)
	石川朋子	聖徳大学人間栄養学部 教授, 博士(医学)
	板倉弘重	茨城キリスト教大学名誉教授, 医学博士
	市　育代	お茶の水女子大学基幹研究院自然科学系 准教授, 博士(農学)
	一色賢司	日本食品分析センター 学術顧問, 北海道大学名誉教授, 農学博士
	稲山貴代	長野県立大学健康発達学部 教授, 博士(スポーツ医学)
	大塚　譲	お茶の水女子大学名誉教授, 農学博士
	香西みどり	お茶の水女子大学名誉教授, 博士(学術)
	金子佳代子	横浜国立大学名誉教授, 保健学博士
	河原和夫	東京医科歯科大学大学院医歯学総合研究科 教授, 医学博士
	久保田紀久枝*	お茶の水女子大学名誉教授, 学術博士
	倉田忠男	お茶の水女子大学名誉教授, 新潟薬科大学名誉教授, 農学博士
	小松龍史	同志社女子大学生活科学部 特任教授, 保健学博士
	近藤和雄*	お茶の水女子大学名誉教授, 医学博士
	佐藤瑶子	お茶の水女子大学基幹研究院自然科学系 助教, 博士(生活科学)
	渋井達郎	日本獣医生命科学大学名誉教授, 農学博士
	新藤一敏	日本女子大学家政学部 教授, 博士(農学)
	鈴木恵美子	お茶の水女子大学名誉教授, 農学博士
	須藤紀子	お茶の水女子大学基幹研究院自然科学系 教授, 博士(保健学)
	辻　ひろみ	東洋大学食環境科学部 教授, 栄養学修士
	冨永典子	お茶の水女子大学名誉教授, 理学博士
	奈良井朝子	日本獣医生命科学大学応用生命科学部 准教授, 博士(農学)
	野口　忠	東京大学名誉教授, 中部大学名誉教授, 農学博士
	畑江敬子*	お茶の水女子大学名誉教授, 理学博士
	藤原葉子	お茶の水女子大学基幹研究院自然科学系 教授, 博士(学術)
	本田善一郎	お茶の水女子大学保健管理センター 所長・教授, 医学博士
	本間清一*	お茶の水女子大学名誉教授, 農学博士
	丸山千寿子	日本女子大学家政学部 教授, 医学博士
	村田容常	東京農業大学応用生物科学部 教授, 　お茶の水女子大学名誉教授, 農学博士
	森田　寛	お茶の水女子大学名誉教授, 医学博士
	森光康次郎	お茶の水女子大学基幹研究院自然科学系 教授, 博士(農学)

(＊編集幹事, 五十音順)

まえがき

　本シリーズの構成を見ても明らかなように，栄養学の学習は，解剖学，生化学，生理学などの基礎科学的な領域から，応用栄養学，臨床栄養学，栄養教育，給食経営と管理，さらには公衆栄養学といった実践的・社会的な側面まで，非常に広範囲にわたっている．

　本書が扱う基礎栄養学は，栄養学の基本的な事項を学習する領域である．その基盤としては，すでに解剖学，生化学や生理学などの学習で，体の基本的な構造や機能を理解していることが前提になっている．すなわち，基礎栄養学では，40種類以上にも及ぶ栄養素について，その化学的性質や機能について理解を深め，さらに，消化・吸収，代謝，利用などについて学習していく．体内に各栄養素がどの程度の量存在し，また，各栄養素が関わる反応が量的にどの程度進行しているかなど，量的な側面を理解することも大切である．

　管理栄養士国家試験出題基準（ガイドライン）に示されているように，基礎栄養学の領域は非常に広く，また多くの分野で新しい知見が集積しつつあるといった状態にある．基本資料である"日本人の食事摂取基準"は5年ごとに改定され，改定ごとに内容が濃いものになっている．また，それと対をなす"日本食品標準成分表"もしばしば拡充され，重要度が高まっている．生化学領域の発見はまさに日進月歩である．本書は，基本的な知見をふまえつつ，新しい知見や資料を基に，最近の進歩の様子も紹介した．本補訂版では，2019年改定の新しいガイドラインに基づいて，学習順の変更，項目の追加，一部の用語の変更などを行った．また，日本人の食事摂取基準および日本食品標準成分表については，公表されている最新の版を基に，必要な修正を行っている．

　学習にあたっては，章のはじめに記されているポイントをふまえて学習を進め，最後に，章末にあげた重要な用語を理解しているかチェックすることを奨める．

　本書は，栄養学全般の学習の基盤となる領域をカバーしているので，応用栄養学や臨床栄養学など，より専門的な学習に入ってからも繰返し本書に戻って基礎的な知見を確実に身につけていくことが重要である．ぜひこの領域に精通してほしい．

　栄養学は，基礎から応用まで，奥の深い学問である．この分野の魅力を十分に知って，皆さんが活躍されることを祈ってやまない．

2019年3月

担当編集委員を代表して

野　口　　忠

第9巻 基礎栄養学(補訂版)

執 筆 者

池 田 彩 子	名古屋学芸大学管理栄養学部 教授, 博士(農学)	[第7章, 第8章]
石 川 朋 子	聖徳大学人間栄養学部 教授, 博士(医学)	[第3章]
市　　育　代	お茶の水女子大学基幹研究院自然科学系 准教授, 博士(農学)	[第9章]
大 石 祐 一	東京農業大学応用生物科学部 教授, 博士(農学)	[第5章]
川 野　　仁	東京都医学総合研究所 客員研究員, 医学博士	[第2章]
脊 山 洋 右	東京医療保健大学 客員教授, 東京大学名誉教授, お茶の水女子大学名誉教授, 医学博士	[第1章]
曽 根 保 子	高崎健康福祉大学健康福祉学部 准教授, 博士(学術)	[第4章]
野 口　　忠	東京大学名誉教授, 中部大学名誉教授, 農学博士	[第10章]
藤 原 葉 子	お茶の水女子大学基幹研究院自然科学系 教授, 博士(学術)	[第6章]

(五十音順, [ ]は執筆担当箇所)

目 次

第1章 栄養の概念 ... 1
- 1・1 栄養の基礎 ... 1
- 1・2 栄養と健康・疾患 ... 4
- 1・3 遺伝形質と栄養の相互作用 ... 8

第2章 食物の摂取 ... 10
- 2・1 満腹感と空腹感 ... 10
- 2・2 摂食調節の中枢 ... 11
- 2・3 末梢の摂食調節物質 ... 12
- 2・4 摂食調節のメカニズム ... 13
- 2・5 摂食行動に影響を与える因子 ... 15
- 2・6 食事のリズムとタイミング ... 15

第3章 消化・吸収と栄養素の体内動態 ... 17
- 3・1 消化器系の構造と機能 ... 17
- 3・2 消化と吸収の概要 ... 22
- 3・3 管腔内消化の過程 ... 24
- 3・4 管腔内消化と移送の調節機構 ... 27
- 3・5 栄養素別の消化と吸収 ... 29
- 3・6 栄養素の体内動態 ... 32
- 3・7 食物繊維・難消化性糖質の作用 ... 34
- 3・8 生物学的利用度 ... 34

第4章 糖質の栄養 ... 36
- 4・1 糖の構造と種類 ... 36
- 4・2 消化と吸収 ... 45
- 4・3 糖質の体内代謝 ... 48
- 4・4 他の栄養素との関係 ... 58
- 4・5 糖質の体内動態とその調節 ... 59
- 4・6 糖質の栄養学的意義 ... 67

第5章 タンパク質の栄養 ... 69
- 5・1 タンパク質の構造 ... 69
- 5・2 タンパク質の消化と吸収 ... 70

 5・3 アミノ酸プール ... 73
 5・4 アミノ酸とタンパク質の代謝 ... 74
 5・5 タンパク質代謝の調節 ... 81
 5・6 タンパク質の栄養価 ... 81

第6章 脂質の栄養 ... 88
 6・1 脂質の種類と構造 ... 88
 6・2 脂質の消化と吸収 ... 91
 6・3 脂肪酸代謝の概略 ... 92
 6・4 リポタンパク質代謝 ... 93
 6・5 コレステロール代謝 ... 95
 6・6 脂質の栄養と脂肪酸の機能 ... 98
 6・7 脂肪酸の生理作用 ... 102
 6・8 日本人の脂質の摂取量と問題点 ... 108

第7章 ビタミンの栄養 ... 110
 7・1 ビタミンの種類 ... 110
 7・2 脂溶性ビタミンの栄養 ... 111
 7・3 水溶性ビタミンの栄養 ... 123

第8章 ミネラルの栄養 ... 137
 8・1 ミネラルの種類 ... 137
 8・2 多量ミネラルの栄養 ... 137
 8・3 微量ミネラルの栄養 ... 144

第9章 水・電解質の栄養学的意義 ... 150
 9・1 生体における水 ... 150
 9・2 水の出納 ... 152
 9・3 電解質の代謝 ... 156
 9・4 高血圧とナトリウム・カリウム ... 159

第10章 エネルギー代謝 ... 161
 10・1 エネルギー代謝とは ... 161
 10・2 エネルギー代謝の基礎 ... 162
 10・3 エネルギー代謝の測定法 ... 164
 10・4 エネルギー出納 ... 168
 10・5 身体活動レベル ... 172
 10・6 エネルギー代謝の仕組み ... 173
 10・7 エネルギー代謝と肥満—エネルギー摂取量の過剰 ... 178
 10・8 エネルギー源の相互作用 ... 179
 10・9 ATPの生産と消費 ... 180

付録 物質の構造と代謝 ··· 183

おもな単糖／おもな二糖／おもな多糖のグリコシド結合／タンパク質を構成するアミノ酸／おもな脂質／ATPの構造／解糖系／クエン酸回路／グリコーゲンの合成と分解／糖新生／ペントースリン酸回路／フルクトースとガラクトースの代謝／アミノ基転移反応・酸化的脱アミノ反応・尿素回路／脂肪酸の分解（β酸化）／脂肪酸の生合成／トリアシルグリセロールとリン脂質の生合成／ケトン体の合成と分解／コレステロールの生合成／胆汁酸の生合成

索　引 ·· 198

1 栄 養 の 概 念

1・1 栄養の基礎

1・1・1 食事は生涯続く生命活動

　ヒトは生まれてから死ぬまで食べ続けて栄養を摂取しなければならない．この栄養は何のために使われるのであろうか．

　第一に，**運動**にはエネルギーが必要なので，そのもととなる栄養素の摂取は欠かせない．目覚めて身体が動き回る運動にはもちろんエネルギーが必要であるが，安眠して休んでいるように見えるときでも，心臓は鼓動を続けており，1分間に60回，一生の間にほぼ30億回の収縮を繰返している．肺は1分間に17〜18回の呼吸運動を行っている．神経もまた活動を止めることはないので，これらの運動のためのエネルギーは常時使われていることになる．

　第二に，われわれの体はおよそ37兆個の細胞で構成されているが，毎日その20％が死に，その分が**細胞分裂**により新しくつくられている．個々の細胞の寿命には長短の差があり，最も短い腸管の粘膜細胞は絨毛の底部で新たにつくられてから1〜2日後には先端で剥げ落ちていく．赤血球の寿命は120日である．これらの新しい細胞をつくるためにも材料としての栄養素が欠かせない．

　第三に，細胞の中では**代謝**という物質の合成と分解が常に行われていて，調和のとれた機能が営まれている．細胞内の物質はいずれも時間が経っても量的に変わらないようにみえるが，常に古い物質は新しい物質によって置き換わっている．たとえば細胞膜を構成するコレステロールは常に新しいコレステロールで置き換わっているが，この現象はアイソトープで標識したトレーサーを用いることによって明らかにすることができる．

　このように生命を維持するために絶え間なく行われる運動と，細胞の増殖およびその代謝を支え，その他の活動を支えるものとして栄養素を摂取する食事が規則正しく行われているのである．

　栄養学は生命の維持に欠かせない栄養素の摂取を科学的に解き明かすことを目的とした学問であるが，なかでも基礎栄養学は栄養素の動きに注目して，その摂取・消化吸収・代謝についての理解を深めるものである．

　アプローチの手法が化学的なところが多いので，基礎栄養学と生化学は重複する点が多いが，酵素反応や遺伝子調節といった個々の反応の細部に注目するのが生化学であって，体全体としての動きに目を向けたのが基礎栄養学であるという

1・1・2 健康保持に良い食生活

地球の自転に伴って1日は24時間で昼と夜が繰返されているが、多くの生命活動も1日を単位として周期を描いており、これを**サーカディアンリズム**[*1]とよぶ。食事も朝、昼、晩と周期的に行われている。食事は空腹感に誘われて開始され、満腹感に伴って停止するが、時間的には正午の昼食を基準として朝食と夕食を規則正しく摂ることが健康保持に適している。朝食は血糖値を上げて身体を内側から目覚めさせる。

必要な**エネルギーの保持**という観点からみると、一般成人では1日におよそ2000 kcal を摂取しているが、この値は生活活動の内容に応じて増減する。このうち女性で1200 kcal、男性で1500 kcal が**基礎代謝量（BMR）**として生命活動を維持するために使われている[*2]。

摂取エネルギーから基礎代謝量（60〜70%）を除いたものがすべて身体活動代謝に使われるのではない。食事をすると体温が上昇するが、これは**食事誘発性熱産生（DIT）**とよばれる栄養素を消化・吸収・同化する際に発生するエネルギーであり、摂取エネルギーの約10%を占めている（図1・1）。したがって**身体活動**に使われるのは摂取エネルギーの20〜30%である400〜600 kcal にすぎないのである。このエネルギー量は体の活動量によって増減し、国民の大部分が該当する身体活動レベルⅡ（ふつう）では基礎代謝量の1.75倍のエネルギーが必要となる。

*1 概日リズム、日内リズムともよばれる。

BMR: basal metabolic rate

*2 このような概数を覚えると栄養学を理解しやすい。

DIT: diet-induced thermogenesis

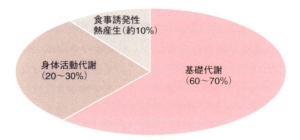

図1・1　1日に消費するエネルギーの割合

1・1・3 食物摂取の指標

良い食事とは体が必要とする**カロリー**に見合う食物を毎日、規則正しく摂ることである。食物の栄養素は糖質・脂質・タンパク質という**三大栄養素**にミネラル・ビタミンを加えた**五大栄養素**からなっている。健康保持を目指してこれらの栄養素をどのくらい摂取したらよいかという摂取量の基準は**日本人の食事摂取基準**に示されている。この基準は2005年に示されたのが始まりで、以後5年ごとに改定が行われて、2020年度からは"日本人の食事摂取基準（2020年版）"が2024年度まで使われる。

これは2004年度まで使われていた**日本人の栄養所要量**に代わるものである。1969年の初回策定以来5年ごとに6回にわたって改定されてきた"日本人の栄

養所要量"は，健康人を対象として国民の健康の保持・推進，生活習慣病の予防のために標準となるエネルギーおよび各栄養素の摂取量を示したものである．

"食事摂取基準"は健康な個人または集団を対象として，国民の健康の維持・増進，**生活習慣病の予防**を目的とし，エネルギーおよび各栄養素の摂取量の基準を示したもので，以前の"日本人の栄養所要量"で目指した栄養素の摂取不足によって生じるエネルギーや**栄養素欠乏症の予防**にとどまらず，新たに過剰摂取による健康障害の予防，生活習慣病の一次予防も目的としている．① 推定平均必要量，② 推奨量，③ 目安量，④ 目標量，⑤ 耐容上限量の五つの指標が示されている．

食事はこれらの栄養素が含まれる食材を使ってバランス良い料理をつくり，健康保持に役立てるものであり，栄養学はその科学的裏付けを与えるものである．

1・1・4 身体の外と中

基礎栄養学では食物の摂取，消化，吸収，代謝ということがテーマになるが，この際，摂取と消化が行われるのは**体の外**であって，吸収という過程を経て栄養素は初めて**体の中**に入り，代謝という過程が行われる．

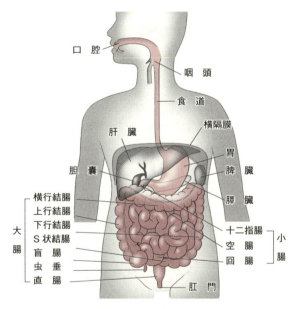

図1・2 消化管の内腔は体の外である

口から肛門に至る約9メートルにも及ぶ消化管の内腔は体の外である（図1・2）．内腔を取囲んでいる粘膜層が外と中を隔てていて，この粘膜層を通過して栄養素は体内に入ることになり，これを吸収とよんでいる．これに先立って行われる消化は消化管の内腔で行われるので，一見体内で行われるようにみえるが，身体の外で行われる現象なのである．ご飯はデンプンからなり，デンプンは高分子であるが，消化されて吸収されるのは単糖のグルコースである．タンパク質もアミノ酸となってから吸収され，タンパク質のまま吸収されることはない．コラー

* 数十gのアミノ酸(§5・3参照).

ゲンを含むドリンクを口から飲んだとき，一見コラーゲンは体内に入ったようにみえるが，実際は消化されて数時間後にアミノ酸になってから吸収されるのである．コラーゲン分子として体内に入ることはない．吸収されたアミノ酸はアミノ酸プール*に入って混合されるので，再びコラーゲンとして再構成される可能性は限りなく少ない．

同じように，口および鼻腔は気管と気管支を介して肺胞につながっていて，呼吸はこの気道を空気が出入りすることによって行われているが，この気道の内腔も身体の外である．したがって，肺で行われる呼吸は**外呼吸**といわれ，血液と細胞の間で行われる**内呼吸**と区別されている．

尿は腎臓でつくられて腎盂に集まり，尿管を経て膀胱に貯められて尿道から放出されるが，この腎盂から尿道に至る器官の内腔もやはり体の外である．子宮の内腔，精管の内腔も同じように体の外である．外分泌も皮膚汗腺からの汗だけでなく，唾液腺のように消化管の内腔に分泌する腺も**外分泌腺**で，血中に分泌する甲状腺のような内分泌腺と区別されるのも，このような体の外と中を考慮した結果である．

1・2 栄養と健康・疾患

1・2・1 栄養学の歴史

栄養学の科学的な研究は，18世紀末にフランスで起こった化学革命によるところが大きい．C.-L. Berthollet(ベルトレ)は1785年に動物物質が分解して生ずる気体が**アンモニア**であることを見いだした．A. Lavoisier(ラボアジエ)は1774年にカロリーメータを使って**二酸化炭素**生成に伴う熱発生を測定した結果，動物の呼吸は体内で有機物質が燃えるという考えに至った．このことは，1894年にM. Rubner(ルブナー)が**尿素**産生とガス交換を同時に測定することによって，熱発生が食物の燃焼熱に対応していることを明らかにした．1828年にはF. Wöhler(ヴェーラー)がシアン酸アンモニウムという無機物質から有機物質の尿素を合成したことから有機化学の父とよばれている．ドイツでもJ. Liebig(リービッヒ)が体内で燃焼する炭水化物，脂質，タンパク質のエネルギー値を算出した．また彼が創案した炭水素定量法などの実験法は現在でも使われている．これらの研究によって，生命のもつ特殊な現象と考えられてきた栄養の問

表1・1 栄養素の代謝に関する発見のおもな歴史

1900年ころから	コリら	解糖系の解明（グルコースのリン酸化を証明）
1921	バンティングとベスト	インスリンを抽出
1932	クレブス	尿素回路を発見
1930年代	シェーンハイマーら	代謝の動的平衡を同位元素を使って証明
1930年代後半	ローズ	不可欠アミノ酸の概念を確立
1948	リップマン	補酵素Aを発見
1937	クレブス	クエン酸回路を発見
1951	リネン	"活性酢酸"がアセチルCoAであることを証明
1953	ワトソン，クリックら	DNAの二重らせん構造の発見

> **生理的燃焼熱と Atwater**
>
> 米国人の Atwater は，モデルとなる食事を基本に（混合食とよんだ），食事の成分をさまざまに変化させて，食品のエネルギー値を測定し，一方で食品を分析して，タンパク質，脂肪，糖質の量を求めた．多くの実験をまとめて，糖質は 4 kcal/g，脂肪は 9 kcal/g，タンパク質は 4 kcal/g とすると，食事からのエネルギー摂取量を把握できることを示した．すなわち，食事の成分（糖質，脂肪，タンパク質）を分析すれば，一つ一つの食事について食品，糞便，尿のエネルギーを測定しなくてもエネルギー値が求められることを示した．現在，日本食品標準成分表に記載されている食品のエネルギー量はこうして求められた生理的燃焼熱（代謝エネルギー）である．食品成分からエネルギーを求める係数を"エネルギー換算係数"という．

題も物理・化学の概念として理解できるようになった．米国では W. Atwater が 1902 年に炭水化物，タンパク質，脂肪の代謝エネルギーを測定し，それぞれグラム当たり 4, 4, 9 kcal であることを確立したが，生理的熱量の考えに基づいたもので，この値は今でも**アトウォーター係数**として使われている（上記コラム参照）．栄養素の代謝に関する発見の歴史を表 1・1 に示す．

食物として摂らなければならない必須栄養素として不可欠アミノ酸（必須アミノ酸）と必須脂肪酸，および**ビタミン**とミネラルがある．このうちビタミンの研究の歴史は紆余曲折を経て数世紀に及ぶが，1912 年の K. Funk によるニワトリ白米病の治療効果のある物質を"vitamine"と名づけた[*]ことに始まり，1920 年に J. Drummond が壊血病を予防する成分としてアミンでない物質を**ビタミン C**（vitamin C）として報告した 10 年間に核心の研究が凝縮されているといえよう．これ以後，語尾の e がとれて"vitamin"という言葉が使われるようになった．E.V. McCollum は 1915 年に発見した脂溶性 A を 1920 年にビタミン A と命名し，1922 年にはビタミン D を発見した．また 1922 年に H. Evans により発見された不妊防止因子は，1924 年に B. Sure によって**ビタミン E** と命名された．これらの研究は今から 100 年前のことである．ビタミンならびにミネラルの発見の歴史を表 1・2 と表 1・3 に示す．

日本に栄養学を伝えたのはドイツ人の T. Hoffmann で，1871 年に東京大学医学部の前身である東校に招かれ内科学を担当したが，脚気の研究を行い，栄養学の知見をもたらした．

栄養学を一つの学問として体系化したのは京都帝国大学で医化学を学んだ佐伯矩 で，1914 年に営養研究所を創設して講義を行っている．1918 年には栄養という言葉に変え，完全食や偏食という言葉もつくり出している．1920 年には国立健康・栄養研究所の前身である栄養研究所の初代所長になっている．

1・2・2 栄養の欠乏症と過剰症

生活活動を維持するために食事を行うが，摂取カロリーが不足するか，カロリーは足りていても栄養素の一部のビタミン，ミネラル，タンパク質などが不足していると欠乏症となる．世界的には 68 億人のうち 10 億人以上が飢餓の状態に

[*] 1927 年，英国医学研究会議によりビタミン B_1 と名づけられた．

表1・2 ビタミンの発見の歴史

1906	エイクマン, フレインス	ニワトリ白米病が米ぬかで治癒することを発見
1910	鈴木梅太郎	米ぬかに存在する脚気治癒因子をアベリ酸として報告
1911	フンク	米ぬかエキスからニワトリ白米病の治療効果のある物質を抽出
1912	フンク	ビタミン (vitamine) と命名
1912	鈴木梅太郎	アベリ酸をオリザニンとして発表
1915	マッカラム	脂溶性A (後のビタミンA) を発見
1919	ドラモンド	水溶性C (後のビタミンC) を抗壊血病因子として発見
1920	ドラモンド	ビタミン (vitamin) と総称
1922	マッカラム	ビタミンDを発見
1922	エバンス	ビタミンEを発見
1933	ウィリアムス	パントテン酸を発見
1934	ジェルジー	ビタミンB_6を発見
1935	ダム	ビタミンKを発見
1936	ケーグル	ビオチンを発見
1937	エルビエム	ニコチン酸をイヌの黒舌病を治癒する因子として発見
1941	スネル	葉酸を発見
1948	リッケス, スミス	ビタミンB_{12}を発見

表1・3 ミネラルの発見の歴史

1820	コアンデ	ヨウ素の抗甲状腺腫活性を発見
1921	シャーマン, パッペンハイマー	リンの必須性を発見
1922	ベルトラン, ベルゾン	亜鉛の必須性を発見
1925	ハルト, エルビエム	銅の必須性を発見
1931	マッカラム, オレント	マグネシウムの必須性を発見
1931	エンビエムら, マッカラムら	マンガンの必須性を発見
1935	マーストン	コバルトの必須性を証明
1953	レンゾら, ウェスターフェルドら	キサンチンオキシダーゼがモリブデンを含む酵素であることを発見
1959	シュワルツ, フォルツ	セレンの必須性を発見

あり, わが国でも20世紀末までは栄養不足が大きな社会問題であって, "日本人の栄養所要量"が策定されたのもこの不足に対応したガイドラインを示すためであった.

栄養欠乏症にはタンパク質・エネルギー栄養失調症 (PEM)＊と微量栄養素栄養失調症がある. 夜盲症, 脚気, 壊血病, くる病の治療と予防の研究から100年ほど前にビタミンA, B_1, C, D, Eが見つかったが, 現在わが国では欠乏症として問題にはならない.

一方, 飽食の時代を迎えた今日ではむしろ栄養の過剰症が問題になり, 糖尿病と肥満に代表される生活習慣病の対策が急務となっている. 2004年から"日本人の食事摂取基準"が策定され, "日本人の栄養所要量"に代わって耐容上限量を設定したのもこの過剰症に配慮したことによる.

1・2・3 生活習慣病と食習慣

日本では1955年ごろに脳卒中, がん, 心臓病による死亡率が高くなったが, これらの疾患に加え糖尿病と痛風などの慢性疾患が40〜60歳に多いことから**成人病**として注目されるようになり, 集団検診による早期発見, 早期治療の体制が

PEM: protein energy malnutrition

＊ タンパク質・エネルギー栄養失調には, マラスムスとクワシオルコルがある.

マラスムス: タンパク質・エネルギー摂取不足によって起こる栄養障害. おもに乳幼児にみられ, やせ, 下痢, 脱水症状, 腹部の膨張がみられる.

クワシオルコル: タンパク質の摂取不足によって起こる栄養障害. 低アルブミン血症の結果, 浸透圧が低下して浮腫をひき起こす.

整えられた．ところが，これらの成人病の成因には生活習慣が大きく影響しており，子どもでも生活習慣の激変により糖尿病になることがわかったので，1997年ごろからは**生活習慣病**とよばれるようになった．これらの疾患は，生活習慣の改善を行えば加齢しても予防できるということからも適切な呼称といえる．

　生活習慣としては食習慣，運動習慣，休養，喫煙，飲酒などが関わると考えられる．生活習慣が悪いと，2型糖尿病，高脂血症，高血圧症，高尿酸血症などがもたらされ，その結果，前記**三大死因**の原因となる*．

＊ 高血圧，高コレステロール血症，肥満，糖尿病が心臓病の四大因子として，健診のチェック項目となっている．

　糖尿病についてみると，糖尿病が強く疑われる人の数が 1997 年には 690 万人だったのが，15 年後の 2012 年には 950 万人と大幅に増加している．一方，糖尿病の可能性が否定できない人（糖尿病予備群）の数は 1997 年の 680 万人から 10 年後までは 1320 万人と 2 倍に増加しているが，その後の 9 年間では 320 万人減少している（図 1・3）．早期発見による生活習慣の改善が奏功したともいえる．

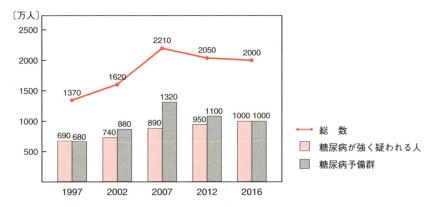

図 1・3　糖尿病と糖尿病予備群の年次推移［厚生労働省，"2016 年国民健康・栄養調査結果の概要"のデータをもとに作成］

1・2・4　健康増進の施策

　国民の健康維持と現代病予防を目的として**健康増進法**が 2002 年 8 月 2 日に制定された．これは 1952 年から施行されてきた**栄養改善法**に代わるもので，国民が生涯にわたって自らの健康状態を自覚し健康の増進に努めることを義務として規定した点が新しい．この法律の主旨に沿って 1970 年度～2004 年度までは"日本人の栄養所要量"が 6 次にわたって改定され，2005 年度からは"日本人の食事摂取基準"が 5 年ごとに制定されている（図 1・4）．

　この法律の主旨に則って健康診断事業の再編が進み，2008 年度からは特定健

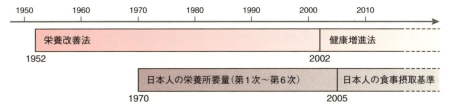

図 1・4　健康増進を目指した法律と対応する摂取基準

康診査によってメタボリックシンドローム該当者ないしは予備群として選び出し，これらの者に特定保健指導を行うことを健康保険者に義務付けている．これは一般には**メタボ健診**といわれ，内臓脂肪を減らすことによって生活習慣病対策を行おうとするものである．

メタボ対策としては食事療法と運動療法の併用が勧められる．適切なカロリーをバランスのとれた食事で摂り，日常生活の中で適度な有酸素運動を行うように指導を行う．その科学的な裏付けを行うのが基礎栄養学である．

> 特定健康診査：メタボリックシンドロームに着目してリスクの有無を検査し，生活習慣を望ましいものに変えていくための保健指導を受けることを目的としている．

1・3 遺伝形質と栄養の相互作用

1・3・1 栄養素に対する応答の個人差

同じ食事をしていても，太る人とやせる人がいる．これまでは体質によるものと考えられてきたが，その原因として消化・吸収に関わる酵素活性の違いが関与していることが明らかになってきて，栄養素に対する応答の個人差は各人のもつ遺伝子のわずかな違いである**遺伝形質**による場合もあると考えられるようになった．

たとえば，グルコースを取込むグルコース輸送体をコードする遺伝子における**一塩基多型**（SNP）は酵素活性の低下となって表れ，糖に対する応答を左右する．体内に入った栄養素の代謝に関わるさまざまな酵素における一塩基多型によっても個人差が生ずる．栄養学におけるこのような遺伝子レベルの研究は分子栄養学として発展している．

> **SNP**：single nucleotide polymorphism

1・3・2 生活習慣病と遺伝子多型

生活習慣病は生活習慣によってもたらされるが，遺伝要因も関わっている．同一の環境因子のもとでも糖尿病になる人とならない人，太る人とやせる人があるように，遺伝子の塩基配列の違いが影響している．

遺伝子の塩基配列の違いは**遺伝子変異**とよばれるが，その頻度が1％以上の場合を**遺伝子多型**としている．種類としてはVNTR，STRP，一塩基多型がある．この遺伝子多型が**アドレナリンβ_3受容体**＊をコードする遺伝子に起こると，ノルアドレナリンがこの受容体に結合して脂肪が分解される程度が少なくなり，体脂肪が増えて太ることになる．

また複数の遺伝子の変異が組合わさって発症する2型糖尿病や食塩感受性高血圧症もある．

> **VNTR**：variable number of tandem repeat
>
> **STRP**：short tandem repeat polymorphism
>
> ＊ アドレナリンβ_3受容体は脂肪組織などに存在し，この遺伝子に変異が起こると，熱を産生することが少ない反面，カロリーを節約して消費しにくくなる．

1・3・3 倹約遺伝子仮説

日本人の糖尿病の95％は2型糖尿病で生活習慣病といわれている．2012年以来，生活習慣の改善により糖尿病の可能性が否定できない人の数は減ったが，糖尿病が強く疑われる人の数は増え続けている．これは日本人の間で長く続いてきた栄養不足の状態から飽食の時代に変わったことが関わっていると思われる．

1・3 遺伝形質と栄養の相互作用

その現象を説明するものとして1962年に米国の遺伝学者 J.V. Neel（ニール）によって提唱された**倹約遺伝子仮説**が注目を浴びている．これはヒトの遺伝子のなかに，可能な限りのエネルギーを蓄えて，効率良くエネルギーを使おうという遺伝子の一群が存在するという仮説で，その遺伝子型をもったヒトが**飢餓の時代**を生き抜いてきたとする学説である．

人類の歴史は400万年といわれるが，**飽食の時代**になったのは最近の50年くらいで，それ以前は常に飢餓との戦いが行われてきた．この過程で倹約遺伝子型をもったヒトが淘汰されて残ったことになる．

この飢餓に強い倹約遺伝子型をもったヒトが一変して豊富な食糧に恵まれた生活に移行すると，**肥満**や**糖尿病**が増加する現象がみられたので"新世界症候群"とよばれるようになった．米国のピマインディアンやオーストラリアのアボリジニに2型糖尿病が急増したことが典型的な例で，その原因を説明するものとして倹約遺伝子仮説が提唱された．食物の安定供給によって倹約遺伝子型のヒトでは摂取が過剰になり，それが蓄積されて肥満や糖尿病になると思われる．倹約遺伝子型でないヒトは同じ食生活しても糖尿病にはならない．

具体的な倹約遺伝子の候補としては**PPARγ**（ペルオキシソーム増殖因子活性化受容体γ）[*1]遺伝子，アドレナリン$β_3$受容体遺伝子が考えられている．PPARγ遺伝子は脂肪細胞分裂に関わる遺伝子で，脂肪細胞の肥大を促進させるので，倹約遺伝子型では脂肪細胞の肥大化がもたらされると考えられた．アドレナリン$β_3$受容体遺伝子は脂肪細胞に存在して熱産生と脂肪分解を抑制している．この遺伝子の64番目のアミノ酸（トリプトファン）をコードする塩基が1塩基変異（TGG→CGG）によってアルギニンに変わったことが倹約遺伝子型の本体だといわれた．このほか**脱共役タンパク質1**（UCP1）[*2]など50を超える倹約遺伝子の候補が提唱されている．

これらの遺伝子はすべてのヒトに備わっているので，その遺伝子から発現したタンパク質が活性をもっているヒトでは肥満や糖尿病になるが，活性のないヒトでは発症しない．同じ生活習慣でも発症する遺伝子型と発症しない遺伝子型を想定したのが倹約遺伝子仮説である．

PPAR: peroxisome proliferator activated receptor

[*1] PPARγは核内スーパーファミリーのタンパク質で，おもに脂肪組織に分布している．

[*2] ミトコンドリアの内膜のタンパク質で，UCP1は褐色脂肪細胞に存在して熱を発生する．

UCP1: uncoupling protein 1

重要な用語

アンモニア	飢餓の時代	糖尿病
アトウォーター係数	基礎栄養学	内呼吸
一塩基多型（SNP）	基礎代謝量	日本人の栄養所要量
遺伝形質	健康増進法	日本人の食事摂取基準
遺伝子多型	倹約遺伝子仮説	尿素
栄養改善法	サーカディアンリズム	ビタミン
栄養学	食事誘発性熱産生	肥満
栄養の過剰症	身体活動	飽食の時代
栄養の欠乏症	生活習慣病	メタボ健診
外呼吸	成人病	

2 食物の摂取

1. 摂食中枢は間脳の視床下部に存在する.
2. 食欲は血中グルコース値が高いと抑制される.
3. 食欲は味覚やアルコールによって促進し,ストレスによって抑制される.
4. 視床下部には多種の摂食関連ペプチドが存在する.
5. 脂肪細胞から分泌されるレプチンは摂食を抑制し,エネルギー消費を促進する.
6. 視床下部は体温,睡眠,摂食などのサーカディアンリズムをつくり出している.
7. サーカディアンリズムは摂食行動によって変動する.

　摂食はすべての動物に共通する,生きるために必要な栄養分を摂取する行為である.ヒトを含む脊椎動物では摂食を調節する中枢は脳,特に間脳の**視床下部**に存在し,多種の神経細胞と物質が関与する.しかし摂食の質や量は人によって大きく異なる.その理由は,摂食調節機構に個人差があることのほかに,摂食機能が外界の環境や体内の状況によってさまざまに変化するからである.実際,脳の摂食調節機構は血液中の代謝産物や,末梢臓器からのホルモン,あるいは末梢および中枢の神経からさまざまな影響を受けている.

2・1 満腹感と空腹感

　食物を十分に摂取すると,ある時点で急速に食欲が低下し,それ以上食べられなくなる.この理由は,末梢の食物摂取の情報が脳に伝わり**満腹感**を生み出すからである.お腹がいっぱいという表現どおり,胃が食物で充満し,胃壁が伸展すると,その刺激は最大の副交感神経である**迷走神経**を介して脳に伝わる.また,食物中の炭水化物が消化・吸収されて**血糖値**が上昇すると,血液によって運ばれた**グルコース**が脳を刺激して満腹感が生まれる.胃壁の伸展刺激が速やかで一時的であるのに対し,血糖上昇は食事開始後15分くらいから始まり,約2時間後まで持続する.このように**胃壁の伸展**と**血糖上昇**という2種類の刺激は,それぞれ食事の量と質の限度を規定している.

　空腹感はお腹が空くという表現どおり,胃に食物がほとんどないという内臓感覚である.空腹感の発生の機序は満腹感より複雑である.血糖値が上昇せず,胃壁が弛緩している状態は空腹感を生み出すために必要であるが,十分とはいえない.食後十分に時間が経っていても,物事に熱中していると空腹を感じないことはよく経験する.**食欲**は特定の食物を食べたいという欲求である.空腹感を覚え

迷走神経:消化液の分泌や消化管の蠕動運動などの内臓機能を支配する神経であるが,胃から脳に情報を伝えるのは迷走神経に含まれる内臓知覚性(求心性)の神経線維である.

ると，多くの場合，食欲が誘導される．空腹時に食べ物のにおいを嗅いだり，料理する音が聞こえてくると急に食欲が出てくることがある．また，前菜や食前酒は appetizer（食欲をそそるもの）とよばれ，味覚やアルコールが食欲を誘導することを示している．これに対して，暑いときや心配事（ストレス）があるときに食欲がなくなるのはよく経験することである．このように食欲は視覚，聴覚，嗅覚，味覚などを介した食物刺激や食物に関する記憶や想念によって生み出されると考えられ，摂食調節にはさまざまな環境および内的因子が関係することがわかる（図 2・1）．

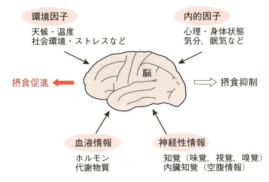

図 2・1　摂食に影響を与える因子

2・2　摂食調節の中枢

摂食中枢は間脳の視床下部に存在する．視床下部は摂食のほかにも，飲水，睡眠，生体リズム，体温，性機能，ストレスなどの本能・情動機能に重要な脳の領域である．それらの中枢は視床下部のさまざまな部位（神経核）に局在する．半世紀以上前に動物を用いた脳内電気破壊あるいは電気刺激実験により，満腹感を感じる中枢は腹内側核※に，空腹感を感じる中枢が外側野にあるといわれてきた．

視床下部には多数の**神経ペプチド**が存在し，さまざまな機能をもつことがわかっていた．さらに 1980 年代以降，視床下部には摂食調節に関連するペプチドが数多く見つかっている．これらの摂食関連ペプチドは，摂食に対する作用によって大きく二つのグループに分けられる（表 2・1）．摂食を促進するペプチドには，**メラニン凝集ホルモン（MCH），オレキシン（ORX），ニューロペプチド Y（NPY），アグーチ関連タンパク質（AGRP）**などがあり，摂食を抑制するペプチドには，**メラニン細胞刺激ホルモン（α-MSH），甲状腺刺激ホルモン放出ホルモン（TRH），副腎皮質刺激ホルモン放出ホルモン（CRH）**，CRH に構造的に類似する**ウロコルチン**などが含まれる．これらの神経ペプチドは視床下部のさまざまな部位の神経細胞でつくられるが，特に以前から摂食やエネルギー代謝に関係するといわれてきた，**弓状核**（ヒトでは**漏斗核**），**室傍核**，**外側野**などに多く存在する．また，それらの細胞は視床下部内部だけでなく，脳や脊髄に広く投射し，複雑な神経回路を形成している．

＊　現在では腹内側核，弓状核，室傍核を含む視床下部の腹内側部が摂食抑制に重要な領域と考えられている．

神経ペプチド：数個～数十個のアミノ酸残基からなる神経伝達物質．特に下垂体後葉ホルモンや下垂体前葉の機能を調節する神経ホルモンなどが有名である．

MCH：melanin concentration hormone

ORX：orexin

NPY：neuropeptide Y

AGRP：Agouti-related protein

MSH：melanocyte-stimulating hormone

TRH：thyrotrop(h)in-releasing hormone

CRH：corticotrop(h)in-releasing hormone

表2・1 代表的な摂食調節因子

物質の種類	摂食促進物質		摂食抑制物質	
	物質名	産生部位	物質名	産生部位
代謝物質	遊離脂肪酸	脂肪組織	グルコース	小腸・肝臓
ペプチド	メラニン凝集ホルモン（MCH）	外側野†	メラニン細胞刺激ホルモン（α-MSH）	弓状核†
	オレキシン（ORX）	外側野†	甲状腺刺激ホルモン放出ホルモン（TRH）	室傍核†
	ニューロペプチドY（NPY）	弓状核†	副腎皮質刺激ホルモン放出ホルモン（CRH）	室傍核†
	アグーチ関連タンパク質（AGRP）	弓状核†	ウロコルチン	室傍核†
モノアミン	ノルアドレナリン	下位脳幹	セロトニン	下位脳幹
			ヒスタミン	結節乳頭核†
			ドーパミン	中脳
ホルモン	グレリン	胃	レプチン	脂肪組織
	グルココルチコイド	副腎皮質	インスリン	膵臓ランゲルハンス島β細胞
			コレシストキニン	十二指腸
			エストロゲン	卵巣

† 視床下部内の神経核.

　これらのペプチドのうち，**α-MSH** と **MCH** の遺伝子を欠損するノックアウトマウスでは，それぞれ肥満とやせが生じることから，これら二つが特に生理的に重要な摂食調節ペプチドであると考えられている．α-MSH を合成する神経細胞は弓状核（漏斗核）に，また MCH を含む神経細胞は外側野に存在する．

　ペプチド以外の摂食調節物質も脳内には存在する．神経伝達物質である**セロトニン**は室傍核や弓状核に作用して摂食を抑制する．セロトニンの作用が低下するとうつ病になりやすいことが知られている．セロトニン増強剤のフェンフルラミンは抗うつ薬であるが，かつてやせ薬としても使用されていた．また同じくモノアミンである**ヒスタミン**や**ドーパミン**は摂食抑制作用を，**ノルアドレナリン**は摂食促進作用をもっている（表2・1）．

アミン: アミノ酸の代謝産物. セロトニンはトリプトファンから，ドーパミンとノルアドレナリンはチロシンから，ヒスタミンはヒスチジンから合成される.

2・3　末梢の摂食調節物質

　脳の重要な栄養素である**グルコース**は，先に述べたように満腹感の発生に重要であり，血糖値の上昇は視床下部に作用して摂食を抑制する．同じく栄養素である**遊離脂肪酸**は，グルコースとは反対に空腹時に血中濃度が高く，摂食を促進する働きがある．

　末梢のホルモンもまた脳に作用して摂食に関与する．膵臓のランゲルハンス島β細胞から分泌される**インスリン**は食後の血糖上昇時に分泌が高まり，血糖値を低下させるとともに，摂食を抑制する．女性ホルモンである**エストロゲン**も摂食

抑制作用をもち，閉経後の女性でみられる肥満はエストロゲンの分泌低下が原因の一つと考えられる．一方，副腎皮質から分泌される**グルココルチコイド**（コルチゾールなど）は摂食を促進する作用をもつ．十二指腸から分泌され，胆汁や膵液の分泌を促進する消化管ホルモンである**コレシストキニン**も摂食抑制作用をもつことが知られている．コレシストキニンの刺激はグレリン（後述）同様，迷走神経を介して脳に伝達される．

　これらのホルモンは摂食調節以外の主作用をもつが，主として摂食・エネルギー代謝に関与するホルモンもある．その代表的なものが1994年に発見された**レプチン**である．レプチンは，それまで単なるエネルギーの貯蔵庫と考えられてきた脂肪細胞でつくられ，ホルモンとして血中に分泌される．レプチンは視床下部に作用し，摂食を抑制すると同時にエネルギー消費を促進する作用がある（図2・2）．レプチンの分泌量は基本的には脂肪組織の量に比例するので，過食により脂肪細胞が肥大すると分泌されるレプチンの量が増加して摂食を抑制する，といった主として長期のエネルギーバランスの調節に関与すると考えられている．

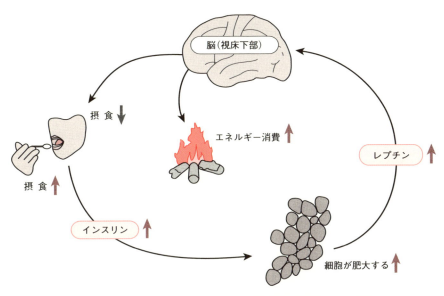

図2・2　レプチンによる食欲制御とエネルギー代謝の亢進　過食すると血糖値上昇に伴いインスリンの分泌量が増加し，脂肪細胞へのグルコースの取込みを促進することにより脂肪細胞が肥大し，レプチンの分泌量が増加する．レプチンは脳（視床下部）に作用して摂食を抑制するとともに，エネルギー消費を促進する．

　一方，1999年に発見された**グレリン**は胃から分泌される摂食促進ホルモンである．胃から分泌されたグレリンは最大の副交感神経である迷走神経によって脳（延髄）に伝わり，さらにそこから視床下部に伝えられる（図2・3）．グレリンは空腹時に分泌されて食欲を促進させると考えられている．

2・4　摂食調節のメカニズム

　十分に食物を摂取した後は，血糖値が上昇し，グルコースが視床下部の摂食促

摂食促進ニューロン：摂食促進物質を含有するニューロン．NPYニューロンやMCHニューロンが代表的である．

摂食抑制ニューロン：摂食抑制物質を含有するニューロン．α-MSHニューロンなどがある．

α-MSHニューロン：α-メラニン細胞刺激ホルモン（カエルなどで体色を変える13個のアミノ酸残基からなるホルモン）を含有するニューロン．哺乳類では摂食を抑制する．

NPYニューロン：神経ペプチドY〔両端にチロシン（Y）をもつ36個のアミノ酸残基からなるペプチド〕を含有するニューロン．哺乳類では摂食を促進する．

進ニューロンを抑制し，摂食抑制ニューロンを活性化する．弓状核では，摂食抑制作用をもつ**α-MSH**ニューロンはグルコースにより活性化され，一方，摂食促進に働く**NPY**ニューロンは抑制され，その結果，摂食は抑制される．

さらに長期的な摂食調節としては体内のエネルギーバランスがプラスのときには，脂肪細胞が肥大し，レプチンの分泌量が増加する．レプチンに対する受容体は，視床下部に豊富に存在するが，特に弓状核のNPYニューロンとα-MSHニューロンはレプチンの重要な標的と考えられている．両ニューロンにはレプチン受容体が存在し，レプチンはα-MSHニューロンを活性化させ，NPYニューロンを抑制する．α-MSHニューロンは視床下部内で摂食を抑制するほか，延髄や脊髄に神経線維を投射し，自律神経系を介して消化管の機能を抑制したり，褐色脂肪組織における熱産生を促進する作用ももっている．

これに対し，摂食促進作用をもつ弓状核のNPYニューロンはレプチンによって抑制される．脂肪組織の少ないときにはレプチンの分泌量は低下し，NPYニューロンが活性化する．このNPYニューロンの興奮は外側野のMCHニューロンや室傍核に伝わり，この結果，摂食が促進されると考えられている．このようにさまざまな摂食調節因子はそれぞれが独立して働くのではなく，互いに連携して摂食を調節している（図2・3）．

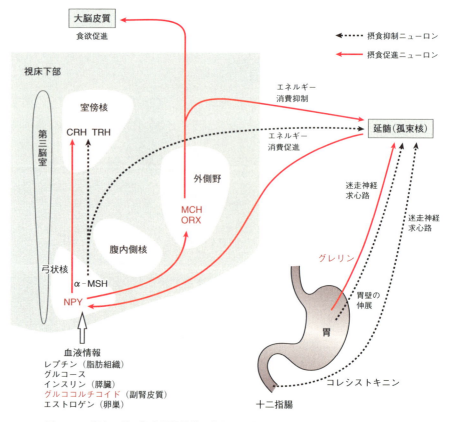

図2・3 視床下部の摂食調節機構 赤字は摂食促進因子，黒字は摂食抑制因子．

2・5　摂食行動に影響を与える因子

　摂食行動はエネルギーバランスだけで調節されているわけではない．感覚（五感）も摂食に重要な意味をもっている．食物の外観（**視覚**）やにおい（**嗅覚**）は食欲に影響を与える．なかでも**味覚**は最も食欲と関係が深い．味覚は受容器である舌の味蕾で感知され，脳神経である顔面神経と舌咽神経を介して脳幹を経て**大脳皮質味覚野**に伝わる．大脳皮質ではそれらの情報が味（**甘味，酸味，塩味，苦味，うま味**）として認識され，さらに**扁桃体**で好き嫌いが評価される．扁桃体は視床下部と密な神経連絡をもち，食べ物の評価は視床下部の摂食調節機構に伝えられ，摂食の促進あるいは抑制を誘導する．

　酸味，塩味，苦味（それに渋味）は基本的に嫌悪刺激で，摂食を抑制するのに対し，甘味とうま味は報酬刺激として摂食を促進する．ほとんどの人が美味と感じる物質に糖類と脂肪があり，これらはカロリーが豊富なため，過剰な摂取はしばしば肥満の原因となる．哺乳類のなかで，味覚は特にヒトで発達しているが，食物の嗜好は成長や習慣とともに著しく変化しうるため，ヒトはすべての動物のなかで無類の食の多様性を獲得している．

扁桃体: 記憶をつかさどる海馬とともに大脳皮質の中では起源の古い部位．大部分を占める新皮質に対し，古皮質に属する．

 2・6　食事のリズムとタイミング

　ヒトを含むすべての動物の行動には**サーカディアンリズム**（日内リズム，§1・1・2参照）が存在する．哺乳動物では，リズムの中枢が摂食と同じく視床下部に存在する．睡眠，食事，ホルモン分泌などのサーカディアンリズムは**体内時計**によって決められており，体内時計は視床下部の**視交叉上核**という場所に存在する．体内時計の周期は正確には24時間ではなく（平均24.2時間のリズムを刻む），外界からの24時間の刺激（**同調因子**）に同調している．最も強力な同調因子は光刺激（昼夜サイクル）であるが，決まった時間に行う食事や運動も同調因子となる．

　人体で最も重要なサーカディアンリズムは**自律神経**のリズムである．自律神経には**交感神経**と**副交感神経**があり，前者は活動時に，後者は安静時や睡眠時に活性化する．自律神経の中枢もまた視床下部である．両者は拮抗的に働き，夜間は副交感神経が優位であるが，朝になる（明るくなる）と交感神経が活発に働く．交感神経が活性化すると，神経の末端から**ノルアドレナリン**が放出され，血圧が上昇する．それと同時に体温が上昇し，内分泌系を介して副腎皮質から**コルチゾール**が分泌され，血糖値が上昇する（図2・4）．これらの体内環境の変化は，脳と筋肉に酸素と栄養源であるグルコースを送り，身体活動に適した状況をつくるためである*．

　これに対し，副交感神経が活発に働くと，血圧や体温が下がり，体は休息する（図2・4）．夜間には松果体から**メラトニン**という睡眠を誘導するホルモンが分泌され，睡眠中には下垂体前葉から**成長ホルモン**が分泌される．胃腸の蠕動運動

* ネズミのような夜行性の動物では，ヒトとは反対に暗くなると交感神経系が活性化される．

や消化液の分泌などの消化機能は副交感神経によって促進される．食事中とその後の消化吸収の時間には副交感神経が優位な時間となる．血液も脳や筋肉から消化管に集まるので，食後には眠気をもよおすことが多い．

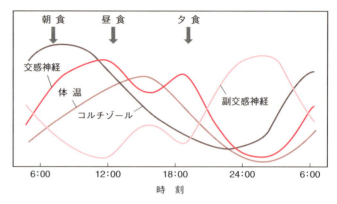

図2・4　**自律神経の活動と体温，血中コルチゾール濃度のサーカディアンリズム**　自律神経のうち，交感神経は昼間の活動期に働き，副交感神経は夜間の睡眠時や安静時に働く．体温はほぼ交感神経の活動に従って変化し，睡眠（眠気）は副交感神経と連動する．

＊　自律神経の機能が異常になると，胃の血流が滞ったり，胃液分泌が亢進して，胃壁に潰瘍が生じる．

重要な用語

空腹感
血糖値
サーカディアンリズム
視床下部
食　欲
自律神経
ストレス
摂食中枢
満腹感
味　覚
レプチン

摂食行動自体もサーカディアンリズムをもつ．朝から夜にかけて，毎日決まった時間に食事を摂っていると，その時間がくると自然に消化液が分泌されるようになる．睡眠と覚醒，食事や運動などを毎日規則正しく行うと，自律神経のリズムも規則正しくなる．朝食は朝の活動に必要なエネルギーを供給するために重要であるため，朝食を抜くと脳や筋肉の活動に支障をきたすことになる．また，遅い時間に夜食を摂ると質のよい睡眠の障害となる．さらに，心身のストレスは大脳皮質から視床下部に影響を与え，自律神経に変調をきたす（**自律神経失調症**）．過度のストレスはしばしば消化管機能を異常にし，ストレス性の**胃潰瘍**の原因となる＊．

3 消化・吸収と栄養素の体内動態

1. 食物に含まれる栄養素を，体内に取込み可能な分子にまで消化，吸収する器官系を消化器系といい，消化管と消化腺に分けられる．
2. 消化には管腔内消化と膜消化があり，自律神経系，内分泌系によって調節される．
3. 消化された栄養素は，受動輸送または能動輸送によって腸管の粘膜上皮を通過して，体内に取込まれる．
4. 水溶性栄養素は腸絨毛の血管に取込まれ，門脈系輸送経路により肝臓に入る．
5. 脂溶性栄養素はキロミクロンとして腸絨毛のリンパ管に取込まれ，リンパ系輸送経路により静脈に合流する．
6. 水溶性食物繊維は食後血糖値の上昇を抑制し，コレステロール濃度を低下させる．不溶性食物繊維は便通を改善する．大腸で食物繊維から生成する短鎖脂肪酸は，一部が吸収されてエネルギー源として利用される．

3・1 消化器系の構造と機能

消化器系は，食物を**摂取**して，食物に含まれる栄養成分を体内へ取込み可能な分子にまで**消化**し，栄養成分を体内に**吸収**し，不要物を**排泄**する器官である．消化器系は，**消化管**と**消化腺**に分けられる．消化管は，内側に食物が通る管腔をもつ全長約9mの中空器官で，口腔，咽頭，食道，胃，小腸（十二指腸，空腸，回腸），大腸（盲腸，結腸，直腸），肛門からなる（図3・1）．消化腺は，消化管上皮から発生した外分泌腺で，消化酵素を含む消化液をつくる．消化腺には，独立した実質器官である大唾液腺（耳下腺，顎下腺，舌下腺），膵臓，肝臓のほか，消化管の壁に分布する唾液腺や胃腺，腸腺がある．

中空器官と実質器官: 消化管，気道，尿路，生殖路は内部に管腔をもつ中空器官である．これに対し内部まで組織が充実している器官を**実質器官**という．膵臓，肝臓，腎臓，卵巣，精巣，リンパ節などがある．

3・1・1 消化管の基本構造

消化管は共通の基本構造をもつ．食物が通る管腔側から，**粘膜**，**粘膜下層**，**筋層**，**漿膜**（または**外膜**）の4層からなる（図3・2）．

a. 粘 膜 粘膜は，粘膜上皮，粘膜固有層，粘膜筋板からなる．**粘膜上皮**は，外界から摂取した食物と，体組織を隔てるシート状のバリアである．口腔，咽頭，食道と直腸下部では物理的刺激に強い重層扁平上皮，他の部位は物質輸送が容易な単層円柱上皮からなる．腸絨毛の芯となる**粘膜固有層**には，上皮を通過した栄養素を運ぶための毛細血管やリンパ管が分布する．消化液や粘液を分泌する胃腺，腸腺は粘膜固有層にある．

外分泌と内分泌: 汗，唾液，膵液のように，直接または導管を介して体の外（組織の外）に分泌されることを**外分泌**という．これに対しホルモンなどは，組織内（細胞間液）に分泌されることから**内分泌**といわれ，血流に乗って標的器官へ移動する．

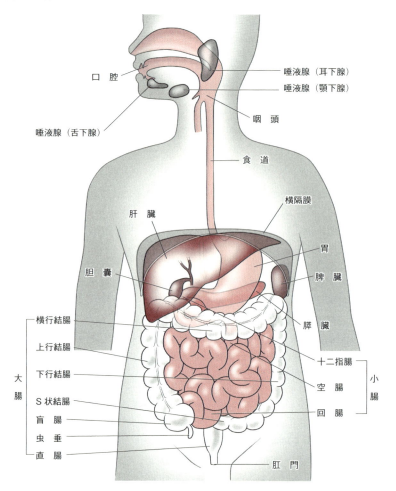

図3・1 消化器官の概要

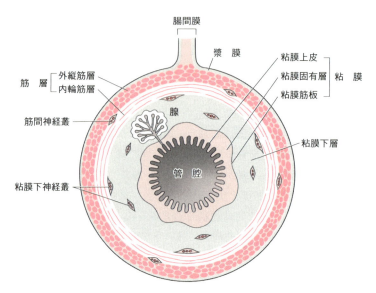

図3・2 消化管の基本構造

b. 粘膜下層　粘膜下層は疎線維性結合組織で，十二指腸腺や食道腺が管腔内に粘液を分泌して粘膜表面を潤している．粘膜の運動や腺の分泌を調節する神経叢（マイスネル粘膜下神経叢）がある．

c. 筋層　消化管の**筋層**は不随意筋である平滑筋からなる．口腔から食道上部までと肛門付近には骨格筋があり，嚥下や排便を意識的に制御することができる．筋層は基本的に内輪筋層と外縦筋層の2層である．2層が異なる方向に収縮することで複雑な動きが可能となり，内容物の撹拌や移送に役立つ．2層の間には消化管運動を調節する神経叢（アウエルバッハ筋間神経叢）がある．

d. 漿膜または外膜　腹腔に面した消化管は，最外層を**漿膜**（腹膜）で覆われている．腸間膜は2枚の腹膜が合わさったもので，血管，リンパ管，神経の通り道となる．他の消化管部位は，**外膜**という結合組織に囲まれて，隣接する別の器官と区別される．

> **疎線維性結合組織**：体内に広く分布し組織や器官の間を埋め，血管，リンパ管，神経の通り道となる結合組織．膠原線維はまばらに配列し，細胞成分や組織液が多い．

> **腹膜**：腹腔を覆う漿膜．肝臓など腹腔内にある臓器の表面を覆う漿膜を**臓側腹膜**といい，腹壁を覆う**壁側腹膜**とは，間膜を介してつながっている．

3・1・2　消化管の構造と機能

a. 口腔から咽頭　食物は口腔内で，**咀嚼**により細かくかみ砕かれ，唾液と混ぜ合わされる．唾液に含まれる粘液は食塊を滑らかにし**嚥下**（飲み込むこと）しやすくする．食塊は，口腔から咽頭口部，咽頭喉頭部を経て食道に入る．

b. 食道　食道は縦隔内を走行し，横隔膜を貫いて腹腔に達し，胃に続く全長約25 cmの管である．粘膜は，食塊の移送に適した縦走ヒダをなす．食道腺や食道噴門腺から分泌される粘液は，食道内面を滑らかにし，蠕動運動による食塊の移送を助けている．

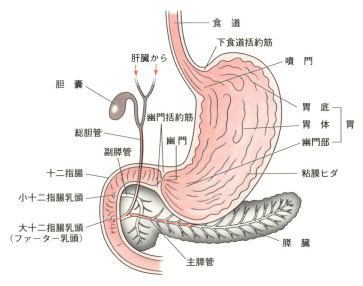

図3・3　胃の構造と膵路・胆路

c. 胃　胃は横隔膜の直下にあり，漿膜（腹膜）で覆われる．入口を**噴門**，出口を**幽門**という．噴門の上部に拡張した部位を**胃底**，中央部を**胃体**，出口付近を**幽門部**という（図3・3）．噴門では下食道括約筋が逆流を防いでいる．胃腺から分泌される胃液には，胃酸や消化酵素とともに，胃壁を守る粘液が含まれてい

括約筋: 食道上部，食道下部，胃の出口（幽門），肛門などで輪筋層が発達し，持続的に収縮して管腔を閉じることにより，内容物をとどめたり，逆流を防ぐ働きをする．これを括約筋という．

る．胃で消化された内容物は，半流動性の糜粥（びじゅく）となり，**幽門括約筋**の調節により少しずつ小腸へ移送される．アルコールや一部の薬剤は，胃で吸収される．

d. 小 腸 小腸は，消化，吸収の大部分を担う全長6～7mの管で，十二指腸，空腸，回腸に分けられる．

小腸の粘膜には，輪状ヒダが，その表面には腸絨毛という無数の突起がある．さらに腸絨毛を覆う**吸収上皮細胞**の表面には微絨毛が発達している（図3・4）．輪状ヒダ，腸絨毛，微絨毛は小腸粘膜の表面積を著しく増大させることで，消化吸収効率を大幅に高めている．微絨毛の細胞膜は膜消化（§3・2・2参照）と吸収の場であり，吸収された栄養素は上皮を通過して，粘膜固有層の毛細血管や中心乳糜管（にゅうびかん）というリンパ管に入る．

腸絨毛の表層を覆う粘膜上皮には吸収上皮細胞のほか，粘液を分泌する**杯細胞**がある．粘膜固有層には**腸腺**があり，吸収上皮細胞，杯細胞，消化管ホルモンを分泌する数種類の内分泌細胞，腸内細菌叢の調節に関わるパネート細胞が分布する．

十二指腸は，膵臓の頭部（膵頭）に沿って湾曲している（図3・3参照）．十二指腸には，膵臓でつくられた膵液と肝臓でつくられた胆汁が分泌される．膵臓の主膵管と肝臓からの総胆管の開口部を，**大十二指腸乳頭（ファーター乳頭）**という．**小十二指腸乳頭**には副膵管が開口する．胃から移送されてくる糜粥は，胃酸によって強酸性になっており，アルカリ性の膵液と**十二指腸腺**から分泌されるアルカリ性粘液によって中和される．

空腸は栄養吸収の主体となる部位で，発達した輪状ヒダにより糜粥は腸内をらせん状に移動していく．回腸では，ビタミンB_{12}や胆汁酸が吸収される．

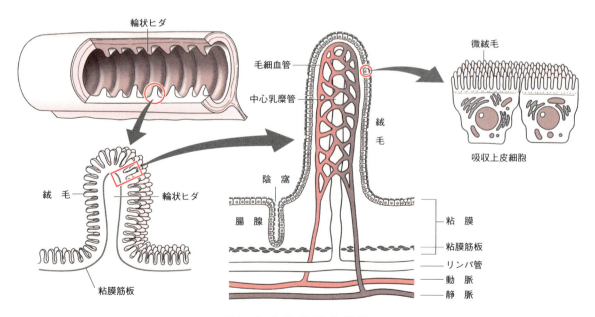

図3・4 小腸粘膜の構造

e. 大　腸　大腸は，長さ1.5 mで，盲腸，結腸，直腸からなる（図3・5）．回腸から大腸への開口部には回盲弁があり，逆流を防いでいる．回盲弁より下は盲腸で，虫垂が付いている．結腸は上行結腸，横行結腸，下行結腸，S状結腸に分けられる．結腸の粘膜には絨毛はなく，陰窩には多数の杯細胞がみられる．大腸ではおもに水分の吸収が行われ，回腸から運ばれた液状の内容物は，徐々に粥状，半固形状になり，S状結腸で固形状の糞便となる．大腸では，ヒトが消化できない未消化物を腸内細菌が発酵して吸収可能な分子にしたり，ある種のビタミン類の生成，ミネラルの吸収も行われる．

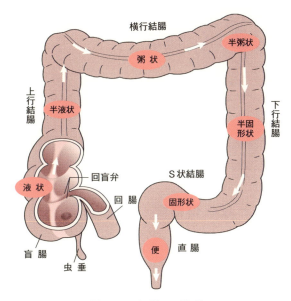

図3・5　大腸の構造

3・1・3　消化腺の構造と機能

a. 唾液腺　唾液腺には，口腔粘膜にある小唾液腺と，3対の大唾液腺（耳下腺，顎下腺，舌下腺）がある．唾液腺から分泌される唾液は，食塊を滑らかにして嚥下しやすくする粘液と，殺菌作用のあるリゾチームや消化酵素を含む漿液とからなる．

b. 膵　臓　膵臓は膵液を産生する腹膜後器官で，膵頭，膵体，膵尾からなる．膵液は，タンパク質，糖質，脂質を分解するさまざまな消化酵素を含むアルカリ性の液体で，膵管を通って十二指腸へと分泌される（図3・3参照）．膵外分泌部の間には内分泌細胞が集まった膵島（ランゲルハンス島）が散在する．

c. 肝　臓　肝臓は，成人で重量約1.4 kgの大きな実質器官で，横隔膜直下にある．肝臓への流入血管は2系統あり，固有肝動脈は心臓から動脈血を，門脈は腸管から静脈血を肝臓に供給している．肝臓の機能単位は**肝小葉**とよばれ，多面体の肝細胞が放射状に並び，その間を類洞という毛細血管が走行する（図3・6）．肝細胞は，物質代謝の中心的役割を果たすとともに，胆汁の産生と分泌を行う．

肝小葉内の流れ：肝小葉内では，血液は外側の小葉間動・静脈から類洞内を通って中央の中心静脈に向かって流れる．一方，胆汁は毛細胆管内を肝小葉の外側に向かって流れ，小葉間胆管に注ぐ．

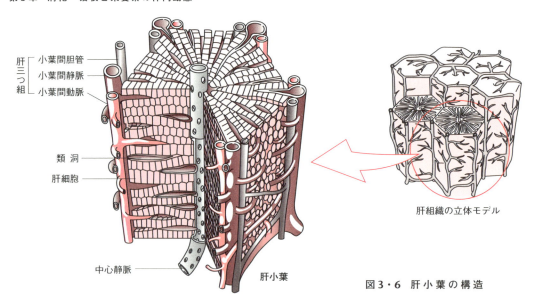

図3・6 肝小葉の構造

d. 胆　嚢　胆嚢は，肝細胞が分泌した胆汁を貯留・濃縮する器官である．食事刺激により胆嚢が収縮すると，胆汁は総胆管を通って十二指腸内へ分泌される．

■ 3・2　消化と吸収の概要

食物の消化は，消化管の中で行われる**管腔内消化**と，吸収の直前に小腸吸収上皮細胞の微絨毛膜で行われる**膜消化**に分けられる．消化された栄養素は，吸収上皮細胞を通過して，体内に吸収される．

3・2・1　管腔内消化

管腔内消化には，消化管の運動による物理的（機械的）消化と，酸や消化酵素による化学的消化がある．

a. 物理的（機械的）消化と移送　摂取された食物は，口腔内での咀嚼により，滑らかで嚥下しやすい食塊となる．食塊は消化管内を運ばれるうちに，消化管運動によってさらに細かく砕かれ，消化液と十分に混ぜ合わされる．これらの過程を物理的消化とよぶ．消化管運動には，物理的消化のほか，内容物を運ぶ役割もある．

嚥下の過程は以下のとおりである（図3・7）．口腔内の食塊が咽頭口部の粘膜に触れると，嚥下反射が起こる（口腔相）．軟口蓋が鼻腔への通路を遮断し，つづいて喉頭蓋が反転して喉頭の入り口に蓋をする（咽頭相）．これにより食塊は気道に入ることなく，食道へと導かれる．食道は蠕動運動によって食塊を胃に運ぶ（食道相）．

蠕動運動は筋層の収縮と弛緩が波のように連続的に起こる運動で，内容物を絞り出すように移送する．**分節運動**は，輪筋層と縦筋層が収縮と弛緩を交互に繰返すことにより，内容物を前後に分けながら撹拌する．**振り子運動**は，縦筋層の収

縮の波が局所的に行ったり来たりすることにより内容物を振り子のように前後に移動させて撹拌する（図3・8）．小腸ではこれらの運動を組合わせて消化と移送を行い，内容物は大腸へと運ばれる．

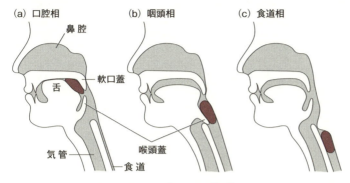

図3・7 嚥下の機構

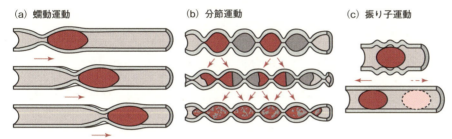

図3・8 消化管の運動

b. 化学的消化 消化管内に分泌される唾液や胃液，膵液に含まれる消化酵素によって高分子の栄養素を加水分解する過程が**化学的消化**である．消化液中の酸による変性や，胆汁酸によるミセル化（乳化）は，酵素分解を助ける役割があり，化学的消化に含まれる（表3・1）．消化管内で行われる化学的消化は中間的な消化であり，栄養素を細胞内に取込むためには，さらに膜消化による分解が必要である．

3・2・2 膜 消 化

管腔内消化によって生成された中間消化物は，吸収上皮細胞の細胞膜に存在する酵素によって，吸収可能な最小単位にまで分解される．これを**膜消化**という．吸収上皮細胞の微絨毛表面は糖被（糖衣）という酸性ムコ多糖や糖タンパク質に覆われており，中間消化物を捕らえて微絨毛膜の周辺に濃縮し，膜消化と吸収を効率的に行う．

3・2・3 吸収の機構

栄養素の大部分は小腸，特に十二指腸と空腸で吸収される．栄養素が粘膜上皮を通過する経路には，細胞の間を通る**細胞外路**と，吸収上皮細胞の中を通る**細胞内路**がある．細胞内路では，栄養素は吸収上皮細胞の細胞膜を通って吸収され

表 3・1 管腔内消化に関わる消化酵素

消化管部位	分泌器官（細胞）	酵素分類	消化酵素	基質	生成物または作用
口腔	唾液腺（漿液細胞）	糖質分解酵素	α-アミラーゼ	デンプン	デキストリン，オリゴ類
胃	胃腺（主細胞）	タンパク質分解酵素	ペプシン†	タンパク質	ポリペプチド，オリゴペプチド
小腸	膵臓（腺房細胞）	糖質分解酵素	α-アミラーゼ	デンプン	デキストリン，マルトース，マルトトリオース，イソマルトース
		タンパク質分解酵素	トリプシン†	タンパク質，ポリペプチド	オリゴペプチド
			キモトリプシン†	タンパク質，ポリペプチド	オリゴペプチド
			エラスターゼ†	タンパク質，ポリペプチド	オリゴペプチド
			カルボキシペプチダーゼ†	ペプチド	C末端のアミノ酸1残基を切り離す
		脂質分解酵素	膵リパーゼ	トリアシルグリセロール	2-モノアシルグリセロール，脂肪酸
			コレステロールエステラーゼ	コレステロールエステル	遊離コレステロール，脂肪酸
			ホスホリパーゼ A_2	レシチン	リゾレシチン，脂肪酸
		核酸分解酵素	デオキシリボヌクレアーゼ	DNA	ヌクレオチド
			リボヌクレアーゼ	RNA	ヌクレオチド

† これらのタンパク質分解酵素は，不活性型前駆体であるチモーゲン（ペプシノーゲン，トリプシノーゲン，キモトリプシノーゲン，プロエラスターゼ，プロカルボキシペプチダーゼ）として分泌されたのち，管腔内で酸や他の酵素の作用によって活性型となる．

る．物質が細胞膜を通過する過程には，受動輸送，能動輸送，小胞を介した膜動輸送がある（表 3・2）．

受動輸送は，濃度勾配に依存した輸送でエネルギーを必要としない．**単純拡散**と，特定の輸送体を通ることでより効率的に物質を輸送する**促進拡散**がある．**能動輸送**にはエネルギーと輸送体が必要である．**膜動輸送**は，細胞膜（形質膜）の一部に物質を包み込んで，小胞を形成して輸送する．細胞内に取込むことを**エンドサイトーシス**（飲食作用），細胞外に放出することを**エキソサイトーシス**（開口分泌）という．

> エキソサイトーシス：細胞内で合成された消化酵素は酵素原顆粒として，ホルモンは分泌顆粒として細胞膜へ移動し，エキソサイトーシスによって細胞外に放出される．脂質の吸収では，吸収上皮細胞内で形成されるキロミクロンは，エキソサイトーシスによってリンパ管側へ放出される．

3・3 管腔内消化の過程

3・3・1 唾液による消化

唾液の分泌量は1日に約 1000〜1500 mL である．唾液に含まれる α-アミラーゼは，デンプンの α(1→4) 結合を加水分解し，デキストリンやオリゴ糖にまで分解する．しかし口腔内で行われる糖質の消化作用は小さく，膵液に含まれる

表 3・2 受動輸送と能動輸送

	受動輸送		能動輸送
	単純拡散	促進拡散	
エネルギー	不 要		必 要
基質濃度	濃度勾配に依存		濃度勾配に逆行
飽和現象	なし	あり	あり
担 体	なし	輸送体	輸送体・ポンプ
代表的な栄養素 （ ）内は担体	脂溶性ビタミン 脂肪酸	フルクトース（GLUT5） グルコース・ガラクトース （側底膜のGLUT2） 一部のアミノ酸	グルコース・ガラクトース （頂端膜のSGLT1） アミノ酸，ジペプチド，トリペプチド ビタミンB_2，ビタミンC，ビオチン，パントテン酸

α-アミラーゼによる消化が主体となる．

3・3・2 胃液による消化

a．胃腺（胃底腺） 胃粘膜には胃小窩という多数のくぼみがあり，胃腺（胃底腺）は胃小窩の底に開口して胃液を分泌する（図3・9）．胃の粘膜上皮である**表層粘液細胞**は，粘液を分泌して胃壁が消化されるのを防いでいる．**胃腺（胃底腺）**には，4種類の細胞がある．**副細胞（頚部粘液細胞）**は，アルカリ性の粘液を分泌して胃粘膜を保護している．**壁細胞**は，胃酸（塩酸）を水素イオンと塩化物イオンとして分泌している．**主細胞**は胃腺の腺底部に多く分布し，ペプシノー

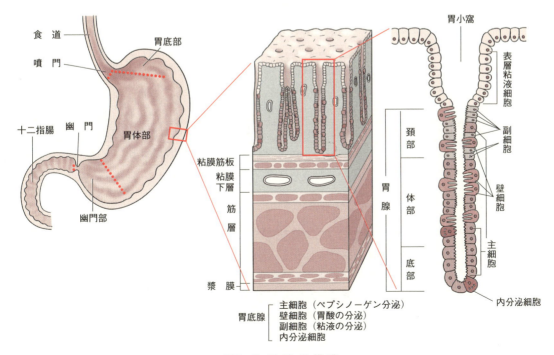

図3・9 胃腺の構造

胃腺・腸腺の内分泌細胞: 胃腺や腸腺に分布し腸管ホルモンを分泌する内分泌細胞は，基底側にたくさんの分泌顆粒がみられることから，基底顆粒細胞ともいわれる．

ゲンを分泌する．**内分泌細胞（G 細胞）**はガストリンを分泌する．

b. 胃液による消化　　胃液は，胃酸によって pH 1〜2 の強酸性になっている．胃酸には，殺菌作用のほか，タンパク質を変性させて酵素による消化を容易にしたり，主細胞から分泌されたペプシノーゲンを活性型のペプシンに転換する作用がある．ペプシンは，自己触媒作用により，さらにペプシノーゲンをペプシンに変換する．ペプシンは，タンパク質を加水分解してポリペプチドやオリゴペプチドにまで分解する．主細胞は胃リパーゼも分泌するが，これによる脂質の消化はごくわずかである．

3・3・3　膵液による消化

膵液は，三大栄養素（タンパク質，糖質，脂質）のすべてに対する消化酵素が含まれており，化学的消化の主体となる．膵臓でつくられ，1 日当たり 1200〜1500 mL が十二指腸内に分泌される．膵液は各種消化酵素のほか，水，無機質，重炭酸イオンを含む．重炭酸イオンは膵液をアルカリ性（pH 7.1〜8.2）にし，胃から移送される糜粥を中和する．

a. 膵液によるタンパク質の消化　　膵液に含まれる消化酵素により，タンパク質はオリゴペプチドとアミノ酸に分解される．膵液に含まれるタンパク質分解酵素の前駆体は小腸内腔で活性型に変換される．小腸の微絨毛膜にあるエンテロキナーゼは，膵液に含まれるトリプシノーゲンを活性型のトリプシンに変換する．ついでトリプシンが，キモトリプシノーゲンをキモトリプシンに，プロエラスターゼをエラスターゼに，プロカルボキシペプチダーゼをカルボキシペプチダーゼに変換する．トリプシンとキモトリプシンは，ペプチドをアミノ酸鎖の途中で分解する．このような酵素をエンドペプチダーゼという．カルボキシペプチダーゼは，アミノ酸鎖を C 末端側から順番に分解する．このように末端のアミノ酸を一つずつはずす酵素をエキソペプチダーゼという．

b. 膵液による糖質の消化　　膵アミラーゼ（α-アミラーゼ）は，デンプンをデキストリンやマルトトリオース，マルトースにまで分解する．

c. 膵液による脂質の消化　　膵リパーゼは，トリアシルグリセロールを，モノアシルグリセロールと脂肪酸に分解する．食事中に含まれるコレステロールエステルは，コレステロールエステラーゼによって遊離コレステロールと脂肪酸に，細胞膜の主成分であるレシチンは，ホスホリパーゼ A_2 によってリゾレシチンと脂肪酸に分解される．

3・3・4　胆汁による消化

胆汁には消化酵素は含まれていないが，主成分である胆汁酸は，非水溶性の脂質を小さな脂肪滴にすることで脂質の消化を助ける．肝細胞から分泌された胆汁は，胆囊で貯留・濃縮され，食事性刺激により十二指腸内へ放出される．胆汁酸（コール酸，ケノデオキシコール酸）は，十二指腸内で，大きな脂肪滴として存在する脂質をミセル化して小さくし，リパーゼの作用を受けやすくして脂質の消化を促進する．胆汁酸のほとんどは，十二指腸で働いた後，回腸で吸収され，リ

ンパ系輸送経路（後述）を介して門脈から肝臓に運ばれ，再び胆汁酸として分泌される．これを **腸肝循環** という．腸肝循環で不足する胆汁酸は，肝細胞によってコレステロールから合成される．

3・4 管腔内消化と移送の調節機構

　管腔内消化は，感覚受容器から刺激を受けることによって，神経性および内分泌性（液性）の調節を受ける．

　消化器官に分布する副交感神経は，消化液の分泌や消化管運動を促進する．逆にストレスなどで交感神経優位になると，これらの働きは抑えられる．このような中枢からの自律神経とは別に，消化管は独自の腸管神経系をもつ．消化管粘膜にある感覚細胞は，内容物による伸展刺激や化学的刺激をとらえ，腸管神経系を介して消化液の分泌や腸管運動を自律的に調節する．

　内分泌性（液性）の調節として，消化管ホルモンもまた腸管の自律的調節を行っている（表3・3）．粘膜の内分泌細胞が分泌する消化管ホルモンは，傍分泌（パラクリン）によって間質液を介して近くの細胞に作用する．また内分泌（エンドクリン）によって血流に乗って標的器官まで運ばれて作用する．

腸管神経系：腸管壁にあるマイスネル粘膜下神経叢とアウエルバッハ筋間神経叢には，中枢からの自律神経のほか，腸管神経系の知覚神経と運動神経が含まれる．腸管は，腸管神経系によって食事性の刺激に応じて，自律的に分泌と運動を調節することから，第二の脳とよばれる．

表3・3　おもな消化管ホルモン

消化管ホルモン	分泌器官（細胞）	作用
ガストリン	胃・十二指腸（G細胞）	・胃酸分泌促進 ・ペプシノーゲン分泌促進
セクレチン	十二指腸・空腸（S細胞）	・膵液の重炭酸イオン分泌促進 ・胆汁産生促進 ・胃酸・ガストリン分泌抑制
コレシストキニン（CCK）[†1]	十二指腸・空腸（I細胞）	・膵酵素の分泌促進 ・胆汁分泌（胆囊収縮）促進 ・胃からの糜粥排出を抑制
グルコース依存性インスリン分泌刺激ポリペプチド（GIP）[†2]	十二指腸・空腸（K細胞）	・胃酸・ガストリン分泌抑制 ・胃の運動抑制 ・インスリン分泌促進
グルカゴン様ペプチド（GLP-1）	回腸・大腸（L細胞）	・インスリン分泌促進 ・胃の運動抑制

[†1] コレシストキニンは，パンクレオザイミン（PZ）ともよばれていた．
[†2] グルコース依存性インスリン分泌刺激ポリペプチドは，発見時は胃酸分泌を抑制することから胃抑制ポリペプチドと命名された．インスリン分泌を促進することから，グルカゴン様ペプチド-1（GLP-1）とともにインクレチンとよばれる．

CCK：cholecystokinin

GIP：glucose-dependent insulinotropic polypeptide（gastric inhibitory polypeptide）

GLP-1：glucagon-like peptide-1

3・4・1 唾液の分泌調節

　唾液の分泌は自律神経系によって調節されている．唾液は，顔面神経や舌咽神経を介した副交感神経刺激で絶えず分泌されており，口腔粘膜を潤している．ストレスなどで交感神経優位になると，唾液の粘性が増し，口腔内が渇いてくる．食物を食べるときの咀嚼刺激や味の感受だけでなく，視覚，聴覚，嗅覚によって

食物を認識したり，想像しただけでも唾液の分泌は促進される．

3・4・2 胃内消化の調節

胃内消化を調節する仕組みは脳相，胃相，腸相に分けられる．胃液の分泌と胃の運動は，これらの3相の連携により調節されている（図3・10）．

唾液の分泌と同じように，食物を認識したり想像したりすると，大脳皮質と視床下部からの神経刺激が迷走神経（副交感神経）を介して胃腺の壁細胞を刺激して，胃酸の分泌を促進する*（脳相）．

食物が胃に入ると，胃壁が広がり胃内のpHが上がる．これらの情報は胃壁の伸展受容器，化学受容器から腸管神経系を介して，筋層の平滑筋に伝えられ，胃の蠕動運動が促進される．また壁細胞やG細胞を刺激し，胃酸やガストリンの分泌が促進される．ガストリンはさらに胃酸の分泌を促進する（胃相）．

糜粥（びじゅく）が十二指腸に入ると，腸壁の伸展受容器と化学受容器が刺激され，腸腺の内分泌細胞からセクレチン，GIP，コレシストキニンが分泌される（腸相）．セクレチン，GIPは胃液やガストリンの分泌を抑え，胃内消化を終結させる．コレシストキニンは胃から糜粥が排出するのを抑え，糜粥を十二指腸へ少しずつ移送するように調節する．

3・4・3 膵液の分泌調節

膵液の分泌調節もまた脳相から始まる．迷走神経を介した副交感神経刺激*は膵消化酵素の分泌を促進する．つづいて糜粥が十二指腸に移送されると，酸性刺激によってセクレチンが，部分消化された脂肪酸やアミノ酸の刺激によってコレシ

* 迷走神経の副交感神経性軸索から，神経伝達物質としてアセチルコリンが放出され，刺激を伝達する．

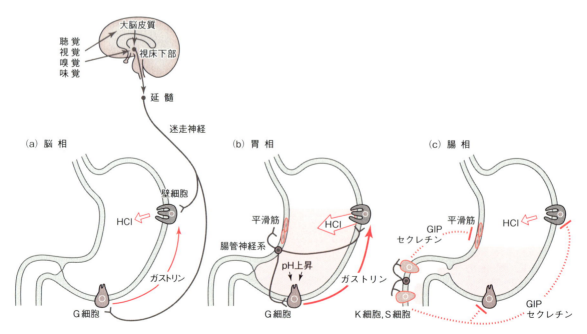

図3・10 胃酸の分泌と胃の運動調節 ［坂井建雄，河原克雅 編，"カラー図解 人体の正常構造と機能"，全10巻縮刷版，第2版，p.218，日本医事新報（2012）より改変］

ストキニンが分泌される．セクレチンは重炭酸イオンを含む膵液を大量に放出し，十二指腸内のpHを膵液消化酵素の最適pHへと導く．コレシストキニンは，膵外分泌細胞における消化酵素の産生と分泌を促進する．

3・4・4 胆汁の分泌調節

迷走神経刺激は肝細胞の胆汁産生を増大させる．肝細胞は常に胆汁を分泌しているが，食事刺激がない場合は，肝臓から分泌された胆汁は胆囊へと運ばれる．食事刺激によって小腸からコレシストキニンが分泌されると，胆囊壁の平滑筋が収縮し，胆汁を十二指腸に放出する．

3・4・5 腸管蠕動運動の調節

食道から直腸までの腸管は，内容物により壁内の伸展受容器が刺激を受けると，自律的に蠕動運動を行う．伸展刺激は腸管神経系の筋間神経叢に分布する運動神経に伝えられ，口側の平滑筋を収縮させると同時に肛門側の平滑筋を弛緩させる．こうして生じた蠕動運動の波によって，内容物は肛門側へと移送される．

胃に食物が入ると，胃壁の伸展刺激により胃の幽門括約筋が出口を閉じた状態で，混合波といわれる蠕動が起こり，食塊を細かく砕き胃液と混合する．これが胃における物理的消化である．

総蠕動は24時間に1～2回起こる蠕動運動で，内容物を直腸へ送り出す．直腸壁が伸展刺激を受けると便意をもよおし，内肛門括約筋が弛緩する．このとき大脳からの指令により骨格筋である外肛門括約筋を意識的に収縮させることにより，排便を遅らせることができる．排便の際には，外肛門括約筋を弛緩させるとともに，横隔膜や腹筋を収縮させて腹圧を上げ，排便する．

腸管運動は，交感神経や副交感神経の調節も受けることから，ストレスなどの外的要因により，消化不良，下痢，便秘などを生じることがある．

3・5 栄養素別の消化と吸収

3・5・1 糖　質

糖質の化学的消化は口腔内から始まる（表3・4）．デンプンは，口腔内では唾液アミラーゼ，十二指腸内では膵アミラーゼによってデキストリンやオリゴ糖にまで管腔内消化される．つづいて，微絨毛膜にある数種類の二糖類分解酵素によって，グルコース，ガラクトース，フルクトースなどの単糖にまで膜消化され（表3・5），Na^+依存性グルコース輸送体（SGLT1）を介した能動輸送や，グルコース輸送体（GLUT5）を介した促進拡散によって細胞内に取込まれる．これらの単糖は，細胞内での濃度が上昇すると基底側のGLUT2を介した促進拡散によって絨毛の粘膜固有層へ移行し，毛細血管に吸収される（図3・11）．

SGLT: sodium dependent glucose transporter

GLUT: glucose transporter

3・5・2 タンパク質

タンパク質は胃液由来のペプシンと膵液由来のトリプシン，キモトリプシン，

カルボキシペプチダーゼによっておもにジペプチド，トリペプチド，オリゴペプチドにまで管腔内消化される（表3・4参照）．膜消化では，膜酵素であるアミノペプチダーゼ，カルボキシペプチダーゼ，ジペプチダーゼによってさらにアミノ酸とジ(トリ)ペプチドにまで加水分解される（表3・5参照）．これらは吸収上皮

表3・4 おもな栄養素の消化と吸収

消化管部位		口腔	胃	小腸	小腸吸収上皮細胞	
消化吸収過程			管腔内消化		膜消化	吸収
タンパク質		→	ポリペプチド，オリゴペプチド	アミノ酸，オリゴペプチド	アミノ酸，ジ(トリ)ペプチド	能動輸送
糖質	デンプン	デキストリン，オリゴ糖	→	α-限界デキストリン，マルトトリオース，マルトース，イソマルトース	グルコース	能動輸送・促進拡散
	ラクトーススクロース	→	→	→	グルコース，ガラクトース，フルクトース	
脂質	トリアシルグリセロール	→†	→†	2-モノアシルグリセロール，脂肪酸	ミセル形成 →	ミセル開裂・単純拡散→キロミクロン形成・開口分泌
	コレステロールエステル	→	→	コレステロール，脂肪酸		
	リン脂質(レシチン)	→	→	リゾレシチン，脂肪酸		

† トリアシルグリセロールの一部は，舌リパーゼ・胃リパーゼ（いずれも低活性）により，1,2-ジアシルグリセロールと脂肪酸に分解される．

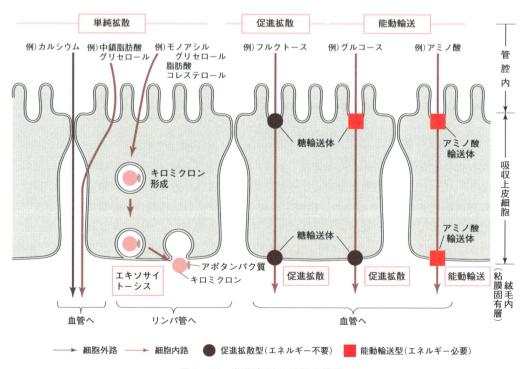

図3・11 栄養素別の吸収の機構

表 3・5　膜消化に関わる消化酵素

分類	消化酵素	基質	生成物または作用
糖質分解酵素	マルターゼ	マルトース	グルコース
	イソマルターゼ	イソマルトース	グルコース
	スクラーゼ	スクロース	グルコース，フルクトース
	ラクターゼ	ラクトース	ガラクトース，グルコース
ペプチド分解酵素	アミノペプチダーゼ	ペプチド	N末端のアミノ酸1残基を切り離す
	カルボキシペプチダーゼ	ペプチド	C末端のアミノ酸1残基を切り離す
	ジペプチダーゼ	ジペプチド	アミノ酸
ビタミンAエステル加水分解酵素		レチニルエステル	レチノール，脂肪酸

細胞の微絨毛膜にあるアミノ酸輸送体やジ(トリ)ペプチド輸送体を介して，能動輸送により細胞内へ取込まれる．さらに細胞内のペプチダーゼによって消化され，ほとんどがアミノ酸にまで分解され，基底側のアミノ酸輸送体を通って粘膜固有層へ移行し，毛細血管に吸収される（図3・11参照）．

3・5・3　脂　質

食物中の脂質は胆汁と膵液の消化酵素によって管腔内消化を受ける（表3・4参照）．脂質を含む脂肪滴は，胆汁中の胆汁酸の乳化作用によってエマルジョンとなり，膵リパーゼと接触しやすくなる．トリアシルグリセロールはリパーゼとコリパーゼによってモノアシルグリセロールと脂肪酸に分解され，胆汁酸とともにさらに小さなミセルを形成して吸収上皮細胞表面に達する．ここでミセルが開裂し，モノアシルグリセロールと脂肪酸はそれぞれ単純拡散により吸収上皮細胞内に入る．つづいて，細胞内で再びトリアシルグリセロールに再合成され，アポタンパク質を伴うキロミクロンを形成する．食事中のコレステロールエステルも同様に，遊離コレステロールと脂肪酸として単純拡散により吸収され，細胞内でコレステロールエステルに再合成される．キロミクロンは吸収上皮細胞の基底側でエキソサイトーシス（開口分泌）によって粘膜固有層に放出され，絨毛のリンパ管である中心乳糜管へと吸収される．一方，短鎖脂肪酸や中鎖脂肪酸は水溶性が高く，吸収上皮細胞を通過した後，毛細血管に吸収される（図3・11）．

3・5・4　ビタミン

脂溶性ビタミン（ビタミンA，ビタミンD，ビタミンE，ビタミンK）は，胆汁酸の作用により，食事中の他の脂質成分と一緒に吸収され，キロミクロンに取込まれてリンパ管に入る．食事中の脂質量や胆汁の分泌量が不足すると，脂溶性ビタミンを十分に吸収することができない．水溶性ビタミンは，微絨毛膜にある担体を介した促進拡散，もしくは能動輸送によって吸収される．ビタミンB_{12}は，胃腺の壁細胞から分泌される内因子（糖タンパク質）と結合し，回腸で吸収され

る．胃腺の働きが不十分で内因子が不足するとビタミン B_{12} の欠乏が生じる（図7・25参照）．

3・5・5 ミネラル

ミネラルは水に溶けてイオン化し，小腸から，一部は大腸から吸収される．カルシウム，非ヘム鉄，亜鉛の吸収は，共存する食品成分の影響を受ける（第8章参照）．カルシウム（Ca）の吸収には，細胞膜を能動輸送によって通過する細胞内路と，細胞間隙を通過する細胞外路がある．細胞内路では，カルシウムはビタミン D の濃度依存的に吸収される．鉄（Fe）のうち非ヘム鉄は還元型として吸収されることから，還元作用のあるビタミン C の摂取は，鉄の吸収率を上昇させる．吸収された鉄はトランスフェリンと結合して血液中を輸送される．

3・6 栄養素の体内動態

食事性栄養素および胆汁由来の栄養素は，小腸の粘膜上皮を通過して吸収された後，その溶解性によって異なる輸送経路を通って体内を運ばれる．

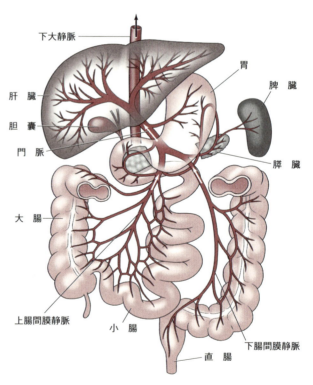

* 膵臓は上腸間膜静脈がわかりやすいように一部除いて示す．

図3・12 門脈系輸送経路*

3・6・1 門脈系輸送経路

水溶性栄養素（アミノ酸，単糖類，水溶性ビタミン，短鎖脂肪酸，中鎖脂肪酸，ミネラル）は，粘膜上皮を通過したのち，腸絨毛の粘膜固有層にある毛細血管に

取込まれる（図3・12）。腸管からの血液に含まれる水溶性栄養素は，腸間膜内の静脈を通って門脈に集められ，肝臓へと運ばれる．各栄養素は肝臓で代謝を受けた後，肝静脈，下大静脈を経て心臓に入り，全身に送られる．

3・6・2 リンパ系輸送経路

　脂溶性栄養素（トリアシルグリセロール，長鎖脂肪酸，コレステロール，脂溶性ビタミンなど）は，吸収上皮細胞内でリポタンパク質であるキロミクロンを形成し，腸絨毛のリンパ管である中心乳糜管に入り，胸管（左リンパ本幹）を経て，左鎖骨下静脈の静脈角（内頚静脈との合流点）で静脈に合流する．乳糜を含む静脈血は，上大静脈を経て心臓に入り，全身に送られる（図3・13）．

リンパ液：血漿成分の一部は血管から拡散して間質液となり，栄養素やホルモンを組織内の細胞に運ぶ．間質液の90%は静脈に回収されるが，残りはリンパ管に回収されてリンパ液となり，リンパ節を経て静脈角で再び血液に合流する．

LPL：lipoprotein lipase

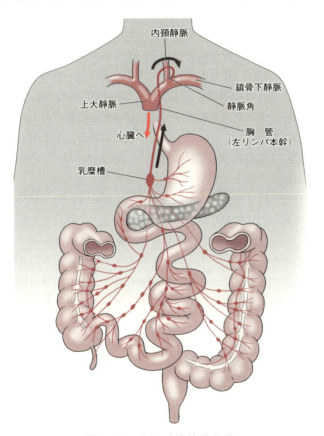

図3・13　リンパ系輸送経路

　キロミクロンは，脂肪組織や骨格筋など肝臓以外の器官において，血管内皮細胞表面にあるリポタンパク質リパーゼ（LPL）により，トリアシルグリセロールの大部分が脂肪酸とグリセロールに加水分解される．遊離した脂肪酸とグリセロールは近くの細胞に取込まれ，エネルギーとして利用されるか，トリアシルグリセロールに再合成されて蓄えられる．インスリンは，脂肪組織においてリポタンパク質リパーゼを活性化することにより脂肪細胞への脂肪の蓄積を促進する．トリアシルグリセロールが分解され，サイズが小さくなったキロミクロンは，キロミクロンレムナントとなって，食事性コレステロールを肝臓に運ぶ．

3・7 食物繊維・難消化性糖質の作用

3・7・1 発酵・吸収

食物繊維は，水への溶解性から，水溶性食物繊維と不溶性食物繊維に分けられる．水溶性食物繊維には，植物の細胞壁にあるペクチンや海藻に含まれるアルギン酸ナトリウム，フコイダンなどがある．不溶性食物繊維には，細胞壁の主成分であるセルロース，ヘミセルロースや甲殻類に含まれるキチンなどがある．難消化性糖質には，糖質が還元された糖アルコールと，難消化性オリゴ糖がある．これらはヒトの消化酵素では消化されないが，腸管内に留まり，または腸内細菌によって発酵を受けて，生体に有用な働きをする．

水溶性食物繊維は，小腸内の消化を遅らせることにより，食後血糖値の急激な上昇を抑える作用がある．またコレステロールを吸着し，吸収を阻害することにより，血中コレステロール値を低下させる．**不溶性食物繊維**は，水分を含んで膨潤することにより，胃の内容物の体積を増大させるため，満腹感が高まり摂食量を制限しやすくする．また糞便の量も増え，腸の蠕動運動が促進されることで，便通の改善や便秘の予防効果が期待される．**難消化性糖質**の糖アルコールは，エネルギー源として利用されないため，砂糖の代替甘味料として用いられる．またう歯（虫歯）を起こす虫歯菌の増殖を抑える，砂糖に比べ口腔内の pH を下げないなどから，虫歯を予防する効果があるといわれている．

大腸に運ばれた未消化物は，腸内細菌の発酵によって，短鎖脂肪酸，二酸化炭素，メタン，水素などに代謝される．**短鎖脂肪酸**は，大腸粘膜から吸収されエネルギー源（2 kcal/g）として利用される．食物繊維には，カルシウム，マグネシウム，鉄，亜鉛などと結合してその吸収を阻害する性質があり，食物繊維の欠点であると考えられてきた．しかし腸内細菌の代謝物である短鎖脂肪酸などの有機酸が増えると，腸内の pH が酸性に傾いてミネラルの水溶性が上がり，吸収が促進される．発酵により生成した二酸化炭素，メタン，水素は腸内ガスとして肛門から排出されるほか，大腸から吸収されたものは，血流を介して肺へ運ばれ，呼気へと排出される．

3・7・2 腸内細菌叢

ヒトの腸管内には数百種類，百兆個以上の細菌が在住し，複雑な生態系（腸内細菌叢または腸内フローラ）を形成している．腸内細菌には，難消化性糖質の分解，ビタミンや不可欠アミノ酸の産生，免疫機能の向上など，宿主であるヒトに有益な作用をする**有用菌**のほか，病原菌や腐敗菌などの**有害菌**，健康なときは害がないが体調不良などで抵抗力が落ちると悪影響を及ぼす**日和見菌**がある．

3・7・3 プロバイオティクスとプレバイオティクス

プロバイオティクスとは，宿主に有益な効果を示す生きた微生物，またはそれを含む食品と定義されている．プロバイオティクスとしての機能をもつ微生物は，胃酸や胆汁酸などの消化管バリア内でも死滅せず，消化管下部で増殖する．さらに，発酵によって大腸内を酸性環境にして有害菌の増殖を抑える．その結果，腸

糖アルコール: ソルビトール，キシリトール，マンニトールは，いずれも単糖が還元された単糖アルコールである．

内有用菌は増加し，腐敗菌や大腸菌は減少することとなり，腸内細菌叢のバランスが改善され，有害菌がつくり出す有害物質や発がん物質の減少にも寄与する．

プレバイオティクスとは，腸内細菌の生育や活性に影響を与えて健康効果を示す非消化性食事成分のことで，水溶性食物繊維や難消化性オリゴ糖，レジスタントスターチなどがある．

ビフィズス菌や乳酸菌などのプロバイオティクスと，オリゴ糖や食物繊維などのプレバイオティクスを組合わせた食品を**シンバイオティクス**といい，保健効果が認められた特定保健用食品（トクホ）などさまざまな機能性食品がある．

レジスタントスターチ（難消化性デンプン）：小腸で消化されず，大腸に達して腸内細菌によって分解されるデンプンをさす．

3・8 生物学的利用度

3・8・1 消化吸収率

摂取した食物に含まれる特定の栄養成分量のうち，実際に消化され，体内へ吸収された成分量の割合を百分率で示したものが，**消化吸収率**である．

a. 見かけの消化吸収率　特定の栄養成分の摂取量から，糞便中に排泄された同一成分の量を差し引いたものを，吸収量とする．

$$見かけの消化吸収率(\%) = \frac{摂取量 - 糞中排泄量}{摂取量} \times 100$$

b. 真の消化吸収率　糞便中には，食物繊維など食物由来の未消化物のほかに，はがれ落ちた消化管上皮細胞や腸内細菌の菌体，消化液成分などの内因性排泄物が含まれている．真の消化吸収率は，糞便中に排泄された成分量から，内因性排泄量を差し引いて算出する．真の消化吸収率は，見かけの消化吸収率よりも高い値となる．

$$真の消化吸収率(\%) = \frac{摂取量 - (糞中排泄量 - 糞中内因性排泄量)}{摂取量} \times 100$$

3・8・2 栄養価

食品の生物学的有効性や生体利用度を**栄養価**という．栄養価は，同時に摂取する食品の組合わせや生体の生理的条件によって変動する．

タンパク質の栄養価は，生物学的評価法と化学的評価法がある．効率良く体タンパク質を増やすものほど，栄養価の高いタンパク質といえる．

重要な用語

栄養価	受動輸送	蠕動運動	腸内細菌叢	プレバイオティクス	膜消化
エキソサイトーシス	消化管	促進拡散	内分泌	プロバイオティクス	門脈系輸送経路
エンドサイトーシス	消化管ホルモン	単純拡散	能動輸送	分節運動	輸送体
化学的消化	消化吸収率	腸肝循環	物理的消化	傍分泌	リンパ系輸送経路
管腔内消化	消化腺	腸管神経系			

糖質の栄養

1. おもな多糖であるデンプンは、口腔や小腸でα-アミラーゼによる加水分解を受けたのち、微絨毛膜で各消化酵素によって単糖にまで分解され、特異的輸送体を介し、単糖の形で、速やかに小腸吸収上皮細胞に吸収される.
2. 糖質のおもな栄養学的な役割はエネルギー源となることである. 解糖系やクエン酸回路を経て、最終的にATPを産生する.
3. エネルギーが過剰なとき、糖質は肝臓と筋肉ではグリコーゲンに、脂肪組織では脂肪になって貯蔵される.
4. 肝臓は、グリコーゲンの分解でつくられるグルコース6-リン酸をグルコース-6-ホスファターゼで遊離のグルコースに変えて血中に放出し、他の臓器にエネルギーを供給する重要な役割をもつ. 筋肉にはこの酵素が発現していないので血糖の調節には関与しない.
5. 脳や神経系はエネルギー源として主としてグルコースを利用するため、血液中のグルコース濃度(血糖値)は一定に保たれている.
6. 血糖値は、インスリン、グルカゴン、アドレナリン、インクレチンなどのホルモンの制御により一定に保たれている.
7. フルクトースやガラクトースなどグルコース以外の単糖は、小腸から吸収されたのち、門脈を通り肝臓で代謝されグルコースに変換される.
8. エネルギー摂取量が少ない場合、タンパク質もエネルギー源として利用される. このとき糖質を十分に摂取すれば、糖がエネルギー源として先に利用され、タンパク質の本来の機能を維持できる(糖質のタンパク質節約作用).

糖質と炭水化物: 糖質は炭水化物として取扱われることもある. 糖質に代表される物質を元素分析すると、多くの場合に、炭素:水素:酸素の比率が 1:2:1 となっている. 水分子の水素:酸素の比は、2:1 であることから、炭素の水和物 $C_m(H_2O)_n$ という意味で炭水化物という名称が使われてきたが、水素:酸素の比率が必ずしも2:1ではないものがあることなどから化学的性質を誤解させる場合もある. なお、"日本人の食事摂取基準(2020年版)"では炭水化物の語が使用されている.

4・1 糖の構造と種類

糖分子は、分子内にアルデヒド基(-CHO)、または、ケトン基(-C=O)に加え、複数のヒドロキシ基(-OH)をもつ. アルデヒド基をもつ糖を**アルドース**とよび、ケトン基をもつ糖を**ケトース**とよぶ. グルコースは、アルデヒド基をもつ最も代表的な糖であり、フルクトースはケトン基をもつ代表的な糖である(図4・1). また、糖にはさまざまな異性体があり、これらの異性体は糖の化学的性質をもたらす要因の一つとなっている.

4・1・1 糖の化学構造上の特徴

a. 異性体 糖は、多くの**異性体**をもつ. 糖の代謝を考えるにあたって、異性体についてよく理解しておく必要がある. 異性体とは、分子式で表記した場合には同じとなるが、原子の配列構造や空間配置が異なる関係にある化合物を表

す．たとえば，グルコースとフルクトースのもつ官能基は，それぞれ，アルデヒド基とケトン基で異なるが，分子式は両者ともに $C_6H_{12}O_6$ で同じである（図4・1）．このような関係にあるものを互いに**構造異性体**とよぶ．

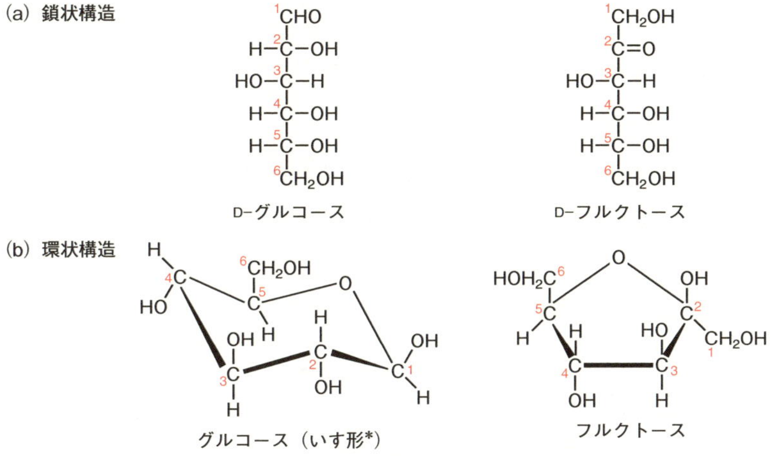

(a) 鎖状構造

(b) 環状構造

図 4・1　グルコースとフルクトースの構造　赤い数字は炭素番号を示す．

* 実際には糖の六員環は同一平面上に存在しない．グルコースでは熱力学的に安定ないす形の立体配座をとる．

b. 光学異性体　炭素は他の四つの原子，または原子団と結合できる結合基をもっており，それぞれの結合基に異なる4種類の原子，または原子団が結合した場合，その炭素を**不斉炭素**，あるいは**キラル炭素**とよぶ．不斉炭素を含む分子は2種類の空間配置をとりうるので，互いに重ね合わせることのできない2種類の化合物，すなわち**光学異性体**をもつ．単糖分子は多くの不斉炭素を含むので，種々の光学異性体ができる．グルコースとマンノースの構造を比較してみると，ヒドロキシ基が結合している不斉炭素1個（2位）のみが異なる（図4・2）．このような異性体を，特別に**エピマー**とよぶ．グルコースとガラクトースも互いにエピマー（4位）の関係にある．

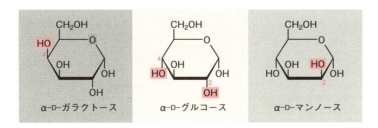

図 4・2　グルコースのエピマー

c. D形・L形　化学者の H.E. Fischer（フィッシャー）により，トリオース（三単糖）であるD-グリセルアルデヒドを標準化合物として，D形とL形の構造式が提案された．これを基準にすると，グルコースの場合には，D-グルコースとL-グルコースに定義される（図4・3）．自然界に存在する単糖の多くはD形であり，L形は非常に少ない．本章では，特に明記しない場合にはD形の糖を示す．

D形・L形：栄養学・食品学以外の分野では，有機化学的に定義された R (*rectus*＝right) 形と S (*sinister*＝left) 形の表示法が使われることも多い．

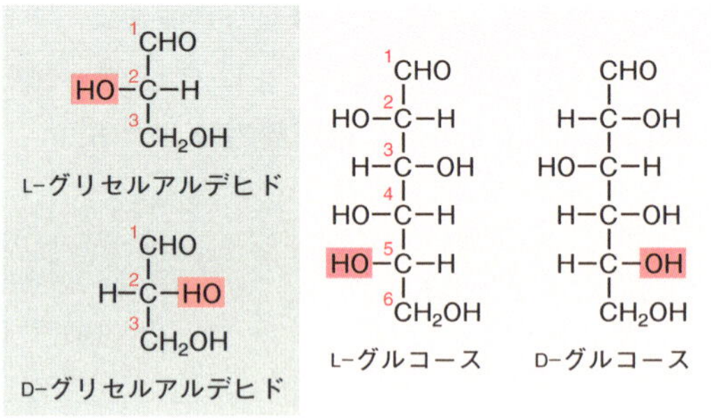

図4・3 グリセルアルデヒドとグルコースの D-, L-異性体

d. 鎖状構造と環状構造 糖分子は鎖状構造と環状構造の立体構造をとる．たとえば，グルコースは水に溶解すると，図4・4に示すように開環構造を介して，α形とβ形に相互変換し，平衡状態で存在する．

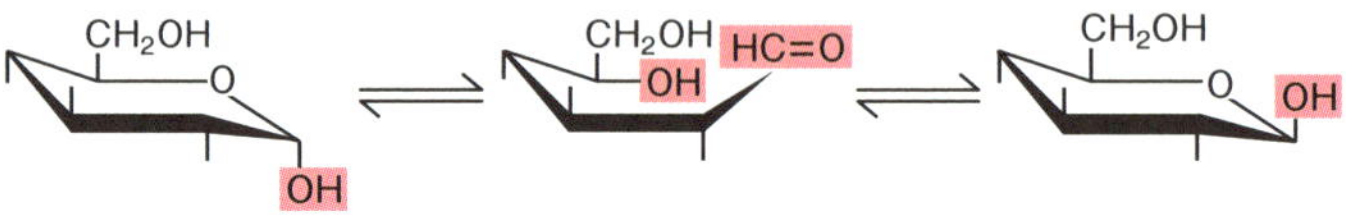

図4・4 グルコースの水溶液中での存在状態　グルコースは水に溶解すると，開環構造を仲立ちにしてα形とβ形に相互に変換する．水溶液中での存在確率は，β形構造で高くなる．

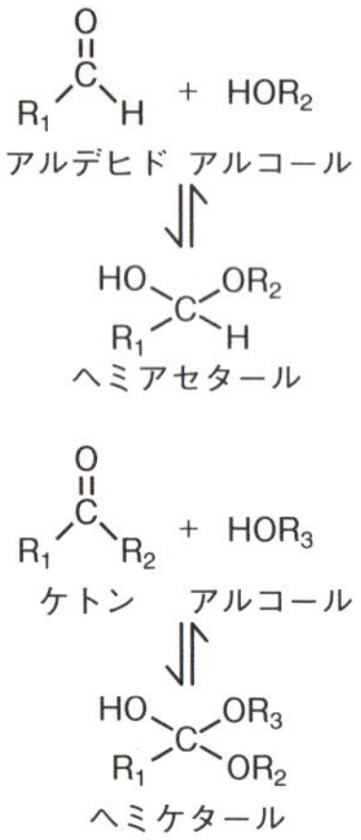

グルコースのアルデヒド基が，同一分子内のヒドロキシ基と結合して環状構造を形成した場合，この結合を**ヘミアセタール結合**という．これに対して，ケトン基がヒドロキシ基と結合して五員環構造をとる場合，この結合を**ヘミケタール結**

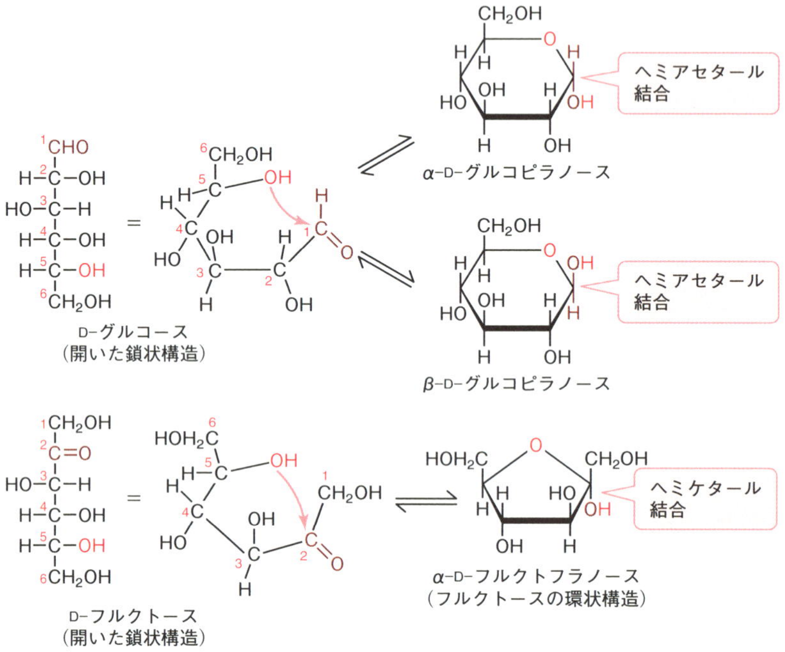

図4・5 糖のヘミアセタールとヘミケタール

合という．図4・5に示すように，グルコピラノースは，グルコースがヘミアセタール結合したものである．一方，フルクトースの環状構造は，フルクトフラノースといい，ケトン基がヒドロキシ基とヘミケタール結合を形成した五員環構造をとる．

環状のヘミアセタールができると，1位の炭素も不斉炭素となるので，2種類のジアステレオマーができる．このときのアルデヒド炭素（1位）やケトン炭素（2位）を**アノマー炭素**とよび，アノマー炭素原子に結合するヒドロキシ基の方向によって，α形とβ形の異性体ができる．α形とβ形の関係を**アノマー**とよぶ．

e. ピラノースとフラノースの環状構造　単糖の環状構造のうち，六員環構造の糖類はピラン誘導体，五員環構造はフラン誘導体とみなし，それぞれ，**ピラノース**，**フラノース**とよぶ（図4・6）．遊離糖のフラノースは，溶液中ではピラノースより不安定であるが，自然界にはフラノース形で結合したものも存在する．溶液中のグルコースの場合，ピラノース形の割合が99％を上回る．

ピランとフランの構造

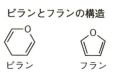

ピラン　　フラン

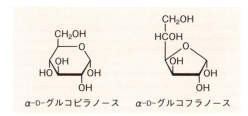

α-D-グルコピラノース　　α-D-グルコフラノース

図4・6　グルコースのピラノース形およびフラノース形

f. 配糖体の形成　一般に単糖の環状構造によって生じたα形あるいはβ形のヒドロキシ基が別の糖のヒドロキシ基，あるいは糖以外の化合物のヒドロキシ基，アミノ基，イミノ基，チオール基などと脱水縮合してできる結合を**グリコシド結合**という．このとき，アノマー炭素原子が結合する相手の元素によってO-，N-，S-グリコシド結合という．前述の環状のヘミアセタール形，あるいはヘミケタール形の単糖とアルコールが反応すると，グリコシド結合が形成され，生成された化合物を**配糖体（グリコシド）**とよぶ．環状グルコースは，このようなグリコシド結合により，長鎖の多糖を形成する（図4・7）．

g. 酸化と還元　糖質は還元糖と非還元糖に分類される．分子内にアルデヒド，ケトン，ヘミアセタール，またはヘミケタール構造をもっている糖は，酸化剤であるAg^+やBr_2を還元することができる．このような性質をもつ糖を**還元**

アセタール，ケタール：アルデヒド，もしくは，ケトンに酸触媒下でアルコールを縮合させて得られる化合物．

$$\underset{R_1}{\overset{O}{\|}}\underset{R_2}{C} + R_3OH$$

$$\updownarrow HCl$$

$$\underset{R_1}{\overset{HO}{\underset{|}{C}}}\underset{R_2}{\overset{OR_3}{|}} + R_4OH$$

$$\updownarrow H_2O$$

$$\underset{R_1}{\overset{R_4O}{\underset{|}{C}}}\underset{R_2}{\overset{OR_3}{|}}$$

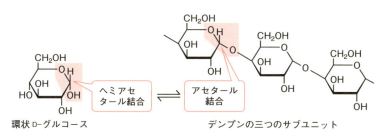

環状D-グルコース　　　　　　デンプンの三つのサブユニット

ヘミアセタール結合　⇌　アセタール結合

図4・7　環状グルコースのアセタール結合

配糖体：配糖体の名称は糖の種類によって異なる．フルクトースのケタールはフルクトシド，ガラクトースの場合にはガラクトシド，五員環の糖由来の配糖体はフラノシド，六員環の糖由来の場合にはピラノシドとなる．

糖とよぶ．一方，これらの構造のどれももたない糖を**非還元糖**とよぶ．配糖体はアセタールまたはケタール構造をもっており，中性もしくは塩基性の水溶液中で鎖状のアルデヒドまたはケトンなどのカルボニル基をもつ化合物と平衡関係にない．したがって，酸化剤を還元することができない．このような反応性の違いを利用して，遊離のアルデヒド基やケトン基をもつ糖の検出や定量を行うことができる．還元糖はしばしば他の分子に非特異的に結合する．たとえば，還元糖であるグルコースは血液中でヘモグロビンと結合し，糖化ヘモグロビンを生成する．この糖化ヘモグロビンは，長期的な高血糖状態の判定に用いられる．

4・1・2 糖の種類

糖の種類を表4・1に示す．糖は，単糖，オリゴ糖（二糖，三糖など），多糖に大別される．単糖は，それらの糖分子に含まれる炭素の数によって，トリオース（三炭糖），テトロース（四炭糖），ペントース（五炭糖），ヘキソース（六炭糖）などに分類される．

a．単 糖 単糖は糖としての最小構成単位である．糖質のなかでも最も基本的な糖はグルコースである．単糖の例として，アルデヒド基をもつペントースの**リボース**やキシロース，ヘキソースの**グルコース，ガラクトース**などがある．グルコースは，デンプンなどの多糖の構成成分として重要である．リボースは，補酵素や核酸の構成成分である．キシロースは，木材やトウモロコシに含まれる多糖キシランの構成単糖である．

ケトン基をもつペントースのリブロースやヘキソースの**フルクトース**などがある．リブロースは，光合成における還元的ペントースリン酸回路を構成する重要な糖である．フルクトースは，果実，ハチミツ，スクロース，イヌリンの構成成分となる．

b．単糖の誘導体 単糖は，ヒドロキシ基以外の置換基が付加されることに

表4・1 糖の種類

分類	種類	
単糖	トリオース	**グリセルアルデヒド**，ヒドロキシアセトン
	テトロース	**エリトロース**
	ペントース	**リボース，キシロース**，リブロース
	ヘキソース	**グルコース**（ブドウ糖），フルクトース，**ガラクトース，マンノース**
オリゴ糖	二糖	スクロース（ショ糖），ラクトース（乳糖），マルトース（麦芽糖），イソマルトース
	三糖	ラフィノース，ラクトスクロース，1-ケストース，イソマルトトリオース，マルトトリオース
	その他	スタキオース，ニストース，ガラクトオリゴ糖
多糖	貯蔵多糖	デンプン，グリコーゲン，グルコマンナン，イヌリン
	構造多糖	セルロース，ヘミセルロース，キチン，ペクチン，ヒアルロン酸，グリコサミノグリカン

太字はアルドースを示す．

より，さまざまな誘導体を生じる．単糖の誘導体には，デオキシ糖，アミノ糖，ウロン酸などがある（図4・8）．これらの誘導体は単体としてだけでなく，複合糖質の構成成分として重要な生物学的機能を担っているものが多い．

デオキシ糖は，糖の環状構造に含まれるヒドロキシ基の一つが水素原子に置き換わった構造をもつ．デオキシ糖には，**2-デオキシ-D-リボース**（図4・8）やL-フコースなどがある．2-デオキシ-D-リボースは，核酸（DNA）の構成成分となり，L-フコースは糖タンパク質の構成成分で，ABO血液型の標識としても重要である．

アミノ糖は，一つのヒドロキシ基（おもに炭素2位）がアミノ基で置換された構造をもつ．アミノ糖を含む物質には，**D-グルコサミン**（図4・8）やD-ガラクトサミンなどがある．生体では**N-アセチルグルコサミン**，N-アセチルガラクトサミンなどのようにアセチル化されている物質が多く，一部のホルモンの構成成分や細菌の細胞壁の構成成分となり，細胞間の情報伝達に関わるなど，きわめて重要な生物学的機能をもつ．

アミノ糖に分類されるシアル酸は，九炭糖であるノイラミン酸のシアル誘導体である．最も一般的なシアル酸として知られるN-アセチルノイラミン酸（図4・8）は，1分子中にカルボキシ基，アセトアミド基を含んだ特殊な構造をもつ．シアル酸は，ウイルスから脊椎動物にいたるまで多種生物の細胞膜表面に存在し，糖タンパク質，糖脂質，ムコ多糖などの複合糖質の構成成分となる．ヒトの生体内では，脳のガングリオシドや赤血球膜などに含まれ，インフルエンザウイルスの認識部位となるなど細胞間の情報伝達に関与することが知られている．シアル酸を多く含む糖タンパク質としてレクチンがある．レクチンは，細胞膜表面に存在する糖タンパク質や糖脂質と特異的に結びつき，細胞間の情報伝達に関与する．

ウロン酸は，アルドース末端の第一級アルコールの炭素が酸化されてカルボン酸に置き換わることにより生成する．ウロン酸には，**D-グルクロン酸**，L-イズロン酸などがあり（図4・8），グリコサミノグリカンの構成因子として，動物の結合組織などに普遍的に存在する．また，D-ガラクツロン酸は，ジャムのゲル化剤として利用されるペクチンの主成分であり，植物中にも多く存在する．

c. 二 糖 2分子の単糖がグリコシド結合した糖質を**二糖**とよぶ（図4・9）．二糖のなかでもグルコースとフルクトースが結合したスクロースは甘味が強く，食品の甘味料として摂取する機会が多い．グルコース2分子からできている二糖には，グリコシド結合する位置の違いにより，マルトース，イソマルトース，

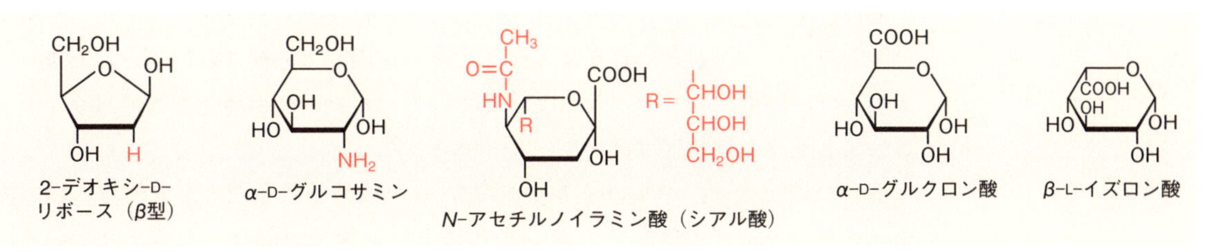

ガングリオシド: 細胞増殖，細胞分化，細胞接着，細胞間のシグナル伝達，腫瘍形成・転移などに関係しているとされる酸性スフィンゴ糖脂質のこと．神経細胞などにおいて，原形質膜に存在する脂質ラフトとよばれる情報発信および物質輸送の場の構成成分である．ガングリオシドの蓄積は，さまざまな疾患に関与することが知られている．

図4・8　単糖の誘導体

2-デオキシ-D-リボース（β型）　　α-D-グルコサミン　　N-アセチルノイラミン酸（シアル酸）　　α-D-グルクロン酸　　β-L-イズロン酸

セロビオース，トレハロースなどがある．これらは，同じグルコース2分子の結合体であるにも関わらず，体内での挙動はそれぞれ異なる．

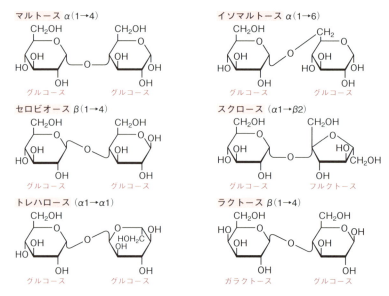

図4・9 二糖とその結合様式

スクロース（ショ糖）は，自然界の二糖のなかで最も豊富に存在し，甘味料（日本では砂糖）として，われわれの食生活に馴染み深い．スクロースは，グルコースとフルクトースが($\alpha 1 \rightarrow \beta 2$)結合を形成したもので，サトウキビやサトウダイコンの主成分としても知られる．スクロースが加水分解されたものは**転化糖**とよばれ，フルクトースとグルコースの等量混合物となる．ハチミツは，スクロース：フルクトース：グルコースを2：1：1の比率で含んでいる．

マルトース（麦芽糖）と**イソマルトース**は，麦芽や植物中に広く存在し，デンプンの酵素分解によって生成する．マルトースでは，グルコースの1位のα-ヒドロキシ基と別のグルコースの4位のヒドロキシ基が脱水結合することにより，α(1→4)結合が形成されている．イソマルトースは，グルコース2分子がα(1→6)結合したものである．

ラクトース（乳糖）は，グルコースとガラクトースがβ(1→4)結合でつながった還元糖である．ラクトースは母乳や牛乳などに含まれており，乳児にとっても重要な栄養素である．しかし，ヒトでは，成人になるとラクトースを消化する酵素であるラクターゼが消失する．

セロビオースは，グルコース2分子がβ(1→4)結合した還元糖である．ハチミツやトウモロコシなどに存在するが，ヒトの体内では分解されにくい．セルロース加水分解酵素のセルラーゼによってできるセルロースの消化産物であり，スクロースと比べて甘味度は低い．

トレハロースは，グルコース2分子が($\alpha 1 \rightarrow \alpha 1$)結合した非還元性の二糖である．ナメコ，シイタケ，本シメジなどのキノコ類や海藻などに含まれているほか，昆虫の体液中などにも存在する．トレハロースは，デンプンの老化防止，タ

砂 糖: 日本では，一般的な甘味料として上白糖が使われる．上白糖に使われるスクロースの結晶表面には，転化糖が噴霧される．転化糖は吸湿性が高く，結晶化しにくい性質をもっているため，砂糖の再結晶化を防ぐために使用されている．

ンパク質の安定化などの物性機能をもっていることから，加工食品の食感の向上や味質改善の目的でさまざまな食品に利用される．

d. その他のオリゴ糖 2～10個の単糖がグリコシド結合によりつながった糖質を**オリゴ糖**とよぶ．フルクトースが1～3個結合したフラクトオリゴ糖は，腸内のビフィズス菌を適正に増やし，おなかの調子を整える特定保健用食品として利用されている．テンサイ，大豆などに含まれるラフィノースは，グルコース，フルクトース，ガラクトースが結合した構造をもっており，体内で消化吸収されにくく，腸内で善玉菌であるビフィズス菌の増殖源となることが報告されている．そのほかにも，グルコース3分子が$\alpha(1\to4)$グリコシド結合したマルトトリオースやガラクトース2分子とグルコース1分子が結合したガラクトオリゴ糖などもある．

特定保健用食品：ある一定の科学的根拠を有することを認められたものについて，消費者庁長官の許可を得て特定の保健の用途に適する旨を表示した食品のこと．

e. 多 糖 多糖はたくさんの単糖分子がグリコシド結合でつながったもので，エネルギーの貯蔵物質として利用される**貯蔵多糖**と生体の構造を維持するために利用される**構造多糖**に分類される．貯蔵多糖には，デンプン，グリコーゲン，グルコマンナン，イヌリンなどがあり，構造多糖には，セルロース，ペクチン，キチンなどがある．多糖は分解酵素や酸の処理により，単糖，あるいはその誘導体に加水分解される．加水分解により，1種類の単糖しか生じないものを**単純多糖（ホモ多糖）**，異なる複数種の単糖から構成されているものを**複合多糖（ヘテロ多糖）**とよぶ．たとえば，デンプンはグルコースのみから構成されている単純多糖であり，アミロペクチンとアミロースの2種類の混合物である．

グルコースが数百，数千個集まってできた**デンプン**は，さまざまな食物に含まれており，われわれが通常の食生活で摂取している重要な多糖の一つである．図4・10に示すように，デンプンに含まれる**アミロース**は，グルコースが$\alpha(1\to4)$グリコシド結合により，直鎖状に結合した高分子化合物である（グルコースにして約100～1000個）．他方，**アミロペクチン**は，$\alpha(1\to4)$結合した直鎖状グルコースが平均24～30個連なるごとに，$\alpha(1\to6)$結合による枝分かれ構造をもつ高分子

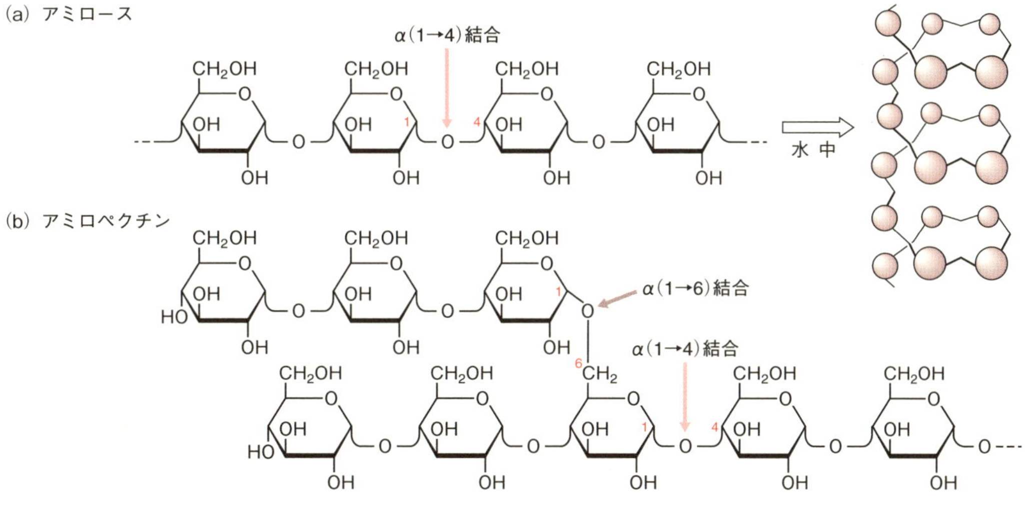

図4・10 アミロース (a) とアミロペクチン (b) の構造

化合物である（グルコースにして約300～6000個）．デンプンに含まれるアミロースとアミロペクチンの比率は植物種により異なっており，小麦粉やウルチ米などのデンプンは，アミロースを20～25%程度含む．これに対して，モチ米のデンプンは，ほぼ100%アミロペクチンで構成されている．このほかに，アミロースを10～12%程度含む低アミロース米などもあり，さまざまな加工食品に用いられている．このアミロースとアミロペクチンの割合は米の食味に大きく影響を与える．

動物組織に存在する**グリコーゲン**の一次構造はアミロペクチンに似ているが，アミロペクチンよりも枝分かれ構造が多く，約8～12個の直鎖状グルコースが連なるごとに，$\alpha(1\to6)$結合による枝分かれ構造をもつ．

コンニャク球茎などに含まれる**グルコマンナン**は，複合多糖で，グルコースとマンノースが$\beta(1\to4)$結合で直鎖状に結合し，これに$\beta(1\to3)$結合の枝分かれ構造をもつものもある．コンニャク粉末は，水を吸収して膨潤し，粘性をもったコロイド状となる．ヒトの消化酵素では分解されない．

イヌリンは，フルクトースからなる単純多糖で，ダリアの球根やキクイモの根部などに貯蔵される．おもにフルクトースが$\beta(2\to1)$結合している．ヒトは，この結合に対する消化酵素をもたず，イヌリンを利用することはできない．また，イヌリンはヒトの消化酵素では分解されず，糸球体基底膜を透過し，尿細管で再吸収されない性質をもつことから，腎臓糸球体沪過率の測定に利用される．

野菜や木材に含まれる**セルロース**は，地球上で最も多量に存在する有機化合物である．セルロースは，グルコースが$\beta(1\to4)$結合により直鎖状に連なった単純多糖である．セルロースは，ヒトの消化酵素では分解されないが，反すう胃や盲腸の発達している草食動物では，消化管の微生物が，この$\beta(1\to4)$結合を切断し，グルコースの代謝産物である短鎖脂肪酸などを吸収して利用する．

ペクチンは，アラビノース，ガラクトース，ガラクツロン酸などを含む複合多糖で，果実類や野菜類に含まれる．ペクチンは，砂糖と酸との相互作用によりゲル化する性質をもつため，食品加工に利用されている．ペクチン酸は，主成分であるガラクツロン酸のメチルエステルからなる単純多糖である．

キチンは，セルロースについで2番目に豊富な有機化合物であり，N-アセチルグルコサミンが$\beta(1\to4)$結合により直鎖状に連なった単純多糖である．エビやカニなどの甲殻類の外骨格や藻類の細胞壁に存在する．食品として摂取されることもあるが，セルロースと同様にヒトの体内では消化されない．

グリコサミノグリカン（ムコ多糖）は，アミノ糖やウロン酸を含む直鎖状の複合多糖であり，動物の結合組織や細胞表層に存在する．グリコサミノグリカンには，ヒアルロン酸，コンドロイチン硫酸，ヘパリンなどがある．また，グリコサミノグリカンはコアタンパク質と結合して，結合組織の下地や充填成分となる巨大分子会合体のプロテオグリカンを形成する．

糖タンパク質は，N-アセチルグルコサミンやオリゴ糖鎖がポリペプチド骨格に共有結合している物質である．糖タンパク質は，コラーゲン，ムチン，トランスフェリン，免疫グロブリン，特定のホルモンなど，多くの血漿タンパク質，細

胞膜タンパク質に代表される複合多糖である．糖タンパク質は，そのポリペプチド鎖とオリゴ糖鎖との間の結合様式によって三つに大別され，*O*-グリコシド結合を含むもの（セリン・トレオニン結合型糖鎖），*N*-グリコシド結合を含むもの（アスパラギン結合型糖鎖），タンパク質のカルボキシ末端にオリゴ糖をもつエタノールアミンリン酸が結合したもの（GPI アンカー型タンパク質）がある．これらの糖鎖は，タンパク質の立体構造，分子寿命，目的の場所への送達，細胞表面での情報伝達に重要な役割を果たす．

4・2 消化と吸収

ヒトが摂取する糖質の多くは，デンプンなどの多糖，スクロースやラクトースなどの二糖であり，これらの糖質は体内で加水分解により，デンプンや二糖などから最小構成単位である単糖にまで分解され，消化管から吸収される．一方，セルロース，ペクチン，グルコマンナンなども野菜や果物などから，比較的よく摂取される難消化性の糖質である．これらの成分は，ヒトの消化酵素によって分解されることはできないが，その一部は腸内の微生物により代謝され，消化管で吸収されるものもある．

4・2・1 糖の消化

消化の過程は，消化液の分泌を介して消化管内で起こる**管腔内消化**と小腸吸収上皮細胞の膜表面で起こる**膜消化**の大きく二段階に分けられる．

a. 口腔・胃における消化　口に取込まれた食べ物は口腔内で咀嚼され，物理的に砕かれる．それと同時に，食塊に含まれるデンプン内部の α(1→4) 結合（直鎖状）は，唾液中に含まれる消化酵素の **α-アミラーゼ** によって，ランダムに加水分解される．この唾液中の α-アミラーゼによる分解は，食塊が飲み込まれ，食塊に胃酸が浸透して pH が低下するまで進行する．唾液中には，デンプンの消化酵素として α-アミラーゼが多く含まれているが，胃は，糖質に対する消化酵素を分泌しない．

b. 小腸における消化　胃から十二指腸へ送られた食物由来の内容物は，膵臓から分泌される炭酸水素ナトリウムにより中和された後，ひき続き，内容物中に含まれる未消化デンプンが，膵臓から分泌される膵液 α-アミラーゼによって分解される．グルコースが α(1→4) 結合で連なっているアミロースは，α-アミラーゼによって，最終的に二糖の**マルトース**，三糖の**マルトトリオース**にまで分解される．一方，アミロペクチンの枝分かれ構造部分にある α(1→6) 結合は，α-アミラーゼによって分解されないため，アミロペクチンの分解物として，マルトース，マルトトリオースに加え，枝分かれ部分を多くもつオリゴ糖の**α-限界デキストリン**が生じる．食品中のグリコーゲンの場合にも，アミロペクチンと同様に消化され，α(1→6) 結合部分を含んだ α-限界デキストリンが生成される．

c. 小腸吸収上皮細胞上の微絨毛膜（刷子縁膜）における膜消化　膵液の α-アミラーゼの作用を受けて生成されたデンプンやグリコーゲン由来のオリゴ糖は，

エタノールアミンリン酸: 動物の生体膜に広く存在する．ホスファチジルエタノールアミンなどの細胞に必須なリン脂質の前駆体である．

$$HO-\overset{O}{\underset{OH}{P}}-O\diagdown\diagup NH_2$$

GPI アンカー型タンパク質: グリコシルホスファチジルイノシトール（GPI）を結合し，これをアンカー（いかり）として細胞膜につなぎ止められている一群のタンパク質．GPI はマンノース，グルコサミンなどの糖やエタノールアミンリン酸からなる糖鎖部分と，イノシトールリン脂質からなる脂質部分から構成されている．ヒトには 150 種類程度存在し，発生，免疫，神経形成などに必須の役割を担う．

デキストリン: デンプンを部分的に加水分解したもの．

α-限界デキストリン: デンプンもしくはグリコーゲンを酵素分解したときに残るグルコースが重合した物質のこと．α-アミラーゼで分解したときに残るものをいう．

小腸吸収上皮細胞の**微絨毛膜**に存在する**マルターゼ**，**グルコアミラーゼ**などの二糖類分解酵素によって，単糖に分解される（図4・11）．マルトースやマルトトリオースは，マルターゼにより，単糖であるグルコースにまで分解される．一方，α(1→6)結合の枝分かれ部分は**イソマルターゼ**（α-限界デキストリナーゼ）によって，加水分解される．

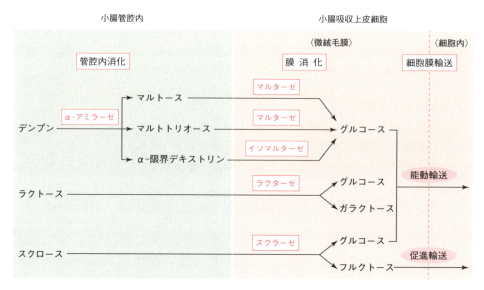

図4・11 小腸での糖の消化過程

上白糖の主成分として知られる二糖のスクロースは，口腔，胃での管腔内消化を受けずに微絨毛膜に到達し，微絨毛膜に存在する**スクラーゼ**によってβ(2→1)結合が切断され，グルコースとフルクトースとなる．また，母乳や牛乳中のラクトースは，微絨毛膜に存在する**ラクターゼ**によってβ(1→4)結合が切断され，グルコースとガラクトースに分解される．膜消化により単糖にまで分解された糖質は，単糖を輸送する輸送体によって，速やかに小腸吸収上皮細胞内に吸収される．その際にグルコースとガラクトースはエネルギー（ATP）が必要な能動輸送で吸収され，フルクトースは促進拡散で吸収される．

d．消化率 経口摂取された量に対し，実際に消化・吸収された割合を**消化率**とよぶ．糖質（難消化性の糖質を除く）の消化率は脂質やタンパク質と比べて高く，加熱処理されたデンプンでは90％以上となる．豆類やイモ類に含まれる生デンプンの消化率は低い．アミロースとアミロペクチンがミセルを形成し，消化酵素の働きを受けにくい構造のためである．しかし，生のデンプンが水とともに加熱処理されると，ミセルの間に水分子が入り込み，ミセル構造が崩れ，消化酵素の作用を受けやすい構造となること（糊化，α化）によって消化酵素の働きを受けやすくなる．実際の消化率は，調理操作，調理時間，他の食品成分との相互作用，腸内環境などの種々の影響を受けるが，生デンプンの場合には，一般に豆類やイモ類と比べ，米や小麦などの穀類由来の方が消化率は高い．

アミロースを多く含む食品では，加熱処理された後に老化（β化）を起こしや

ラクトース：成人になるとラクトースを分解するラクターゼの働きが弱まる人が多く，これをラクトース不耐症（乳糖不耐症）とよぶ．消化されなかったラクトースは，大腸に存在する細菌により発酵され，腸ガスを発生し，腹痛や下痢の症状をひき起こす場合もある．

ATP：アデノシン5′-三リン酸

すく，老化によって**レジスタントスターチ（難消化性デンプン）**が形成される．老化したデンプンはアミラーゼに対する抵抗性が高く，消化されにくい．食品中には，構成されている糖の種類やその結合様式によって，ヒトの体内では消化できない多糖もある．

4・2・2 糖の吸収・輸送

糖が小腸の管腔側から吸収上皮細胞を通過して血液に入るには，吸収上皮細胞の中を通過する必要がある．そのため，吸収上皮細胞の頂端側細胞膜と側底側細胞膜の膜上には，特異的な輸送体が配置されており，膜消化によって分解された単糖は，これらの輸送体を介して血液中へ送られる．

小腸では，腸管腔の糖質の濃度が吸収上皮細胞内の濃度より低い場合でも，積極的に小腸吸収上皮細胞に取込む**能動輸送**と濃度勾配に従った拡散によって起こる**促進拡散**の輸送機構が備わっている（図4・12）．

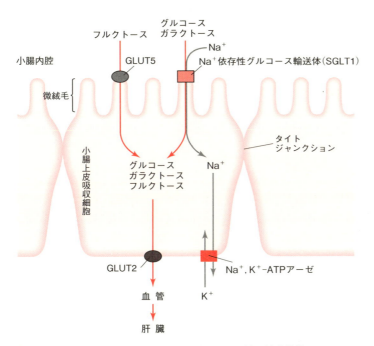

図4・12 小腸上皮吸収細胞における糖の輸送機構

a. 能動輸送による吸収機構 微絨毛膜上で膜消化により生成したグルコースやガラクトースは，消化と連動して，微絨毛膜の**Na^+依存性グルコース輸送体（SGLT1）**によって速やかに細胞外から小腸吸収上皮細胞内に取込まれる．この輸送には，細胞内外のNa^+の濃度勾配が利用されており，グルコースやガラクトースは，Na^+とともに細胞外から小腸吸収細胞内へ共輸送される．このとき利用されるNa^+の濃度勾配は，細胞の側底膜に存在する**Na^+, K^+-ATPアーゼ**（ポンプ機能）[*1]により，エネルギー（ATP）を消費して形成される[*2]．Na^+依存性グルコース輸送体は，おもに小腸における糖の吸収や腎臓における糖の再吸収に関わる．

SGLT1: sodium dependent glucose transporter 1

[*1] Na^+, K^+-ATPアーゼ（ナトリウムポンプ）が細胞外にNa^+を輸送し，細胞内にK^+を輸送することで，Na^+とK^+の濃度勾配が生じる．

[*2] Na^+依存性グルコース輸送体によるグルコースの輸送は，直接エネルギーを消費しないが，**一次性能動輸送**であるNa^+, K^+-ATPアーゼにより形成されるNa^+の電気化学的ポテンシャル勾配を駆動力として，Na^+依存性グルコース輸送体を起動させる．このような輸送系を**二次性能動輸送**とよぶ．

GLUT: glucose transporter

アイソフォーム：機能は類似しているが，構造やアミノ酸配列の異なるタンパク質のこと．

b. 促進拡散による吸収機構　糖の輸送には，Na^+の濃度勾配を利用した輸送系とは別に，細胞内外の糖の濃度差に基づいて輸送を行うNa^+非依存性の**グルコース輸送体（GLUT）**を利用した輸送系（促進拡散）も存在する．このNa^+非依存性グルコース輸送体による輸送はエネルギー非依存的に糖が輸送される．GLUTには，従来から知られているGLUT1〜GLUT5までのアイソフォームと，新規に機能が同定されたGLUT6〜GLUT14までのアイソフォームが知られており，糖の体内動態にさまざまなかたちで関与している．フルクトースはGLUT5を介して，小腸吸収上皮細胞に取込まれる．

c. 小腸吸収上皮細胞から各組織への移行　腸管から吸収された単糖は，小腸吸収上皮細胞の側底側細胞膜の膜上に局在する**GLUT2**を介して，促進拡散により，効率良く血液中へ移行し，門脈から肝臓を経て，各組織に運ばれる．小腸や腎臓に加えて，脳，膵臓，赤血球，骨格筋，脂肪組織など各組織の細胞表面にも，糖輸送タンパク質であるNa^+非依存性グルコース輸送体が局在しており，これらの輸送タンパク質により，グルコース，フルクトース，ガラクトースは，各細胞内へ取込まれる．骨格筋，心筋，脂肪細胞などでは，インスリン刺激によるシグナル伝達を介し，細胞内小胞の膜に存在するGLUT4が細胞膜上へ移行すること（トランスロケーション）によって，細胞内にグルコースが取込まれる（図4・27参照）．

4・3　糖質の体内代謝

各組織細胞に取込まれた糖質は，種々の経路でさまざまな物質へ代謝される．代謝の主要な方向は，生体が必要とするエネルギーを産生する経路であるが，他の栄養素との相互変換により，糖質以外の物質からグルコースを合成する経路や代謝や生体構成因子を産生する経路もある．これらの代謝経路の臓器分布や細胞内における局在は異なっている．

エネルギーを産生する経路では，糖質（おもにグルコース）が酸化分解され，水と二酸化炭素に変換される過程で，エネルギーが放出される．このエネルギーの一部はATPの化学エネルギーに変換される．ヒトを含む生物は，このATPのエネルギーを用いて，自身を構成する化合物を合成し，筋肉を収縮させ，生体分子を必要な場所へ輸送するなどといった広範な生命現象を営んでいる．

好気的条件においてエネルギー産生が行われる場合には，グルコースが**解糖系，クエン酸回路，電子伝達系**を経る過程で，効率良くATPが産生される．しかし，急激な運動負荷時の骨格筋など，嫌気的条件では，グルコースが解糖系でピルビン酸に変換される過程で，わずかなATPが産生されたのち，乳酸が生成される．これらの代謝経路には，それぞれの場があり，解糖系は細胞質，クエン酸回路および電子伝達系は，それぞれミトコンドリアのマトリックスとクリステである．

グルコース以外の糖も解糖系の材料として使われるが，そのままのかたちでは

経路に入ることができない．そこで，グルコース以外の単糖は，おもに肝臓において，解糖系のいずれかの中間体に変換され，解糖系へ移行する．体内では，グルコースの代謝過程で得られる有機酸やアセチル CoA から，アミノ酸や脂肪酸を生成することもできる（表 4・2）．

表 4・2 グルコースのおもな機能

エネルギーの供給	ATP，NADH，$FADH_2$ 産生 血糖維持
エネルギーの貯蔵	特定の脂肪酸の合成 グリコーゲン
生体機能成分の供給	糖タンパク質，糖脂質（生体機能成分） UDP グルクロン酸（解毒代謝） NADPH（脂肪酸・ステロイド合成，核酸合成，グルタチオン還元など） リボース 5-リン酸（核酸成分） 脂肪酸，コレステロール（生体機能成分） 可決アミノ酸（タンパク質の材料）

4・3・1 解 糖 系

解糖系は，グルコースを代謝する中心的な反応経路であり，炭素数 6 のグルコースを炭素数 3 の**ピルビン酸** 2 分子に代謝する．解糖系は，大きく 3 段階に分けて考えることができる（図 4・13）．第一段階は，炭素数 6 のグルコースから炭素数 3 の物質へ容易に開裂しうる不安定な化合物をつくり出す過程である．第二段階は，分子の開裂によって得られた 2 個のトリオースリン酸（炭素数 3）を**高エネルギーリン酸化合物**へ変換する過程である．ここでの反応は，非常に優れた反応過程を経て，無駄なくエネルギー産生が行われる．さらに，第三段階では，中間生成物が異性化を経て，高エネルギーリン酸化合物が生成される．この高エネルギーリン酸化合物から，リン酸基が **ADP** に転移することで，**ATP** が生成され，それと同時にピルビン酸が産生される．解糖系の反応をつかさどる酵素はいずれも細胞質に存在しており，そのなかで不可逆な反応を触媒する酵素は，解糖系の方向性を調節する．

これらの反応の結果，1 分子のグルコースから，正味 2 分子の ATP と 2 分子の **NADH** が生成される*．このとき生成される NADH は，ピルビン酸からの乳酸生成に利用されるか，ミトコンドリア内に運ばれ，電子伝達系で ATP の生成に利用される．

　　　グルコース ＋ $2NAD^+$ ＋ 2ADP ＋ $2P_i$ ⟶
　　　　　　　2 ピルビン酸 ＋ 2NADH ＋ 2ATP ＋ $2H_2O$ ＋ $2H^+$

なお，急激な運動負荷などで酸素が不足した嫌気的条件下では，乳酸デヒドロゲナーゼによってピルビン酸は還元され，**乳酸**となる．グルコースからピルビン酸を生成する経路は多くの生物でみられるが，ピルビン酸からの代謝産物は非常に変化に富んでおり，乳酸や二酸化炭素が生成されたり，特定の酵母によってエタノールが生成されたりするなど，さまざまである（図 4・14）．

高エネルギーリン酸化合物: 加水分解の際に多量の自由エネルギーを放出するリン酸結合をもつ化合物．ATP，クレアチンリン酸など．

NADH: ニコチンアミドアデニンジヌクレオチド（還元型）

＊ ATP の生成と消費: 1 分子のグルコースがピルビン酸に変換される過程で 4 分子の ATP が生成される．しかし，代謝される過程で 2 分子の ATP が消費されるため，正味 2 分子の ATP が新たに生成されたことになる．

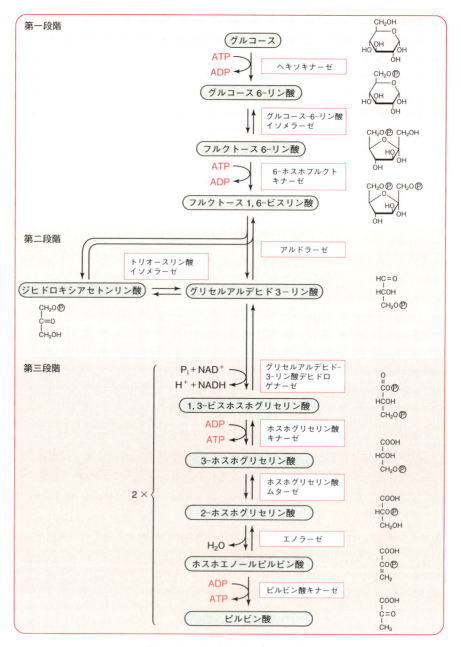

図 4・13 解糖系　Ⓟ：PO_3^{2-}．

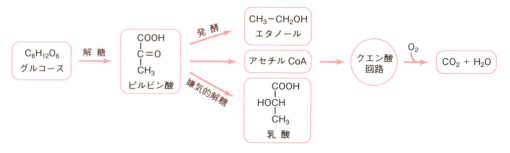

図 4・14 ピルビン酸の経路

4・3・2 クエン酸回路

解糖系で生成されたピルビン酸は，好気的条件において，ミトコンドリア内に移行し，クエン酸回路（トリカルボン酸回路，TCA回路）とよばれる代謝系で二酸化炭素にまで酸化分解される（図4・15）．この代謝過程では，その後に続く電子伝達系において必要とされる高エネルギー電子を得ることができる．

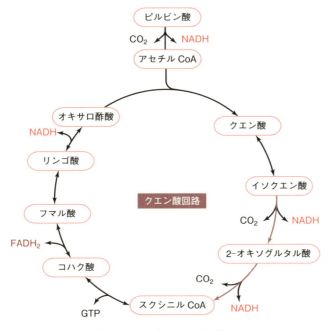

図4・15　クエン酸回路

ピルビン酸は，ミトコンドリアマトリックスに存在するピルビン酸デヒドロゲナーゼ複合体によって**アセチルCoA（アセチル補酵素A）**と二酸化炭素となり，このとき1分子のNADHが生成される．この過程は，解糖系とクエン酸回路をつなぐ不可逆反応であり，エネルギー充足率が高いときにはピルビン酸デヒドロゲナーゼ複合体が不活性化される．

$$\text{ピルビン酸} + \text{CoA} + \text{NAD}^+ \longrightarrow \text{アセチルCoA} + \text{CO}_2 + \text{NADH} + \text{H}^+$$

ピルビン酸デヒドロゲナーゼ複合体によってできたアセチルCoAは，クエン酸回路に入り，炭素数4である**オキサロ酢酸**と結合して，炭素数6の**クエン酸**を生じる．クエン酸は，異性化を経てイソクエン酸となり，2回続けて酸化的脱炭酸を受け，2-オキソグルタル酸（α-ケトグルタル酸），スクシニルCoAに変換される過程で，二酸化炭素と高エネルギーの電子（NADH）が生成される．その後，コハク酸，フマル酸，リンゴ酸を経て，オキサロ酢酸に変換され，次の反応サイクルが始まる．クエン酸回路は，イソクエン酸から2-オキソグルタル酸へ変換するイソクエン酸デヒドロゲナーゼと2-オキソグルタル酸からスクシニルCoAへ変換する2-オキソグルタル酸デヒドロゲナーゼ複合体で律速制御されており，細胞のATP濃度が高いとクエン酸回路の速度が低下する．この一連の代謝経路

FADH₂: FADH₂ の還元当量は，さらにユビキノン (Q) に渡されるので QH₂ と記述されることもある．

の中でアセチル CoA が酸化分解されると 3 分子の **NADH**，1 分子の **FADH₂** 1 分子の **GTP** が生成される．

アセチル CoA + 3NAD⁺ + FAD + GDP + P$_i$ ⟶
CoA + 2CO₂ + 3NADH + 3H⁺ + FADH₂ + GTP

4・3・3 電子伝達系

解糖系やクエン酸回路で生成する還元型補酵素の NADH や FADH₂ は，転移ポテンシャルの高い（他の分子に移りやすい）電子対を含む高エネルギー分子である．ミトコンドリア内膜に局在する電子伝達系では，NADH や FADH₂（電子供与体）の電子が，分子状酸素を水に還元する（図 4・16）．このとき多量の自由エネルギーが放出され，そのエネルギーが ATP 産生に利用される．これらの反応をとおして効率良く ATP 生成が行われ，1 分子の NADH から 3 分子の ATP，1 分子の FADH₂ から 2 分子の ATP が生じる．ピルビン酸 1 分子が，二酸化炭素と水に酸化分解されると NADH 4 分子，FADH₂ 1 分子，GTP 1 分子を生成するので，グルコース 1 分子からは 36 分子または 38 分子の ATP が産生される．

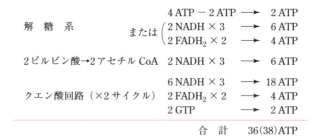

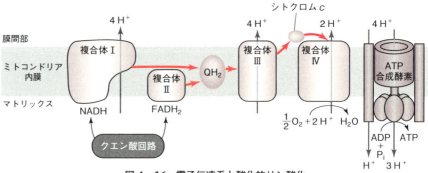

図 4・16　電子伝達系と酸化的リン酸化

電子伝達系は，**複合体 I〜複合体 IV** で構成されており，そのうち三つはプロトンポンプとしての働きをしている．NADH や FADH₂ から，電子が分子状酸素に流れ，その際にミトコンドリアのマトリックスから外へプロトン（H⁺）が汲み出される．その結果，pH 勾配と膜の内外に電位差が発生し，それらから**プロトン駆動力**が生み出される．ATP は，プロトンが ATP 合成酵素を経由してミトコンドリアのマトリックス内に戻るときにつくられる．この反応により電子を失う

と，NADHやFADH$_2$は酸化型NAD$^+$とFAD$^+$に変換される．このように，燃料の酸化とADPのリン酸化はミトコンドリ内膜を横切るプロトン勾配によって共役している．

4・3・4 ペントースリン酸回路

細胞内のグルコース（**グルコース 6-リン酸**）の主要な代謝経路は解糖系であるが，副経路として**ペントースリン酸回路**が存在する．この代謝過程では**NADPH**と**リボース 5-リン酸**が生成される（図4・17）．NADPHやリボース 5-リン酸は，それぞれ，脂肪酸・ステロイドの合成や核酸ヌクレオシドの合成に使われる．したがって，この回路は，脂肪酸合成やヌクレオチド合成の盛んな脂肪組織，副腎皮質，肝臓，乳腺などで活発に働いている．

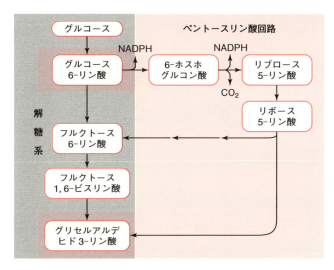

図4・17 ペントースリン酸回路と解糖系の関連

グルコースから代謝されたグルコース 6-リン酸は，6-ホスホグルコノ-δ-ラクトン，6-ホスホグルコン酸を経て，リブロース 5-リン酸と二酸化炭素に酸化分解され，その過程で2分子のNADPHを生成する．ペントースであるリブロース 5-リン酸は，リボース 5-リン酸，およびキシルロース 5-リン酸に転換し，トランスケトラーゼやトランスアルドラーゼによる反応を受けて，最終的にフルクトース 6-リン酸とグリセルアルデヒド 3-リン酸になる．ペントースリン酸回路によるグルコース 6-リン酸の代謝は，細胞質のNADP$^+$濃度を介して解糖系と協調している．

4・3・5 フルクトースとガラクトースの代謝

フルクトースやガラクトースなどの単糖も重要なエネルギー源となる．しかし，フルクトースやガラクトースを直接代謝するための異化経路は存在しない．したがって，これらの糖はグルコースの代謝中間体へと変換され，解糖系へ入り，エネルギーへと変換される．

a. フルクトースの代謝 図4・18に示すように，フルクトースの多くは，肝臓で**フルクトース 1-リン酸**を経て解糖系へ入る．この代謝系では，フルクトキナーゼにより，ATP を消費して，フルクトースがフルクトース 1-リン酸にリン酸化される．つづいて，フルクトース-1-リン酸アルドラーゼによって，フルクトース 1-リン酸がグリセルアルデヒドとジヒドロキシアセトンリン酸に開裂する．次に，トリオキナーゼの作用により，グリセルアルデヒドが ATP を消費してリン酸化され，解糖系の中間体であるグリセルアルデヒド 3-リン酸となる．この**グリセルアルデヒド 3-リン酸**と**ジヒドロキシアセトンリン酸**はともに解糖系へ入り，ピルビン酸にまで代謝される．

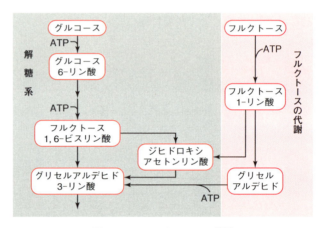

図 4・18　フルクトースの代謝

1分子のフルクトースが2分子のピルビン酸に代謝されると，2分子の ATP を消費し，2分子の NADH と 4分子の ATP を生成するので，グルコースの場合と同じエネルギー産生量となる．肝臓以外の組織では，フルクトースはヘキソキナーゼによりリン酸化されてフルクトース 6-リン酸になることもある．

b. ガラクトースの代謝 細胞内へ取込まれたガラクトースは四つの段階を経てグルコース 6-リン酸に変換される（図4・19）．ガラクトースは，ガラクトキナーゼにより，ATP を消費してリン酸化され，**ガラクトース 1-リン酸**となる．

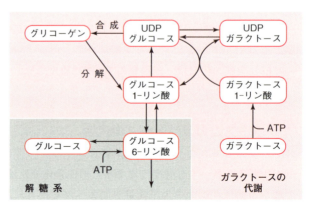

図 4・19　ガラクトースの代謝

このガラクトース 1-リン酸は，**ウリジン二リン酸グルコース（UDP グルコース）** から，ウリジル基を受取ることで，**UDP ガラクトース**に変換される．その後，UDP ガラクトース 4-エピメラーゼにより，UDP ガラクトースのガラクトース部分がエピマー化され，UDP グルコースとなる．この一連の過程で，グルコース 1-リン酸が遊離し，ホスホグルコムターゼの作用により，グルコース 1-リン酸が解糖系の中間体であるグルコース 6-リン酸となり代謝される．UDP グルコースは，グリコーゲン合成にも使われる．

4・3・6 グルクロン酸回路

グルクロン酸回路（ウロン酸経路）の代謝過程では，グルコースからウリジン二リン酸グルコース（UDP グルコース）を経て，UDP グルコースデヒドロゲナーゼにより，**UDP グルクロン酸**が形成される．UDP グルクロン酸は，UDP グルクロニルトランスフェラーゼによって，ビリルビン，ステロイドホルモン，薬物のような疎水性分子と抱合し，水溶性の成分に変換させることで，これらの成分を速やかに体外へ排泄する働きを担っている．

4・3・7 グリコーゲンの代謝

いずれの組織においてもグルコースは細胞内へ入るとすぐに**ヘキソキナーゼ**（グルコキナーゼ）によってリン酸化され，グルコース 6-リン酸となる．その結果，細胞内のグルコース濃度は低くなり，血液からのグルコースの吸収が促進される．このようにして取込まれたグルコースは，必要なときに効率良く供給できるように，**グリコーゲン**という貯蔵糖質として体内に蓄えられる．グリコーゲンのおもな貯蔵部位は肝臓と骨格筋であり，肝臓のグリコーゲンは血液中のグルコース濃度を一定に維持するために，筋肉のグリコーゲンは運動エネルギーの需要を満たすために利用される．

a. グリコーゲンの合成　グリコーゲンの合成過程では，グルコースからグルコース 6-リン酸，グルコース 1-リン酸を経て，**UDP グルコース**が生成される（付録図 9 参照）．生成された UDP グルコースは，図 4・20 に示すように，**グリコーゲンシンターゼ**によって，短鎖グリコーゲン分子の非還元末端に付加さ

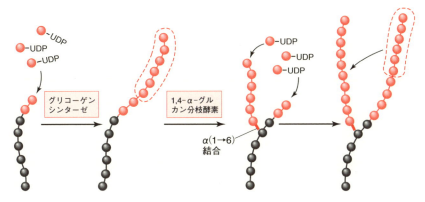

図 4・20　グリコーゲンの合成

れていく．このようにしてグリコーゲン分子のα(1→4)結合鎖が伸長すると，グリコシド残基の末端数分子のグルコース鎖が切取られ，鎖の途中に転移することで，α(1→6)結合の枝分かれ構造を形成する．この転移反応は1,4-α-グルカン分枝酵素により行われる．

b. グリコーゲンの分解　グリコーゲンの分解過程では，図4・21に示すように，**グリコーゲンホスホリラーゼ**によって，非還元末端からα(1→4)結合が切断され，**グルコース1-リン酸**が生成される（付録図9参照）．この反応過程は，リン酸の付加による結合の開裂をひき起こすことから，加リン酸分解とよばれる．グリコーゲンの枝分かれ部分〔α(1→6)結合〕では，4-α-グルカノトランスフェラーゼとアミロ-1,6-グルコシダーゼの2種の酵素が働き，枝分かれ構造を直鎖状に構造転換し，分解が進行する．生成したグルコース1-リン酸はグルコース6-リン酸となり，肝臓ではグルコース-6-ホスファターゼにより，グルコースに変換されて血液中に放出されるが，骨格筋には，グルコース-6-ホスファターゼが存在しないため，グルコース6-リン酸は解糖系で骨格筋自身のエネルギー源としてのみ利用される．

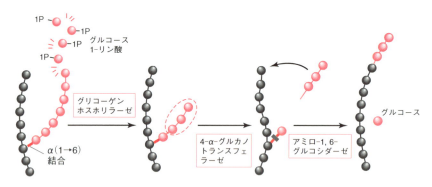

図4・21　グリコーゲンの分解

4・3・8　糖新生

糖新生は，糖質以外の物質からグルコースを合成する代謝系であり，血液中のグルコース濃度を一定に維持するために重要である．主要な非糖質前駆体として，**ピルビン酸**のほかに，**アラニン**などをはじめとする**糖原性アミノ酸**，**乳酸**，**グリセロール**などから，グルコースが産生される．

図4・22はピルビン酸をグルコースに変換する糖新生過程を示すが，完全な解糖系の逆経路ではなく，おもに反応段階の3箇所で，解糖系とは異なる反応過程を経る．そのうちの第一段階は，ピルビン酸カルボキシラーゼと**ホスホエノールピルビン酸カルボキシキナーゼ**の働きによって，ピルビン酸からオキサロ酢酸を経由して**ホスホエノールピルビン酸**が生成する過程である．解糖系においてこの反応を触媒するピルビン酸キナーゼは不可逆であるため，糖新生ではピルビン酸をミトコンドリア内に移送し，そこでオキサロ酢酸を経由し，ホスホエノールピルビン酸を生成させる．

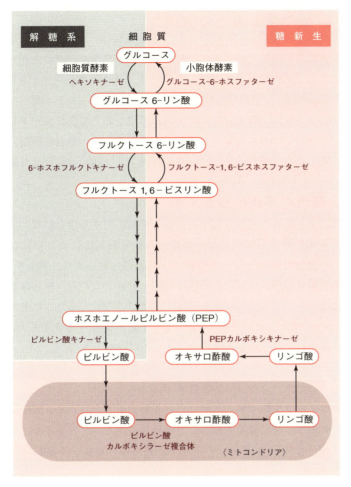

図 4・22　糖 新 生

　サイトゾルに移動したホスホエノールピルビン酸は，解糖系の逆経路をたどり，フルクトース 1,6-ビスリン酸まで変換される．フルクトース 1,6-ビスリン酸からフルクトース 6-リン酸への変換は，解糖系において不可逆な反応であり，糖新生では**フルクトース-1,6-ビスホスファターゼ**により触媒される．フルクトース 6-リン酸は，ただちにグルコース 6-リン酸に変換される．グルコース生成の最終段階では，グルコース 6-リン酸が小胞体内腔に輸送され，そこで膜に結合している**グルコース-6-ホスファターゼ**により加水分解されてグルコースとなり，小胞体から血液中に放出される．

　このように，解糖系におけるヘキソキナーゼ，6-ホスホフルクトキナーゼ，ピルビン酸キナーゼに触媒される反応段階を，糖新生ではそれぞれ特有のバイパス経路で迂回する．このような糖新生の反応過程を触媒する酵素群は，多種の組織細胞に存在することが知られているが，グルコースに変換するグルコース-6-ホスファターゼは肝臓と腎臓にのみ存在する．

　糖新生の過程では，2 分子のピルビン酸から 1 分子のグルコースを合成するために，6 分子の ATP と 2 分子の NADH を必要とする（付録図 10 参照）．

グルコース-6-ホスファターゼ: 血液中のグルコースの恒常性を保つ働きをもつ組織でのみ，グルコース-6-ホスファターゼが存在し，血液中へのグルコースの放出ができるように制御されている．遊離グルコースは細胞外へ拡散するが，グルコース-6-ホスファターゼの触媒を受ける前駆物質であるグルコース 6-リン酸は細胞外へ拡散しない．

4・4 他の栄養素との関係

体内の栄養素のバランスによって，糖質は，脂肪やタンパク質と相互に変換することができる．体内で糖質が不足した際には，グリセロール（トリアシルグリセロールの構成成分），生体構成成分となるタンパク質（アミノ酸）などが糖質に変換される．また，一時的に糖質が過剰に摂取された場合には，グルコースがグリコーゲンとして貯蔵されるだけでなく，その余剰分の糖質が脂肪に変換されて貯蔵される．また，糖質は必要に応じて可決アミノ酸にも転換される．

4・4・1 糖質と脂質の相互変換

絶食などにより糖質が補給されない，もしくは不足する場合には，トリアシルグリセロールの構成成分である**グリセロール**から糖新生により糖質が合成される．一方，一過性に過剰となった糖質は脂肪組織へ取込まれ，**アセチル CoA** を経由して**脂肪酸**に変換され，貯蔵脂肪となる．しかしながら，脂肪細胞から放出された脂肪酸からグルコースに変換することはできない．また，ヒトはリノール酸やα-リノレン酸などの必須脂肪酸へ代謝する不飽和化酵素をもたないため，糖質からこれらの多価不飽和脂肪酸を合成することはできない．

貯蔵脂肪：脂質は，糖質よりも重量当たりのエネルギー産生量が大きいため（アトウォーター係数で1g当たり9kcalとなる），効率の良いエネルギー貯蔵庫であり，そのエネルギー蓄積量はグリコーゲンをはるかに上回る．

4・4・2 糖質とアミノ酸の相互変換

リシンやロイシンを除くアミノ酸は，ピルビン酸またはクエン酸回路の中間体を介して，グルコースに変換されることが可能である．このようなアミノ酸を**糖原性アミノ酸**（§5・4・1b 参照）とよび，これらは，糖質が不足した際に，糖新生を介してグルコースに変換される．

4・4・3 タンパク質節約作用

生体が必要とするエネルギー量に比べて摂取エネルギーが少ない場合には，本来，生体構成成分や酵素などに用いられるはずの**タンパク質**も，エネルギー源として利用される．また，摂取エネルギー量に過不足がなくても，そのエネルギー供給源のほとんどがタンパク質である場合には，エネルギー産生のためにタンパク質が利用される．しかし，エネルギーが必要な際に糖質が十分に存在する場合は，糖質がエネルギー源として優先的に使われるために，体内でのタンパク質の消費が節約される．

4・4・4 ビタミンB_1必要量の増加

グルコースが解糖系を経てクエン酸回路に入り，完全に酸化される過程で，ビタミンB_1が補酵素として働く酵素が存在する．一つは，ピルビン酸をアセチルCoAへ変換する**ピルビン酸デヒドロゲナーゼ複合体**であり，もう一つは2-オキソグルタル酸をスクシニルCoAへ変換する**2-オキソグルタル酸デヒドロゲナーゼ複合体**である．また，ビタミンB_1はペントースリン酸回路の**トランスケトラーゼ**の補酵素としても働く．

これに対して，脂肪酸がβ酸化を介してアセチルCoAに転換される過程では，ビタミンB_1は必要とされず，アセチルCoAがクエン酸回路に入って完全に酸化される過程で，ビタミンB_1がグルコースの場合と同様に必要となる．したがって，糖質に富んだ食事を摂取する場合には，ビタミンB_1の必要量が増加する．古くより白米ばかりを多く摂取するとビタミンB_1欠乏症である脚気になることが知られているが，白米には糖質が多く，ビタミンB_1の含有量が低いことが原因である．

4・5　糖質の体内動態とその調節

糖質は，エネルギー産生に使われるため，さまざまな臓器で必要とされる．しかし，糖質の貯留量は，臓器によって大きく異なっており，おもに肝臓と骨格筋で多い（グリコーゲンとして）*．血液やその他の組織にも一定の糖質貯留量が認められるが，その量はわずかである．また，脳をはじめとする中枢神経系，赤血球などの一部の組織では，通常はグルコースからエネルギーを得る．このように，さまざまな特徴をもつ臓器に対し，一定の糖を供給できるよう，体内の糖質代謝は巧みに調節されている．

*　体内の糖質は大部分がグリコーゲンとして貯蔵され，グルコースとして存在する量はごくわずかである．

4・5・1　食後・食間期の糖質代謝

食事を摂取した後には，消化管から取込まれたグルコースが血液中へ運ばれ，空腹時に70〜120 mg/dLであった血液中のグルコース濃度は，一時的に上昇する．血液中のグルコース濃度が上昇すると，膵臓からの**インスリン**分泌が亢進し，血液から各組織へのグルコースの取込みが亢進するとともに，肝臓や筋肉におけるグリコーゲンの合成が促進される．また，肝臓からのグルコースの放出は抑制される．さらに，糖質摂取量が多い場合には，脂肪細胞や他の組織においてグルコースが脂肪合成に用いられる．このようにして血液中のグルコース濃度は元の状態へ戻る．

一方，食事からの糖質補給がしばらく行われず，体外からのグルコースの供給が途絶えると，体内では脳や筋肉の代謝に見合うグルコースを，血液中から取込めるようにする機構が働く．特に，脳をはじめとする中枢神経系などは，エネルギー産生に通常はグルコースを使うため，糖質補給が行われない場合，体内のグルコースは消費され続ける．これに対し，膵臓から分泌される**グルカゴン**や副腎髄質から分泌される**アドレナリン**とよばれるホルモンの働きにより，肝臓に蓄えられているグリコーゲンの分解が亢進し，血液中へのグルコースの動員が促進される（図4・29参照）．また，副腎皮質刺激ホルモンや成長ホルモン，副腎皮質ホルモンなどの作用により，各組織におけるグルコースの消費が抑制され，骨格筋や脂肪組織において，組織タンパク質や脂肪の異化が亢進する．その結果，血液を介して，糖原性アミノ酸やグリセロールなどが肝臓へ送られ，糖新生が行われる．糖新生により生成されたグルコースは，血液中へ放出され，再び利用される．

4・5・2 糖質代謝の臓器差

体内では各臓器がそれぞれの役割を担うことで，糖質代謝が統合的に制御されている．体内での各臓器の役割は一様でなく，それぞれの特徴をもつ．

a. 脳での糖質代謝　脳ではエネルギー消費量が大きく，1日当たり400〜500 kcal程度のエネルギーを必要とする．しかし，血液と脳との間の物質交換を制限する**血液脳関門**が存在するため，脳は脂質やタンパク質をエネルギー源として，直接利用することができない．また，脳はグリコーゲンを合成して貯蔵する能力をもたない．したがって，脳はおもに血液中の**グルコース**からエネルギーを得る．肝臓におけるグリコーゲンの分解や糖新生によって，血液中のグルコースは空腹時にも供給されるため，血糖値が維持される限り，脳は血液中のグルコースを利用してエネルギーを得る．しかし，これらの方法で血糖値を維持できなくなった場合，脳は肝臓で合成され血中を運ばれてきた**ケトン体**をエネルギー源として利用する．血糖値が低下しすぎると，脳の機能は十分に働かなくなり，血糖値が 40 mg/dL 以下になると痙攣が起こり，意識障害をきたす．

b. 肝臓での糖質代謝　食後などで血糖値が高くなると，肝臓での**グリコーゲン合成**が促進し，グルコースの利用が増大する．肝臓のグリコーゲンの含有量は，質重量の約5〜8％程度と考えられている．一方，空腹時などで血糖値が低くなると，肝臓のグリコーゲン分解や糖原性アミノ酸・グリセロールからの糖新生により，グルコースを生成し，血液中に放出して血糖値を維持する．特に，肝臓は，肝臓以外の組織で放出された乳酸やアミノ酸から糖新生によりグルコースを生成し，生成したグルコースを再び血糖値の維持などに利用することから，肝臓以外の組織の糖質代謝においても重要な働きを担っている．

c. 脂肪組織での糖質代謝　グルコースの供給が一時的に過剰となった場合には，グリコーゲンの合成が促進され，血液中のグルコースが率先して利用される．しかし，グリコーゲンの合成が行われたうえで，さらに過剰となったグルコースは脂肪組織へ取込まれ，**アセチル CoA** を経由して**脂肪酸**に変換され，貯蔵脂肪となる．脂肪酸合成には，NADPH が必要なため，脂肪細胞では，ペントースリン酸回路の活性も高い．一方，空腹が続き，肝臓のグリコーゲンの分解や糖新生によっても血糖値が維持できなくなった場合には，脂肪組織で脂肪分解が促進され，血液中に遊離脂肪酸や**グリセロール**が放出される．継続的な糖質代謝異常が続いた場合には，放出された脂肪酸からケトン体が生成される．ケトン体は脳を含む肝外組織で利用される．

d. 赤血球での糖質代謝　赤血球にはミトコンドリアが存在しないため，クエン酸回路によるエネルギー産生ができない．そこで，赤血球では，糖質から**解糖系**によってエネルギーが産生される．解糖系で生じた乳酸は，血液を介して肝臓へ運ばれ，肝臓で糖新生により，再びグルコースに変換される．解糖系の基質はおもにグルコースであることから，グルコースを貯蔵できない赤血球にとって，血糖値が一定に維持されていることは非常に重要である．赤血球では，体内での機能を維持するために，多くの NADPH を必要とする．したがって，ペントースリン酸回路の活性も高い．

e. 骨格筋での糖質代謝　食後の血糖上昇時には，骨格筋でのグリコーゲン合成が促進し，グリコーゲン量が増大する．骨格筋のグリコーゲン貯留濃度は組織湿重量の約0.5〜1%であり，肝臓よりも劣る．しかし，身体重量に対する筋肉重量の占める割合は大きいため，他の臓器と比べ，骨格筋のグリコーゲン総貯蔵量は最も多い．骨格筋のグリコーゲンは，おもに筋収縮のエネルギー源として使われる．しかし，骨格筋にはグルコース-6-ホスファターゼが存在しないため，血液中に直接グルコースを放出することはできない．

一方，運動負荷などでは，解糖系によるエネルギー産生によってピルビン酸が生じ，ピルビン酸から**乳酸**が生成される．また，必要な場合には，骨格筋は，グルコース以外に，脂肪酸やケトン体からもエネルギーを得ることができる．さらに，グルコース供給が極度に不足した場合には，骨格筋で筋タンパク質が分解され，分解されて生じたアミノ酸がエネルギー産生に使われる．これにより血液中への**アミノ酸（アラニン）**の放出が増大する．血液中に生じた乳酸やアラニンは肝臓に運ばれグルコースに変換されて血糖値の維持などに用いられる．

このようにグルコースを介して，骨格筋が肝臓と連携する代謝系として，**コリ回路**と**グルコース-アラニン回路**がある（図4・23）．これらの経路では，相互に物質変換が行われるが，実質的なグルコースの増減はない．

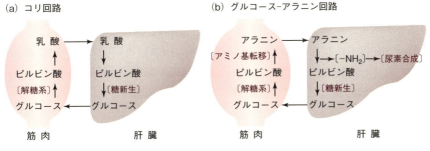

図4・23　糖質代謝の臓器相関

コリ回路：激しい筋肉運動などで酸素の供給が十分でない場合，筋肉中のグルコースが解糖系により代謝され，ピルビン酸から**乳酸**が生成される．この乳酸は，血液を介して肝臓に運ばれ，肝臓において，糖新生によりグルコースに変換される．生成したグルコースは，再び血液を介して，筋肉などの末梢組織に運ばれて利用される．この一連の代謝を**コリ回路**とよぶ．酸素が十分に供給される場合には，筋肉においてもクエン酸回路や電子伝達系によるエネルギー産生が行われる．

グルコース-アラニン回路：筋肉などの末梢組織では，長時間の運動中や絶食時に筋肉でのタンパク質の分解とアミノ酸の異化が亢進し，ピルビン酸を介してアラニンが生成される．アラニンは血中を介して肝臓に運ばれ，肝臓で取込まれたのち，アミノ基転移反応によりピルビン酸に戻される．戻されたピルビン酸は，糖新生によりグルコースへ変換され，筋肉のエネルギー源などとして再び利用される．このような一連の経路をグルコース-アラニン回路とよぶ．

4・5・3 血糖とその調節

体内で正常な代謝が継続して行われるためには，常にエネルギー供給源であるグルコースが必要となる．特に，脳をはじめとする中枢神経系や一部の組織では，そのエネルギー源を血液中のグルコースに依存している．そのため，血液中のグルコース濃度，すなわち，**血糖値**が一定に維持される必要がある．

血糖値が一定に維持されるのは，**内分泌系**や**神経系**によって，血糖を供給する機構と血糖を消費する機構が非常にうまくバランスをとっているためである．血糖の供給は，おもに，食事摂取，肝臓のグリコーゲンの分解，肝臓における糖新生によってもたらされる．これに対し，血糖の消失は，各組織におけるエネルギー供給，肝臓や筋肉でのグリコーゲン合成，脂肪への変換などによって起こる．

a. 血糖値の推移　空腹時の血糖値は，比較的一定に保たれる．食事からの糖質摂取により，血糖値は大きく変動するにもかかわらず，空腹時には平均して血液 1 dL 当たり 70〜120 mg に維持される．絶食状態が続く場合には，血糖値が 60〜70 mg/dL に低下することもある．

食事をするとグルコースが腸管から吸収され，血糖値は一時的に上昇する．糖質を摂取した直後には，およそ 120〜150 mg/dL まで上昇するが，膵臓より分泌されるインスリンの働きにより，2〜3 時間後には元のレベルに戻る（図 4・24）．元のレベルに戻る前に，一時的にインスリン分泌が盛んとなり，血糖値が空腹時の元のレベルより低下することもある．何らかの要因により，血糖値が 170〜180 mg/dL 以上になると腎尿細管からのグルコースの再吸収の閾値を超え，過剰のグルコースが尿中に排泄される．これが糖尿である．血糖値の維持が正常に行われない糖尿病患者では，血糖値の異常な上昇や低下が認められる（図 4・25）．

糖尿病の診断では，空腹時に 75 g のグルコースを経口的に負荷した後，継時的な血糖値の変動を測定し，**耐糖能**（糖容認力）を評価する経口糖負荷試験（OGTT）が行われることがある．耐糖能は，一般に若年者で高く，加齢に伴い

経口糖負荷試験：糖尿病の診断では，75 g のグルコースを経口摂取後，血糖の推移を測定する経口糖負荷試験（OGTT）が行われ，血糖値が元のレベルに戻る能力（耐糖能）を評価する．"糖尿病診療ガイド 2018-2019"では，早朝空腹時血糖値が 126 mg/dL 以上であるか，75 g OGTT の 2 時間値，もしくは随時血糖値が 200 mg/dL 以上であるか，HbA1c が 6.5 % 以上のいずれかを満たす者を糖尿病型とする．

OGTT: oral glucose tolerance test

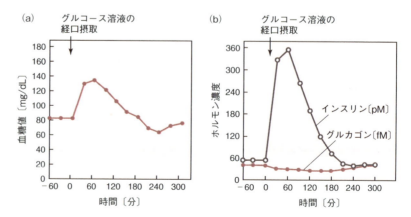

図 4・24　グルコース溶液を経口摂取したときの血糖値 (a) およびインスリンとグルカゴン濃度 (b) の推移　［G. Pocock, C.D. Richards, "Human physiology: The basis of medicine", 2nd Ed., Oxford Univ. Press（2004）の図 27.2 より］

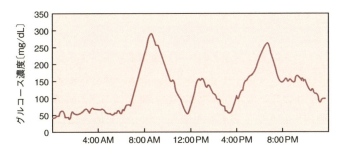

図 4・25　糖尿病患者の 1 日の血糖値の推移　[E. Boland, *et al.*, *Diabetes Care*, **24**（11）, 1858〜1862（2001）より]

低くなる．

b. 血糖調節におけるホルモンの働き　肝臓のグリコーゲンは血糖の供給源としてきわめて重要であり，糖の貯蔵と供給は，グリコーゲンの合成と分解を調節する酵素の働きによって行われる．これらの酵素の働きを制御するものの一つが内分泌系である．内分泌系による血糖値の制御には，インスリンやグルカゴンなど，いくつかのホルモンが関わっている．

　インスリンの作用: 血糖値が高まると，膵臓のランゲルハンス島 β 細胞から**インスリン**が分泌される．インスリンは，筋肉細胞や脂肪細胞などの末梢組織に局在する受容体に働きかけ，細胞内小胞の膜に存在する **GLUT4** を細胞膜へ移行（トランスロケーション）させることによって，末梢組織において細胞内へのグルコースの取込みを促進する（図 4・26）．さらに，トリアシルグリセロールの合成や体タンパク質の合成を促進させるとともに，**グリコーゲンシンターゼ**の活性化をとおして，肝臓や筋肉でのグリコーゲンの合成を促進する．これらの働きかけにより，高まった血糖値は一定レベルに維持される．また，インスリンには，糖新生，グリコーゲンの分解，脂肪分解を抑制し，血糖値を低下させる働き

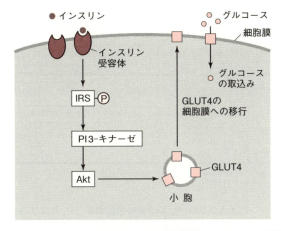

図 4・26　インスリンによる GLUT4 の細胞膜移行　GLUT4 は細胞内の小胞に蓄積されている．細胞膜にあるインスリン受容体にインスリンが結合すると刺激が起こり，GLUT4 が細胞膜へ移動し，血液中のグルコースを細胞内に取込む．IRS: インスリン受容体基質，PI3-キナーゼ: ホスファチジルイノシトール 3-キナーゼ，Akt: プロテインキナーゼ B．

がある．インスリンは，血糖値を低下させることのできる唯一のホルモンである．

グルカゴン・アドレナリンなどの作用：血糖値が低下すると，膵臓のランゲルハンス島α細胞からグルカゴンが分泌され，さまざまな反応をとおして血糖値を上昇させる．**グルカゴン**は，肝臓などの標的細胞の細胞表面にある受容体に結合すると，細胞内に存在するアデニル酸シクラーゼを活性化し，細胞内セカンドメッセンジャーである**サイクリックAMP（cAMP）**濃度を上昇させる（図4・27a）．これにより**プロテインキナーゼA**が活性化され，肝臓のグリコーゲンホスホリラーゼの活性化を介して，グリコーゲンの分解が促進される．グルカゴンは，このように肝臓のグリコーゲン分解を促進させ，血液中へのグルコースの放出を高めるとともに，グリコーゲンの合成を抑制し，肝臓における特定アミノ酸の取込みと糖新生を促進させる．さらに，脂肪組織では脂肪分解が亢進し，グリセロールと脂肪酸の血中濃度が高まる．これによって糖新生の前駆物質（グリセロール）の供給と脳を含めた中枢神経系へのグルコースの優先的な供給が行われる．

副腎髄質から分泌される**アドレナリン**もグルカゴンのように細胞内シグナル伝達により，グリコーゲンの分解を促進する．グリコーゲンの合成と分解はグリコーゲンシンターゼとグリコーゲンホスホリラーゼによって調節されるが，これらの酵素の活性化は，グルカゴンやアドレナリンを含む複数のホルモンの調節を受ける（図4・27b）．また，**副腎皮質刺激ホルモン，成長ホルモン，グルココ**

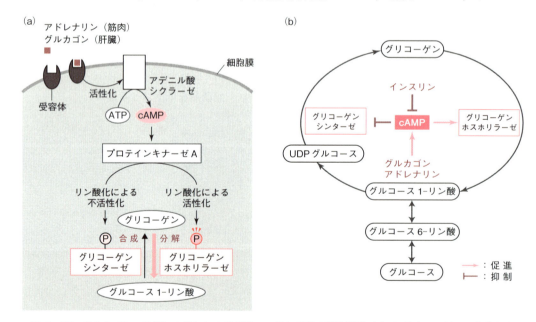

図4・27　グルカゴン・アドレナリンによるグリコーゲン分解の調節機構（a）とグリコーゲンの生成と分解の調節機構（b）　(a) アドレナリンやグルカゴンが受容体に結合すると，セカンドメッセンジャーであるcAMP濃度を上昇させ，これがプロテインキナーゼAを活性化する．プロテインキナーゼAによるリン酸化により，グリコーゲンホスホリラーゼが活性化され，グリコーゲン分解が進む．反対にグリコーゲンシンターゼはリン酸化により不活性化されるので，グリコーゲン合成は抑制される．(b) インスリンはcAMPのレベルがグルカゴンまたはアドレナリンに応答して上昇した場合にのみ拮抗的にcAMPのレベルを低下させる．

ルチコイド，甲状腺ホルモンなども，安定な血糖値の維持とグルコースの供給に貢献する．

c. インクレチンによる血糖調節ホルモンの分泌制御 インクレチンは，食後に高くなった血糖値をコントロールするために，腸管（おもに小腸）から血液中に分泌される消化管ホルモンであり，インスリン分泌を増加させ，グルカゴンの分泌を抑制する（図4・28）．これらの作用は血糖依存的であり，血糖値が上昇しているときに発揮され，血糖値が正常値にコントロールされているときには働かない．これまでに知られているインクレチンは **GLP-1**（グルカゴン様ペプチド-1）と **GIP**（グルコース依存性インスリン分泌刺激ポリペプチド）である．GLP-1 はおもに小腸の下部から分泌され，膵臓のβ細胞からのインスリンの分泌を促進するとともに，α細胞からのグルカゴンの分泌を抑制する．GLP-1 は膵臓以外に胃や中枢神経系にも働き，胃では腸へ食べ物が送られるのを抑制し，一過性に高血糖となるのを防ぐ．一方，GIP はおもに小腸の上部から分泌され，GLP-1 と同じように膵臓に作用する．インスリン分泌を促進する能力は GLP-1 の方が数倍強いとされている．これらのインクレチンは，分泌後 DPP-4（ジペプチジルペプチダーゼ4）とよばれる分解酵素により速やかに分解され，血糖調節が巧みにコントロールされる．

GLP-1: glucagon-like peptide-1

GIP: glucose-dependent insulinotropic polypeptide

DPP: dipeptidyl peptidase

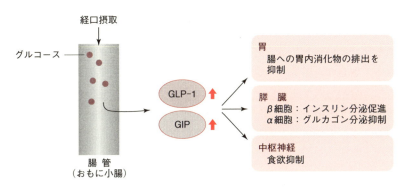

図4・28　インクレチンによる血糖調節ホルモン分泌の制御　GLP-1：グルカゴン様ペプチド1，GIP：グルコース依存性インスリン分泌刺激ポリペプチド．

d. 神経系による血糖調節ホルモンの分泌制御 糖の貯蔵と供給，すなわち，グリコーゲンの合成と分解を調節する酵素は，内分泌系だけでなく，**神経系**によっても制御される．神経系は，内分泌系を介する働きとは別に，独自の調節機構をもっている．しかし，神経系によって，ホルモンの産生分泌も調節されるため，神経系による代謝調節は，内分泌系のそれと切り離すことはできない．一般に，神経系の代謝調節は，緊急時に即応できるような速やかな調節（初発的調節）であり，内分泌による代謝調節は，これを補完，あるいは持続する作用をもつ．

e. 各臓器における血糖調節の役割 血糖値は，神経系や内分泌系の制御を受け，非常に精密に維持される．そのためには，各臓器の協調的な働きが欠かせない．

肝臓の役割：血糖値が上昇すると，膵臓からのインスリン分泌が亢進し，肝臓

における糖質代謝に関連する酵素活性が高まり，肝臓への**グルコースの取込み**が亢進する．さらに，肝臓からのグルコースの放出が抑制され，**グリコーゲンの合成**が促進される．

これに対し，絶食や飢餓，長期間の高脂肪食摂取などで血液中のグルコース濃度が低下すると，グルカゴンやアドレナリンの作用によって，肝臓に蓄えられている**グリコーゲンの分解**が起こり，グリコーゲンの非還元末端からグルコースが1個ずつ切り離され，積極的に血液中にグルコースが放出される（図4・29）．肝臓のグリコーゲンが枯渇すると，糖質以外のピルビン酸，乳酸，糖原性アミノ酸，グリセロールからの**グルコース合成**（**糖新生**）が行われ，血液中にグルコースが放出される（図4・29）．

肝臓では体内の血糖値を維持できるようにグリコーゲンの合成と分解が調節されており，必要に応じて肝臓に貯蔵されたグリコーゲンはグルコースに転換されて血液中に放出され，血糖の維持に使用される．グリコーゲンが貯蔵されるのはおもに肝臓と筋肉であるが，血糖値の調節に使われるのは，肝臓のグリコーゲンのみである（図4・30）．

骨格筋・脂肪組織の役割：血糖値が高くなると，膵臓からのインスリン分泌が亢進し，これにより筋肉細胞内へのグルコース取込みが促進し，筋肉細胞内では**グリコーゲンの合成**が亢進する．さらに糖質摂取量が多い場合には，脂肪組織においても，グルコースが**脂肪酸の合成**に用いられ，貯蔵脂肪へ変換される．逆に，血糖値が低い場合には，筋肉細胞やその他の組織でのグルコースの消費が抑制される．さらに，糖質の不足が著しい場合には，骨格筋で**筋タンパク質の分解**が起こり，分解されて生じたアミノ酸がエネルギー産生に使われる．これにより血液中への**アミノ酸**（**アラニン**）の放出を増大させる．脂肪細胞では，**脂肪分解**が亢進し，**グリセロール**と脂肪酸の血中濃度を高める．

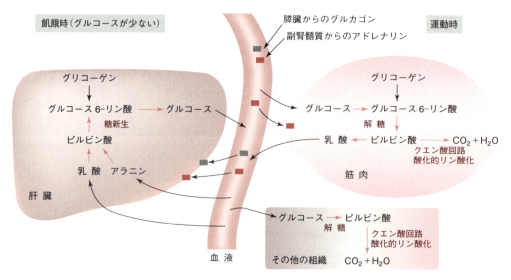

図4・29　血糖調節におけるホルモンの作用　[J.M. Berg, J.L. Tymoczko, L. Stryer, "Biochemistry", 7th Ed., W. H. Freeman and Company（2012）の図21・15より改変]

骨格筋や脂肪組織では，このように血液中への糖新生の材料（アミノ酸やグリセロール）の供給と脳を含めた中枢神経系へのグルコースの優先的な供給を促進させる．筋肉には，いざというときのエネルギー源として，肝臓と同様にグリコーゲンが貯蔵されているが，筋肉のグリコーゲンが，直接，血糖の維持に利用されることはない（図4・30）．

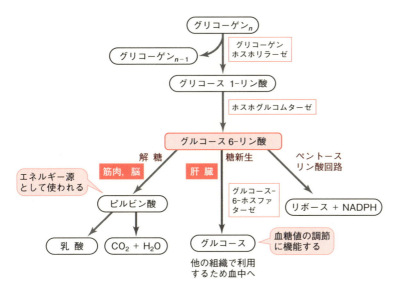

図4・30 グリコーゲンの分解とその利用 [J.M. Berg, J.L. Tymoczko, L. Stryer, "Biochemistry", 7th Ed., W. H. Freeman and Company (2012) の図21・4 より改変]

4・6 糖質の栄養学的意義

糖質，脂質，タンパク質は，いずれもエネルギー産生栄養素であるが，エネルギーの産生過程はそれぞれ異なる．通常，体内でエネルギーが必要とされる場合，糖質は優先的に消費される．

4・6・1 エネルギー源としての作用

糖質は，一部の難消化性多糖を除くと，比較的消化吸収されやすく，摂取した量に対して，実際に私たちの体の中で利用される"正味エネルギー"の割合が高い[*1]．体組成が変化しない状態では，脂質やタンパク質と比べ，糖質の **ATP産生**効率が高いことも示されている．また，体内でのエネルギー損失が大きく，低血糖に陥った際には，グルコースやスクロースなどの消化吸収率が高い糖質を摂取することで，急速に血糖値を高め，比較的早く回復することができる．

さらに，体内の脂肪，タンパク質などもエネルギー産生のために消費されるが，体内でエネルギーが必要とされる場合には，まず，グリコーゲンを含む糖質が優先的に利用される[*2]．その結果，糖質からエネルギーを得ることは，他のエネルギー産生栄養素の消費割合を抑え，体内の恒常性を正常に保つうえで重要

*1 エネルギー産生栄養素のうち，体内でどの栄養素が利用されるかについては，運動負荷や摂食状況，体内の栄養素バランスなどに依存する．

*2 体内で糖質1gが二酸化炭素と水に酸化される場合には，生理的燃焼熱として約4kcalのエネルギーに換算される（アトウォーター係数）．

である．この例として，絶食や糖質制限，糖尿病などの要因で，糖質の利用割合が大幅に減少した場合を想像することができる．体内では，体タンパク質（アミノ酸）が糖新生の材料として供給されるが，対応しきれなくなると，生体エネルギーの産生源として，おもに脂肪酸が利用されるようになる．この状態が進行すると，クエン酸回路の中間体であるオキサロ酢酸の供給量が枯渇し，結果として，本来，クエン酸に変換されるべきアセチル CoA が過剰となり，処理できないアセチル CoA がケトン体に転換される．このケトン体の血液中の濃度が増加すると，ケトーシスがひき起こされ，重篤な健康障害がひき起こされる．

これらのことから，生体内の恒常性を正常に保つために，エネルギー産生栄養素として糖質を利用することは，生体にとって非常に有益であることがわかる．

4・6・2 糖質エネルギー比率

糖質エネルギー比率とは，エネルギー総摂取量に対する糖質の占める割合を表す指標である．厚生労働省による日本人の食事摂取基準（2020 年版）では，小児から成人までの糖質（炭水化物）のエネルギー比率の目標量を 50～65% としている．糖質のエネルギー比率については，**エネルギー総摂取量**のうち，脂質やタンパク質の必要量を満たしたうえで，その残余分のエネルギーを糖質から摂取するのが適切であるとされている．この指針は，糖質は必須栄養素であるが，特殊な場合を除き，摂取量が必要量を下回ることは考えにくいという判断に基づいている．

デンプンや特定のオリゴ糖，難消化性多糖*などは，血糖値の上昇をゆるやかにし，健康保持・増進に有益な生理効果をもたらすことなどから，糖質の"質"に配慮しつつ，食事から一定量の糖質を摂取することが望まれる．

糖質エネルギー比率：経済的に豊かになるにつれ，わが国の糖質エネルギー比率は徐々に減少してきているが，1975 年以降からは，おおよそ 60% 前後となっている．

エネルギー総摂取量：エネルギー摂取量は，食品に含まれる糖質，脂質，タンパク質のそれぞれについて，エネルギー換算係数（各成分 1 g 当たりの利用エネルギー量）を用いて算定したものの和である．

* 難消化性多糖は，腸内細菌による発酵分解によってエネルギーを産生することもあり，その量は一定でなく有効エネルギーは 0～2 kcal/g と考えられている．しかし，難消化性多糖の一部である食物繊維は，エネルギー源としてではなく，それ以外の生理的機能による生活習慣病との関連が注目されている．

重要な用語

アセチル補酵素 A（アセチル CoA）	クエン酸回路	タンパク質節約作用
アデノシン 5′-三リン酸（ATP）	グリコーゲン	糖質エネルギー比率
	グリコシド結合	糖新生
アドレナリン	グルカゴン	Na^+依存性グルコース輸送体（SGLT）
インクレチン	グルコース	
インスリン	グルコース-アラニン回路	ニコチンアミドアデニンジヌクレオチド（NAD）
解糖系	グルコース輸送体（GLUT）	膜消化
管腔内消化	血糖値	
	コリ回路	

5 タンパク質の栄養

1. 摂取したタンパク質は，消化管でペプシン，トリプシン，キモトリプシン，カルボキシペプチダーゼなどの消化酵素により加水分解され，アミノ酸やジペプチド，トリペプチド，オリゴペプチドなどになる．さらに，小腸粘膜の吸収上皮細胞にあるペプチダーゼによってアミノ酸にまで分解され吸収される．
2. 吸収されたアミノ酸は，門脈を経て肝臓へ至り，各組織へと運搬される．
3. アミノ酸は，体内で窒素と炭素骨格に分かれて代謝される．窒素は，尿素，アンモニア，尿酸などの窒素化合物となって排泄され，炭素骨格はそれぞれのアミノ酸に特有の代謝経路によって二酸化炭素と水へと代謝される．
4. アミノ酸の炭素骨格には，グルコースの合成に使われるもの（糖原性アミノ酸）と，ケトン体の合成に使われるもの（ケト原性アミノ酸）がある．リシンとロイシンはケト原性アミノ酸であり，それ以外は糖原性であるか，糖原性とケト原性の両方の性質をもっている．
5. アミノ酸の代謝には臓器特異性があり，大部分のアミノ酸は肝臓で代謝されるが，分枝アミノ酸は骨格筋で代謝される．
6. われわれの体内で合成することができないアミノ酸を不可欠アミノ酸（必須アミノ酸）といい，それらのアミノ酸は食事から摂取しなければならない．ヒトの不可欠アミノ酸は，イソロイシン，ロイシン，リシン，メチオニン，フェニルアラニン，トレオニン，トリプトファン，バリン，ヒスチジンの9種類である．
7. 体内のタンパク質は絶えず合成され，分解されて平衡が保たれている（タンパク質の動的平衡）．体内のタンパク質には，それぞれ特有の寿命がある．特に，半減期の短い急速代謝回転タンパク質はタンパク質栄養状態を知るうえで有効である．
8. 細胞内のタンパク質分解経路には，リソソーム系とプロテアソーム系がある．
9. 体タンパク質代謝は，エネルギーの供給量やホルモンなどによって調節されている．
10. タンパク質の栄養価を判定する方法には，生物学的方法と化学的方法がある．生物学的方法には，体重の増加を指標とする方法と，窒素出納を指標とする方法がある．化学的方法は，タンパク質のアミノ酸組成を，アミノ酸評点パターン（基準となるアミノ酸の組成）と比較する方法である．

5・1 タンパク質の構造

タンパク質は，20種類の**アミノ酸**（表5・1）がペプチド結合してできた生体の重要な構成成分の一つである．アミノ酸の配列をタンパク質の**一次構造**，αヘリックス，β構造などタンパク質の部分的な立体構造を**二次構造**という．また，一つのポリペプチド鎖全体の立体構造を**三次構造**といい，複数のポリペプチド鎖

表5・1 タンパク質構成アミノ酸の種類と構造

分類	アミノ酸	糖原性/ケト原性アミノ酸	構造式(赤字は側鎖)	分類	アミノ酸	糖原性/ケト原性アミノ酸	構造式(赤字は側鎖)
脂肪族アミノ酸	グリシン (Gly, G)	糖	H₂N-CH-COOH / H	塩基性アミノ酸	**リシン** (Lys, K)	ケト	H₂N-CH-COOH / CH₂CH₂CH₂CH₂NH₂
	アラニン (Ala, A)	糖	H₂N-CH-COOH / CH₃		アルギニン (Arg, R)	糖	H₂N-CH-COOH / CH₂CH₂CH₂NHCNH₂ ‖ NH
分枝アミノ酸	**バリン** (Val, V)	糖	H₂N-CH-COOH / CH(CH₃)₂	含硫アミノ酸	システイン (Cys, C)	糖	H₂N-CH-COOH / CH₂-SH
	ロイシン (Leu, L)	ケト	H₂N-CH-COOH / CH₂CH(CH₃)₂		**メチオニン** (Met, M)	糖	H₂N-CH-COOH / CH₂CH₂-S-CH₃
	イソロイシン (Ile, I)	糖 ケト	H₂N-CH-COOH / H₃C-CHCH₂CH₃	芳香族アミノ酸	**フェニルアラニン** (Phe, F)	糖 ケト	H₂N-CH-COOH / CH₂-〈ベンゼン環〉
ヒドロキシアミノ酸	セリン (Ser, S)	糖	H₂N-CH-COOH / CH₂OH		チロシン (Tyr, Y)	糖 ケト	H₂N-CH-COOH / CH₂-〈ベンゼン環〉-OH
	トレオニン (Thr, T)	糖	H₂N-CH-COOH / H₃C-CHOH	複素環式アミノ酸	**トリプトファン** (Trp, W)	糖 ケト	H₂N-CH-COOH / CH₂-〈インドール環〉
酸性アミノ酸	アスパラギン酸 (Asp, D)	糖	H₂N-CH-COOH / CH₂COOH		**ヒスチジン** (His, H)	糖	H₂N-CH-COOH / CH₂-〈イミダゾール環〉
	グルタミン酸 (Glu, E)	糖	H₂N-CH-COOH / CH₂CH₂COOH	イミノ酸	プロリン (Pro, P)	糖	〈ピロリジン環〉-COOH
アミド	アスパラギン (Asn, N)	糖	H₂N-CH-COOH / CH₂CONH₂				
	グルタミン (Gln, Q)	糖	H₂N-CH-COOH / CH₂CH₂CONH₂				

太字は不可欠アミノ酸. 糖 : 糖原性アミノ酸, : ケト原性アミノ酸を示す (§5・4・1b参照).

がサブユニットとなって立体構造をつくる場合,これを**四次構造**という.

タンパク質は,その形状から,**球状タンパク質**と**繊維状タンパク質**に分類される.多くの酵素や輸送タンパク質などは球状タンパク質で,コラーゲンやケラチンなどは繊維状タンパク質である.また,アミノ酸からのみなるタンパク質を**単純タンパク質**といい,糖,脂質,金属などと結合したタンパク質を**複合タンパク質**という.

5・2 タンパク質の消化と吸収

摂取した食品中のタンパク質は,胃液中のペプシン,膵液中のトリプシン,キモトリプシン,エラスターゼ,カルボキシペプチダーゼ,小腸粘膜の吸収上皮細胞に存在するアミノペプチダーゼ,ジペプチダーゼなどにより,アミノ酸にまで分解される(表5・2).

表5・2 タンパク質消化酵素

消化酵素	前駆体	分泌組織	作用様式	生成物
ペプシン	ペプシノーゲン	胃	エンドペプチダーゼ	ポリペプチド,オリゴペプチド
キモシン（乳児）	プロキモシン	胃	エンドペプチダーゼ	オリゴペプチド
トリプシン	トリプシノーゲン	膵臓	エンドペプチダーゼ	オリゴペプチド
キモトリプシン	キモトリプシノーゲン	膵臓	エンドペプチダーゼ	オリゴペプチド
エラスターゼ	プロエラスターゼ	膵臓	エンドペプチダーゼ	オリゴペプチド
カルボキシペプチダーゼ	プロカルボキシペプチダーゼ	膵臓	エキソペプチダーゼ	アミノ酸
エンテロペプチダーゼ		小腸粘膜	エンドペプチダーゼ	オリゴペプチド
アミノペプチダーゼ		小腸粘膜	エキソペプチダーゼ	アミノ酸
ジペプチジルカルボキシペプチダーゼ		小腸粘膜	エキソペプチダーゼ	ジペプチド
ジペプチダーゼ		小腸粘膜		アミノ酸

5・2・1 タンパク質を消化する酵素

a. ペプシン 胃の主細胞が分泌するタンパク質分解酵素（プロテアーゼ）で，不活性な前駆体であるペプシノーゲンとして分泌され，ペプシン自体がペプシノーゲンに作用して（自己触媒作用），活性型のペプシンとなる．ペプシンは，活性中心にアスパラギン酸をもつアスパラギン酸プロテアーゼであり，最適pHは2付近にある．食物を摂取した後の胃内のpHは4程度で，このpHでもペプシンは十分活性をもつ．ペプシンの基質特異性は比較的広い（基質の選択性が広い）が，フェニルアラニン，チロシン，ロイシン，メチオニンなどの疎水性アミノ酸のC末端側のペプチド結合を切断する活性が高い．

なお，乳児では，ペプシンと一次構造や基質特異性が類似しているキモシンという凝乳活性があるプロテアーゼが作用する．この酵素もプロキモシンという前駆体として分泌される．

b. トリプシン 膵臓由来の酵素で，前駆体であるトリプシノーゲンとして十二指腸に分泌され，トリプシン自体あるいは腸粘膜に存在するエンテロペプチダーゼ（エンテロキナーゼ）によってN末端側の6個のペプチドが切断されて活性化される．最適pHは弱アルカリ性側にある．活性中心にセリン残基をもつセリンプロテアーゼに属する．塩基性アミノ酸であるアルギニン，リシンのC末端側のペプチド結合を選択的に切断するエンドペプチダーゼであり，高い基質特異性をもつ．また，キモトリプシンなどの他の酵素前駆体の活性化も担っている．

ダイズなど，種々の動植物に，トリプシンインヒビターというトリプシンを阻害するタンパク質が存在する．

c. キモトリプシン セリンプロテアーゼの一つで，最適pHは弱アルカリ性側にある．前駆体であるキモトリプシノーゲンが膵臓から分泌され，トリプシンやキモトリプシン自体によって活性化される．活性化されたキモトリプシン

凝乳活性: 乳中に存在するカゼインを分解し，乳をゲル化（凝固）させる作用をもつこと．食品では，チーズの製造などに凝乳活性をもつキモシンが活用される．

エンドペプチダーゼ: ペプチド鎖の内部のペプチド結合に作用し，これを断片化するペプチダーゼの総称．

は，ジスルフィド結合で連結された3本鎖の構造をもつ．おもに芳香族アミノ酸残基のC末端側のペプチド結合を特異的に切断するエンドペプチダーゼである．

d. エラスターゼ 前駆体であるプロエラスターゼとして膵臓から分泌される．最適pHが弱アルカリ性側にあるセリンプロテアーゼで，トリプシンによってN末端側のペプチドが切断されて活性化される．ペプチド鎖中のアラニン，ロイシン，イソロイシン，バリンなどの疎水性アミノ酸のC末端側のペプチド結合を切断するエンドペプチダーゼである．

e. カルボキシペプチダーゼ 前駆体であるプロカルボキシペプチダーゼとして膵臓から分泌され，トリプシンによって活性型であるカルボキシペプチダーゼとなる．ペプチド鎖のC末端側からアミノ酸を一つずつ遊離させるエキソペプチダーゼで，最適pHは弱アルカリ性側にある．

f. 小腸のペプチダーゼ 小腸粘膜には，アミノペプチダーゼやジペプジダーゼなどが存在し，ペプシン，トリプシン，キモトリプシン，エラスターゼなどによって分解されて生成したオリゴペプチド，トリペプチド，ジペプチドをさらに分解し，アミノ酸にする．

> エキソペプチダーゼ: ペプチド鎖のN末端またはC末端に作用して，末端アミノ酸を逐次遊離するペプチダーゼの総称．

5・2・2 小腸粘膜でのペプチド，アミノ酸の吸収

小腸粘膜では，ペプチドやアミノ酸がペプチド輸送体，アミノ酸輸送体という担体によって吸収される．アミノ酸は，内腔側に存在するNa$^+$依存性（共輸送），もしくはイオン非依存性の輸送体によって粘膜の吸収上皮細胞内へと輸送される．ペプチドは，膜に存在するジペプチダーゼなどによって加水分解されて，アミノ酸として吸収されるか，ペプチド輸送体によってペプチドのかたちで細胞内へ取込まれる．ジペプチド，トリペプチドの場合は，H$^+$勾配に依存し，H$^+$が共

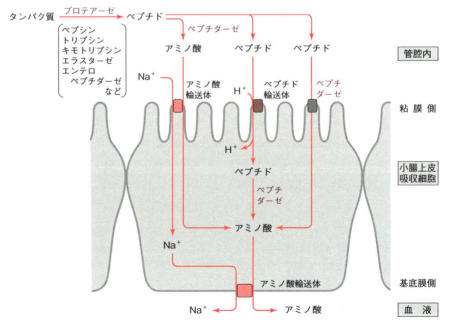

図5・1 タンパク質の消化・吸収過程の概要

輸送される．ペプチドは吸収上皮細胞内でペプチダーゼによって加水分解されてアミノ酸となる．基底膜側から血液へは単独輸送の輸送体によって輸送される（図5・1）．

5・3 アミノ酸プール

食物としてタンパク質やアミノ酸が摂取されると，ほとんどが遊離アミノ酸のかたちで門脈血へと入り，肝臓に達する．血液中では，食事由来のアミノ酸とすでに体内に存在していたアミノ酸が混合され，各組織へ供給される．各組織は，血液からアミノ酸を取込み，タンパク質の合成などに利用する．一方，各組織からも，アミノ酸が血液へと放出される．図5・2に示すように，体のタンパク質量が一定である状態では，摂取したタンパク質に相当する量のタンパク質の異化産物（尿素，尿酸，アンモニアなど）が排泄されている．その間，体内では絶えずタンパク質の合成と分解が起こっており，体内のタンパク質は**動的平衡状態**にある．

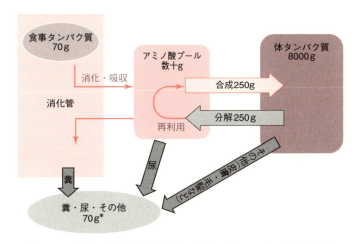

図5・2 **体タンパク質の動的状態** 体重60 kgのヒトの体内に存在するタンパク質や遊離アミノ酸の量と，1日に出入りする窒素化合物の量を示す．＊窒素量からの換算値で，実際は尿素などの窒素化合物（皮膚，毛髪などを除く）．

タンパク質だけでなく，体内のアミノ酸も動的な状況にある．体内で代謝されるアミノ酸を一つの集団と考えて，**アミノ酸プール**とよぶ．アミノ酸プールは実際にそれがどこに存在するかではなく，代謝を考えるうえの概念であるが，具体的には，細胞外（血液や間質液などの体液中）や細胞内の遊離アミノ酸などのかたちで存在するものと想定する．アミノ酸プールを仮定するとアミノ酸代謝を説明しやすい．たとえば，アミノ酸プールへは，体タンパク質が分解されて生成したアミノ酸や食事から摂取したアミノ酸が流入し，アミノ酸プールからはタンパク質合成のために必要なアミノ酸や，二酸化炭素と水，尿素などへと代謝するためのアミノ酸が取出されると考える．アミノ酸プールのサイズは，体内の遊離アミノ酸の量などから推定して，成人で数十gと考えられる．1日に，このプール

へ食事から70g程度,タンパク質が分解して250g程度が流入すると考えられ,同じ量が取出されると考えられるので,体内ではかなりダイナミックな入替えが起こっていると想定される.

5・4 アミノ酸とタンパク質の代謝

5・4・1 アミノ酸の代謝

アミノ酸の代謝は窒素の代謝と炭素鎖の代謝に分けられる.

a. アミノ酸を構成する窒素の代謝 アミノ酸の窒素の大部分は2-アミノ基に存在する.2-アミノ基はグルタミン酸に集められることが多い.アミノ酸の2-アミノ基は,クエン酸回路の構成成分である2-オキソグルタル酸へと転移されてグルタミン酸となり,アミノ基を失ったアミノ酸は,2-オキソ酸(2-ケト酸)となる.この反応は,アミノトランスフェラーゼ(アミノ基転移酵素)が触媒し,ビタミン B_6 に由来するピリドキサールリン酸が補酵素として関わる(図7・21参照).たとえば,アスパラギン酸のアミノ基転移は,アスパラギン酸アミノトランスフェラーゼ(AST)が,またアラニンのアミノ基転移はアラニンアミノトランスフェラーゼ(ALT)という酵素が触媒する(図5・3).

2-オキソ酸(2-ケト酸):カルボニル基とカルボキシ基が隣に位置する有機化合物.たとえば,ピルビン酸,オキサロ酢酸,α-オキソグルタル酸がある.

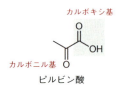
ピルビン酸

AST: aspartate aminotransferase

ALT: alanine aminotransferase

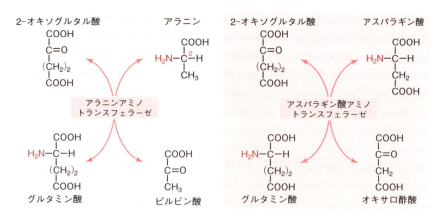

図5・3 代表的なアミノ基転移反応 ピルビン酸,オキサロ酢酸は2-オキソ酸(α-ケト酸)である.

グルタミン酸は,グルタミン酸デヒドロゲナーゼにより2-オキソグルタル酸とアンモニアへと代謝される

グルタミン酸 + NAD^+ + H_2O ⟶
　　　　　　　　2-オキソグルタル酸 + $NADH$ + H^+ + NH_3

この反応は**酸化的脱アミノ反応**とよばれる.また,直接アミノ酸からアンモニアが生成する経路も存在する.アンモニアは有害であるので,直ちにカルバモイルリン酸となり尿素回路で尿素となって排泄される(図5・4).

肝臓以外の臓器には尿素回路がないため,他の臓器で生成したグルタミン酸は,そのままのかたちで,もしくはグルタミンやアラニンとなって肝臓に輸送される.

5・4 アミノ酸とタンパク質の代謝　75

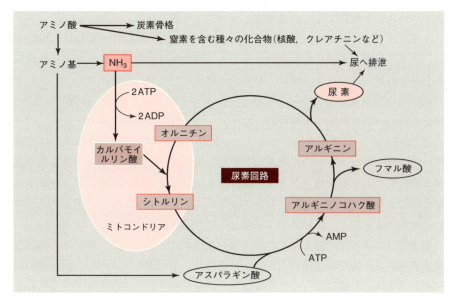

図 5・4　尿 素 回 路

b. アミノ酸の炭素骨格の代謝　アミノ酸の炭素骨格の代謝には，図 5・5 のように，① ピルビン酸へ変換される経路，② クエン酸回路の構成成分へと代謝される経路，③ アセチル CoA（あるいはアセトアセチル CoA を経てアセチル CoA）へ変換される経路がある．どの経路でも最終的には二酸化炭素と水に代謝される．①，② の経路を経るアミノ酸は**糖原性アミノ酸**とよばれる．すなわち，

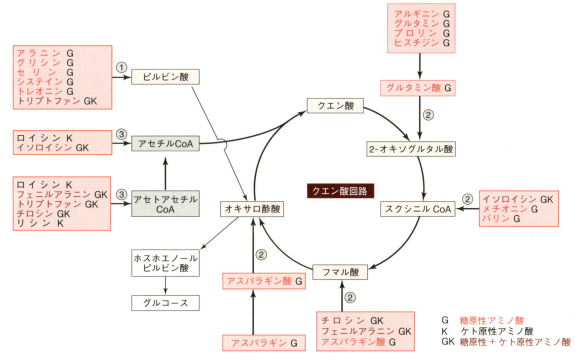

図 5・5　アミノ酸の炭素骨格の代謝系路

グルコースへと変換できる炭素骨格をもつアミノ酸である．

エネルギーが不足している場合には，アミノ酸がエネルギー源として用いられ，タンパク質合成のために使われるアミノ酸量が減少する．エネルギー摂取量が十分な場合には，アミノ酸は，効率良く体タンパク質の合成に用いられる．タンパク質の摂取量が必要な量を上回ると，アミノ酸代謝（分解）は活発になり，炭素骨格の一部は脂質へも変換される．

③のアセチル CoA へ変換されるアミノ酸は，糖新生の素材となることはできず，絶食時やインスリンの作用が十分でない場合に，肝臓でのケトン体合成の素材となるので，**ケト原性（ケトン形成）アミノ酸**とよばれる．リシン，ロイシンがそれである．イソロイシン，フェニルアラニン，チロシン，トリプトファンはケト原性アミノ酸と，糖原性アミノ酸としての性質をもっている．

絶食時（エネルギー源としてのグルコースの供給がない状態）のアミノ酸代謝は重要である．脳や赤血球はグルコースをエネルギー源とするので，絶食時には体タンパク質の分解によって生成するアミノ酸を材料にして糖新生でつくられるグルコースが使われる．さらに絶食が進むと，脳は脂肪酸などを材料につくられるケトン体を使うようになる．

ケトン体: アセチル CoA から肝臓で合成される 3-ヒドロキシブタン酸（β-ヒドロキシ酪酸），3-オキソブタン酸（アセト酢酸）をいう．

5・4・2 アミノ酸代謝の臓器特異性

それぞれのアミノ酸には，それを代謝する器官がある（図 5・6）．大部分のアミノ酸のおもな代謝器官は肝臓である．また，肝臓は**糖新生**や尿素合成を行っている．一方，分枝アミノ酸（分岐鎖アミノ酸）であるロイシン，イソロイシン，バリンの代謝で重要な器官は骨格筋である．骨格筋は分枝アミノ酸アミノトラン

分枝アミノ酸: しばしば BCAA（branched chain amino acid）と略称される．

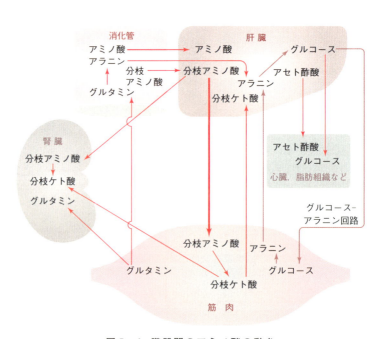

図 5・6　臓器間のアミノ酸の動き

分枝アミノ酸とフィッシャー比

　分枝アミノ酸は，骨格筋でアミノ基転移によってアミノ基を失い，炭素骨格は骨格筋や肝臓で代謝される．一方，芳香族アミノ酸であるチロシンやフェニルアラニンは肝臓で代謝される．重度の肝臓障害に陥ると，骨格筋で代謝される分枝アミノ酸の代謝は大きな影響を受けないが，芳香族アミノ酸の代謝は影響を受ける（代謝されにくくなる）ため，分枝アミノ酸の血中濃度には影響がないが，芳香族アミノ酸の濃度は上昇する．その比（血中の分枝アミノ酸の合計量/チロシンとフェニルアラニンの合計量）をとると，著しい低下がみられることになる．この比を**フィッシャー比**といい，肝臓障害の程度の指標の一つになっている．このような状態では，肝性脳症を起こすことがあり，その際に，分枝アミノ酸を投与すると，フィッシャー比が改善されるとともに，肝性脳症の症状の改善がみられる．

スフェラーゼ活性が高いため，代謝の最初の段階であるアミノ基転移反応が骨格筋で行われる（上記コラム参照）．この反応で生成したそれぞれの分枝アミノ酸に対応する 2-オキソ酸は骨格筋で代謝され，また肝臓へと運ばれて代謝される．アミノ基はピルビン酸に結合してアラニンになったり，グルタミン酸に付加されてグルタミンとなって，他の臓器に運ばれる．骨格筋のアミノ酸プールは，アミノ酸プール全体の 70〜80％を占めている．その 60％がグルタミンである．グルタミンは，他のアミノ酸からも産生され，小腸，腎臓など他の臓器に運ばれる．アラニンとグルタミンを合わせると，筋肉から放出されるアミノ酸の 50％以上を占める．

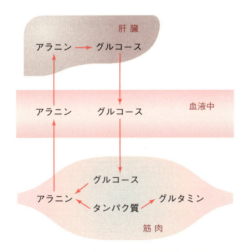

図 5・7　グルコース-アラニン回路

　アラニンは筋肉から放出されて，肝臓へ運ばれ，肝臓でグルコースになる．こうして生成するグルコースは，エネルギー供給が十分でない場合に，脳や血球が必要とするグルコースを供給する．アラニン(筋肉)→アラニン(血液)→アラニン(肝臓)→(糖新生)→グルコース(肝臓)→グルコース(血液) という回路を**グルコース-アラニン回路**という（図 5・7）．

腎臓では，筋肉から運搬されたグルタミンを激しい飢餓状態のもとでグルコースに変換する糖新生が行われる．グルタミンは，消化管でも代謝され，アラニンなどに変換されるほか，消化管のエネルギー源としても利用される．

脳はトリプトファンを取込みセロトニンへと代謝する．

5・4・3 不可欠アミノ酸（必須アミノ酸）

われわれが体内で合成できないアミノ酸は食事から摂取しなければならない．それらのアミノ酸を**不可欠アミノ酸**もしくは**必須アミノ酸**といい（表5・1参照），それ以外を可欠アミノ酸もしくは非必須アミノ酸とよんで区別している．ヒトの不可欠アミノ酸は，イソロイシン，ロイシン，リシン，メチオニン，フェニルアラニン，トレオニン，トリプトファン，バリン，ヒスチジンの9種類である．これらのうち，システインはメチオニンのみから合成されること，チロシンはフェニルアラニンからのみ合成されることから，多くの場合，これらの合計量が充足されているかが栄養価の判定基準となる．食品のアミノ酸組成，特に不可欠アミノ酸の相対比を**アミノ酸パターン**ということがある．アミノ酸パターンという用語は，血漿中の遊離アミノ酸の相対比についても使われることがある．

5・4・4 タンパク質の代謝

体を構成するタンパク質は常に合成と分解が行われ，タンパク質量として動的平衡状態にある．

肝臓では**血清アルブミン**をはじめとする血漿タンパク質の多くが合成される．そのため，血清アルブミンの血中濃度は肝障害やタンパク質栄養状態を判定する指標として用いられてきた．現在，より寿命の短い血漿タンパク質である急速代謝回転タンパク質（§5・4・5参照）が，より敏感に栄養状態に応答するので，栄養状態の判定に用いられるようになっている．

血清アルブミンは血漿タンパク質の約60%を占め，親水性のタンパク質であることから，血漿の膠質浸透圧に大きく貢献している（コラム"血清アルブミンと膠質浸透圧"参照）．さらに，疎水性の栄養素の運搬体としての機能をもつ．脂質が分解されて生成する脂肪酸は血中でアルブミンと結合して各組織に運搬される．

血清アルブミンと膠質浸透圧

血清アルブミンは，血漿タンパク質の60%程度を占めているので，タンパク質による浸透圧（この浸透圧を膠質浸透圧という）の維持に大きく貢献している．重度の低栄養の場合など，血清アルブミンの血中濃度が低下すると，血漿の膠質浸透圧が低下して，血液から細胞間質液などへと水が移行し，浮腫や腹水がみられることがある．低栄養の児童などで腹水の貯留が認められる場合，血清アルブミン濃度の低下によって，膠質浸透圧が低下した結果である場合が多い．

5・4・5 タンパク質の寿命

タンパク質の種類によって，合成と分解の速さ，すなわち**代謝回転**（ターンオーバー）速度に違いがある．合成されたタンパク質の半分の量が分解されるのに要する時間を**半減期**というが，体全体のタンパク質の平均半減期は80日程度である．

半減期が短く，代謝回転の速いタンパク質は，血液，肝臓，消化器官に関連するものが多く，その半減期は10日程度である．半減期が短いタンパク質は，**急速代謝回転タンパク質**（RTP）といわれ，肝障害や低タンパク質栄養の影響を短期間のうちに受けるため，タンパク質栄養状態を知るうえで有効である．血漿中のタンパク質であるトランスチレチン（半減期2〜4日），レチノール結合タンパク質（半減期12〜16時間），トランスフェリン（半減期7〜10日）が代表的な急速代謝回転タンパク質である．

逆に，比較的半減期が長いものとしては，筋肉タンパク質（半減期180日程度），皮膚などに存在するコラーゲン（半減期15年以上*）がある．

RTP: rapid turnover protein（ラピッドターンオーバープロテイン，短半減期タンパク質ともいう）

* ヒト皮膚コラーゲンの半減期は15年，軟骨のコラーゲンでは117年である．

5・4・6 タンパク質の合成

体内のタンパク質は，体のタンパク質が分解してできるアミノ酸や，食事由来のアミノ酸から生合成される（図5・2参照）．食事由来のアミノ酸は，門脈，肝臓を経て全身に運ばれ，各組織の細胞でタンパク質合成の素材として利用される．

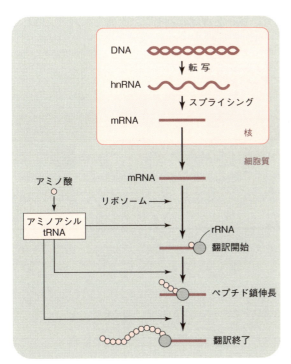

図5・8 タンパク質の生合成

hnRNA: heterogeneous nuclear RNA
mRNA: messenger RNA
rRNA: ribosomal RNA
tRNA: transfer RNA

タンパク質の合成は，mRNAの合成に始まる．DNAに保存されている情報（アミノ酸配列についての情報）がヘテロ核RNA（hnRNA）へと転写され，スプライシング（イントロン部分が除去され，エキソン部分が連結される），キャッピング，ポリ(A)尾部の付加という過程を経てmRNAができる．こうしてできたmRNAは細胞質へと運ばれ，リボソームRNA（rRNA），転移RNA（tRNA）が関与して，mRNAが運んだ遺伝情報に従ってアミノ酸が連結され，タンパク質が合成される（図5・8）．

5・4・7 タンパク質の分解

細胞内でのタンパク質の分解には二つの経路がある．一つがリソソーム系であり，もう一つがプロテアソーム系である．

リソソームは，エンドサイトーシスによって細胞が取込んだ分子や，不要になった細胞内のタンパク質，細胞小器官などを分解して，小分子化する（図5・9a）．リソソーム内のpHはサイトゾルと異なり，リソソーム内に存在する分解酵素の最適pHである約4.7に保たれている．

* Sは沈降係数という．各細胞成分の遠心による沈降速度を表す単位．細胞成分の大きさと形によって決まる．

プロテアソームは，図5・9(b)に示すような26S*の巨大なタンパク質で，20Sプロテアソームと，このタンパク質を挟むように存在する19Sプロテアソームからなる．プロテアーゼは20Sプロテアソーム内に存在し，**ユビキチン**と結合（ユビキチン化）したタンパク質のみを小さなペプチドに加水分解する．プロテアソームでの分解には，リソソームと異なりATPが必要である．ユビキチン化は，分解されるタンパク質のリシン側鎖のN原子に，ユビキチンのC末端がペプチド結合することで起こる．このような機構によって，分解されるべきタンパク質とそうでないタンパク質が区別されている．また，プロテアソームは細胞質だけでなく，核内にも存在して，核へと運ばれたタンパク質を核内で分解している．

ユビキチン：76個のアミノ酸からなる小さなタンパク質で，ミスフォールディング（特定の立体構造に折りたたまれないこと）したタンパク質など，生体にとって不必要なタンパク質と結合し，プロテアソーム系でのタンパク質分解へと導く．

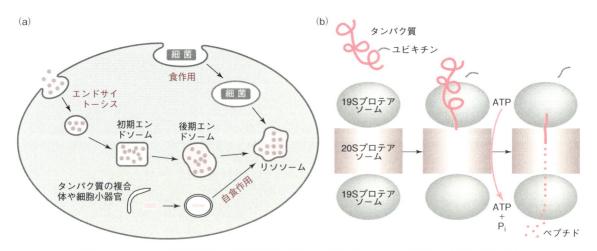

図5・9 リソソームによるタンパク質の分解（a）とプロテアソームによるタンパク質の分解（b）
（b）ユビキチン化されたタンパク質は，プロテアソームの20Sプロテアソーム内に存在するプロテアーゼによって分解される．ユビキチン化されたタンパク質が20Sプロテアソームに送り込まれる際にATPが必要となる．

5・5 タンパク質代謝の調節

エネルギーが不足すると，アミノ酸がエネルギー源として使われるため，アミノ酸代謝が活性化され，窒素排泄量が上昇して，タンパク質合成に使われるアミノ酸の量が減少する．逆に，糖が十分に供給されると，体タンパク質の合成に使われるアミノ酸の量の割合が上昇する．

細胞内のタンパク質合成・分解は精妙な調節を受けているが，これらはホルモンなどの因子によるところが大きい．

インスリンは，グルコースおよびアミノ酸の細胞への取込みの促進，肝臓でのグリコーゲン合成の促進，糖代謝の活性化，タンパク質合成，RNA合成の活性化，脂肪合成の促進などの血糖値を下げる作用をする．また，タンパク質分解の抑制，脂肪分解の抑制，肝臓でのグリコーゲン分解の抑制をする．

グルココルチコイドは，糖新生を促進し血糖値を上げる．糖新生の促進は，各組織でのタンパク質の分解の亢進，肝臓でのアミノ酸取込みの促進，肝臓での糖新生に関与するアミノ酸分解酵素の増加などによる．その結果，窒素排泄量が上昇する．

成長ホルモンは，肝臓に作用してインスリン様増殖因子-Ⅰ（IGF-Ⅰ）の分泌を促進させる．成長ホルモンの多くの作用は，このIGF-Ⅰを介して行われると考えられている．

IGF: insulin-like growth factor

IGF-Ⅰは，栄養状態によく応答して血中濃度が変化するホルモンである．栄養失調ではIGF-Ⅰ濃度が減少し，逆に栄養状態の復活とともに濃度が上昇する．インスリンと同様，タンパク質合成促進，細胞増殖作用などをもつ．IGF-Ⅰの一部は，血中でIGF結合タンパク質と結合し，活性が阻害される．

男性ホルモンは，骨格筋などに作用して遺伝子の転写活性を上昇させ，タンパク質の産生を促進する．

甲状腺ホルモンはエネルギー代謝を亢進させるホルモンで，それに伴ってタンパク質の異化（分解）も活発になる．甲状腺の活性が上昇すると，一般に体からタンパク質が失われる方向で代謝が変化する．

5・6 タンパク質の栄養価

われわれがタンパク質を摂取する際，量だけでなく，質（タンパク質を構成するアミノ酸の組成）も成長への寄与など，タンパク質の利用効率に影響を与える．このことは動物実験で容易に証明することができる．カゼイン，グルテン（小麦のタンパク質），大豆タンパク質，米タンパク質，無タンパク質食を1週間摂取させた若い動物の体重を測定すると，図5・10のように明らかに成長に差が認められる．グルテン食に欠乏しているリシンとトレオニンを補足すると栄養価は著しく改善される．一般に動物タンパク質は栄養価が高いが，それはタンパク質を構成するアミノ酸の組成が，われわれが必要とするアミノ酸の組成に近いことを示している．

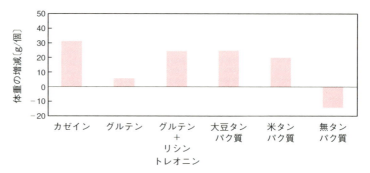

図 5・10 食事タンパク質と動物（ラット）の成長　初体重 105 g のラットにカゼイン，小麦グルテン，小麦グルテンにリシンとトレオニンを添加したもの，大豆タンパク質，米タンパク質および無タンパク質の食事を 1 週間与えた場合の最終体重の増減を示す．飼料のタンパク質含量はいずれも 12% とした．カゼイン食では 31 g の体重増があったが，小麦グルテン食では 5 g の増加であった．しかし，この小麦グルテン食にリシン一塩酸塩を 0.5%，トレオニンを 0.3% 添加すると，体重増は 25 g へと増加したことがわかる．[T. Noguchi, T.J. Nam, H. Kato, H. Naito, *Br. J. Nutr.*, 60, 321 (1988) より改変]

5・6・1　窒素出納

タンパク質は窒素（N）を含んでいる．その含量は約 16% とほぼ一定であるため，窒素量を測定することによりタンパク質量が推定できる．すなわち，窒素含量に 100/16＝6.25 を乗じた値がタンパク質量となる．この 6.25 を**窒素—タンパク質換算係数**という[*1]．

*1 "日本食品標準成分表 2020 年版（八訂）"では，食品によって特有の換算係数を採用している．

*2 より精密に測定する場合は，皮膚や毛髪から失われる窒素量（経皮窒素損失量）も考慮する．

体内の窒素化合物の大部分はタンパク質であるため，タンパク質，アミノ酸の代謝を考慮する場合，窒素量を追跡する方法がしばしば使われる．摂取した窒素量と糞および尿へと排泄する窒素量[*2]をもとにタンパク質の栄養価を判定する方法を**窒素出納法**という．

タンパク質を摂取しなくても，体内では常にタンパク質の合成・分解が行われており，代謝産物である窒素化合物が排出されている．タンパク質を摂取しない場合に排泄される窒素の損失を**内因性窒素の損失**という．成長期，妊娠期，スポーツなどによる筋肉増加期（体にタンパク質が蓄積する状況）では，摂取した窒素量の方が排泄される窒素量よりも多い（窒素出納が正となる）．一方，飢餓などの場合には，窒素摂取量の減少，エネルギー摂取不足となるとともに，エネルギー源として体タンパク質が使用されるため，窒素排泄量が多くなる（窒素出納が負となる）．成人では，多くの場合，摂取する窒素量と排泄する窒素量は等しくなる．この状態を**窒素平衡**という．

5・6・2　栄養価を表す指標

タンパク質の栄養価はヒトの成長などにおいて重要な判定材料となる．栄養価の判定法には，生物学的方法と化学的方法がある．さらに，生物学的方法は，成長を基準とする方法と窒素出納を基準とする方法に分けられる．

PER: protein efficiency ratio

a. 生物学的方法　体重増加量（g）を試験期間に摂取したタンパク質量（g）で割って求める値を**タンパク質効率比**（PER）という．アミノ酸価が 100 である

全卵タンパク質を急速に成長しているラットに摂取させると，タンパク質効率比は5に近い値になるが，アミノ酸価が低い小麦グルテンでは，0に近い値になる（すなわち，ラットはほとんど成長しない）．しかし，摂取したタンパク質量に比例して数値が高くなるわけではないので，数値にどのような生理学的意義があるかが問題となる．

　正味タンパク質効率（NPR）はタンパク質効率比を改善した値である．無タンパク質食を食べた動物の体重と試験タンパク質食を食べた動物の体重の差（g）をとり，それを試験期間のタンパク質摂取量（g）で割って求めた値である．タンパク質効率比と同様の問題点をもつ．タンパク質効率比や正味タンパク質効率は，ヒトのように成長がゆっくりした動物では利用するのが難しい．

NPR: net protein ratio

　生物価（BV）は窒素出納を基準とする方法の一つである．吸収した窒素量に対する体に保持された窒素量の比で求められる．タンパク質を摂取しなくても，糞や尿中に窒素が排泄されるので，無タンパク質食もしくは栄養価の高いタンパク質を少量摂食した被験者が尿と糞へ排泄する窒素量を求めてそれを差し引くことが必要である（窒素量は，ケルダール法によって求めることができる）．生物価は下記の式で求められる．

BV: biological value

ケルダール法：食品中などのタンパク質量を測定する方法．タンパク質中の窒素を定量し，窒素タンパク質換算係数によりタンパク質量を求める．ただし，タンパク質以外にも窒素を含む化合物が存在するため，正確なタンパク質量が測定できず，この方法で求めたタンパク質量を粗タンパク質量ともいう．

$$生物価 = \frac{体内保留窒素量}{吸収窒素量} \times 100$$

$$吸収窒素量 = 摂取窒素量 - [糞中窒素量(試験群) - 糞中窒素量(無タンパク質群)]$$

$$体内保留窒素量 = 吸収窒素量 - [尿中窒素量(試験群) - 尿中窒素量(無タンパク質群)]$$

この方法は，小腸から消化・吸収された部分の食事タンパク質の栄養価を評価する方法である．

　摂取した窒素量が体にどのくらい保持されたかを表す指標を**正味タンパク質利用率**（NPU）という．生物価を求める式の分母を摂取窒素量として求められる．

NPU: net protein utilization

$$正味タンパク質利用率 = \frac{体内保留窒素量}{摂取窒素量} \times 100$$

正味タンパク質利用率は，摂取したタンパク質の消化・吸収率を考慮した値となる．生物価や正味タンパク質利用率は，タンパク質効率比や正味タンパク質効率と異なり，ヒトを被験者とする研究でも利用される．

　b．化学的方法　化学価の特徴は，ヒトや動物による試験をすることなく栄養価を算出できることである．化学的方法の基本となるものが**化学価**（CS）である．これは，対象となるタンパク質のアミノ酸組成を求め，各アミノ酸の基準量と比較するものである．実際には，次式で与えられる．

CS: chemical score

$$化学価 = \frac{試験タンパク質の各不可欠アミノ酸含有量}{基準となるタンパク質の各不可欠アミノ酸含有量} \times 100$$

この計算を9種類のすべての不可欠アミノ酸について行い，その最低の値を化学価とする．以前は全卵タンパク質の各不可欠アミノ酸の含量を100として化学価を計算したが，全卵タンパク質の不可欠アミノ酸含量が高いために，これを基準とすると化学価が低く出た．現在では，多くの場合，ヒトの不可欠アミノ酸必要量に関するデータをもとにWHO/FAO/UNUが作成した**アミノ酸評点パターン**（表5・3）が利用されている．このパターンを使用する場合には，化学価といわずに**アミノ酸価**（アミノ酸スコア）あるいは**タンパク質価**とよぶ．

　　化学価を説明するのによく用いられるのがリービッヒの桶（図5・11）である．この桶は9枚の板（不可欠アミノ酸）からできている．1枚の板が短くなると（ある不可欠アミノ酸が不足することの意味），そこまでしか水が入らない（入った水の量は，有効に利用されるタンパク質の量）．すなわち，アミノ酸価が100とならない不可欠アミノ酸を含むタンパク質を摂取した場合，他の不可欠アミノ酸が十分含まれていても，短い板の部分から水が漏れるように他のアミノ酸は体内に蓄積できずに，代謝されて排泄される．

His: ヒスチジン，Ile: イソロイシン，Leu: ロイシン，Lys: リシン，SAA: 含硫アミノ酸，AAA: 芳香族アミノ酸，Thr: トレオニン，Trp: トリプトファン，Val: バリン．

表5・3　WHO/FAO/UNUによるタンパク質栄養価判定のためのアミノ酸評点パターン[a]

			His	Ile	Leu	Lys	SAA	AAA	Thr	Trp	Val
組織アミノ酸パターン[†1]			27	35	75	73	35	73	42	12	49
維持アミノ酸パターン[†2]			15	30	59	45	22	38	23	6	39

アミノ酸必要量〔mg/kg/日〕に対するタンパク質必要量〔g/kg/日〕[†4]											
年齢〔歳〕	維持量	成長量[†3]									
0.5	0.66	0.46	22	36	73	64	31	59	34	9.5	49
1～2	0.66	0.20	15	27	54	45	22	40	23	6.4	36
3～10	0.66	0.07	12	23	44	35	18	30	18	4.8	29
11～14	0.66	0.04	12	22	44	35	17	30	18	4.8	29
15～18	0.66	0	11	21	42	33	16	28	17	4.5	28
18～			10	20	39	30	15	25	15	4.0	26

年齢〔歳〕	アミノ酸評点パターン〔mg/gタンパク質必要量〕[†5]								
0.5	20	32	66	57	28	52	31	8.5	43
1～2	18	31	63	52	26	46	27	7.4	42
3～10	16	31	61	48	24	41	25	6.6	40
11～14	16	30	60	48	23	41	25	6.5	40
15～18	16	30	60	47	23	40	24	6.3	40
18～	15	30	59	45	22	38	23	6.0	39

a) 各アミノ酸の必要量を示し，それに基づいて，タンパク質の栄養価を判定する場合に，各不可欠アミノ酸が，タンパク質1gに何mg含まれているべきかを示したもの．併せて，ヒトの組織（全身）のアミノ酸パターンと成人の維持のアミノ酸パターンが示されている．〔Protein and amino acid requirements in human nutrition. Report of a Joint WHO/FAO/UNU Expert Consultation WHO Technical Report Series 935 World Health Organization (2007) より〕

[†1] 全身タンパク質のアミノ酸組成．
[†2] 成人の維持パターン．
[†3] 58％のタンパク質有効率で補正した各年齢層での成長の平均値．
[†4] 維持（維持タンパク質量×成人評点パターン）と成長（食事タンパク質の利用効率58％で調整した組織蓄積量×組織パターン）のための食事必要量中含まれるのアミノ酸の合計．
[†5] 各年齢層におけるアミノ酸必要量/タンパク質必要量．

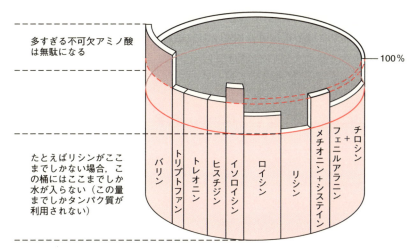

図 5・11 タンパク質の栄養価の概念を示すリービッヒの桶 タンパク質を構成する不可欠アミノ酸は，それぞれ必要量が異なっている．この桶の図は，その板の幅で大まかに各アミノ酸の必要量を示し，高さで充足度を示す．たとえば，ある不可欠アミノ酸が欠乏している場合，その欠乏度に応じて板の高さを作図する．この桶は，水が最も欠乏している板の高さまでしか入らないので，その量しか利用されないと説明される．根拠は，食事タンパク質の化学価である．

各不可欠アミノ酸のアミノ酸評点パターンに対する数値のうち，最も低い値を示す不可欠アミノ酸を**第一制限アミノ酸**，次に少ない値のアミノ酸を**第二制限アミノ酸**という．たとえば，FAO/WHO/UNU の 2007 年の 18 歳以上のアミノ酸評点パターンと，"日本食品標準成分表 2020 年版(八訂) アミノ酸成分表編"によって精白米(うるち米)のアミノ酸価を計算すると 93 となり，第一制限アミノ酸はリシンである．小麦粉(中力粉，1 等)のアミノ酸価は 53 で，第一制限アミノ酸はやはりリシンである．

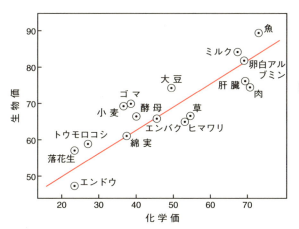

図 5・12 生物価と化学価の相関(ラット) 食事タンパク質について，生物価と化学価の相関を調べた．全体的によく相関しているが，個別に精査すると，大きな差異があることもわかる．[K. J. Carpenter, *Proc. Nutr. Soc.* (Engl. Scot.), **5**, 243 (1951) より]

これまでに生物価と化学価について述べてきたが，この二つのスコアは図 5・12 に示すようによく相関する．化学的方法では，タンパク質のアミノ酸含量を定量することによって栄養価が推定できる．しかし，ヒトが摂取する場合は，タ

ンパク質の消化・吸収率やアミノ酸の有効性についても考慮する必要がある．そこで，通常のアミノ酸評点パターンにタンパク質の消化・吸収率による補正をしたタンパク質消化率補正アミノ酸評点パターンが，より正確な評価法として用いられることもある．

5・6・3 タンパク質，アミノ酸の補足効果

一つの食品のタンパク質に制限アミノ酸があり，他の食品には別の制限アミノ酸がある場合がある．これらの食品を一緒に食べれば，互いの制限アミノ酸を補い合ってアミノ酸価が高くなることがある．この効果を**タンパク質の補足効果**とよぶ．日常，われわれはさまざまな食品を組合せて食べているので，自然と補足効果によって栄養価の改善を行っている．"日本人の食事摂取基準（2020年版）"では，栄養価の補正を行っていない．

5・6・4 アミノ酸インバランス

複数の制限アミノ酸がある場合，第一制限アミノ酸のみを補足すると，通常は良い効果が期待されるのに対して，場合によっては成長などに悪影響を与えることがある．このことを**アミノ酸インバランス**という．この現象はリービッヒの桶では説明できない．たとえば，第一制限アミノ酸がトレオニン，第二制限アミノ酸がトリプトファンであるタンパク質を，必要量をやや下回る制限量で摂食させた場合，トレオニンを補足すると，栄養価は上昇するはずであるが，成長が鈍ることがある．さらにトリプトファンを添加すると栄養価が高くなり，成長が良くなる．

5・6・5 アミノ酸過剰摂取による害

単一のアミノ酸を過剰に摂取すると過剰毒性が認められ，別のアミノ酸を増やすことによって抑えることができる場合がある．

5・6・6 アミノ酸の有効性

アミノ酸は反応しやすい性質があり，しばしば食品中で反応して，それが栄養価に影響を与える場合がある．たとえば，アミノ基が二つあるリシンは，そのうちの一つであるペプチド結合に関与しないε-アミノ基がアミノ-カルボニル反応を起こして誘導体となると，栄養素としてのリシンの機能を失うことがある．また，トレオニンは，米などで有効性が低いことが知られている．これらのアミノ酸は，制限アミノ酸である場合が多いので栄養学的な面での有効性は重要である．

5・6・7 D-アミノ酸

タンパク質を構成するアミノ酸は，光学異性体のないグリシンを除いて，すべてL形である．しかし，D-アラニン，D-プロリン，D-フェニルアラニン，D-グルタミン酸，D-グルタミンのような，D形のアミノ酸も少量ではあるが，生体内

には存在する．

　統合失調症やアルツハイマー病の患者では，脊髄液や血液中のD-セリンが減少する．また，D-アラニンは，皮膚中に存在するラミニン5というタンパク質の産生を促進し，加齢によって衰える皮膚基底膜の働きを高める効果がある．今後，さらなる研究によって，D-アミノ酸の役割がわかってくるであろう．

重要な用語

アミノ酸	グルコース-アラニン回路	タンパク質の補足効果
アミノ酸インバランス	血清アルブミン	窒素出納
アミノ酸価	制限アミノ酸	糖新生
アミノ酸パターン	生物価	内因性窒素損失
アミノ酸評点パターン	タンパク質の栄養価	必須アミノ酸
アミノ酸プール	タンパク質の代謝回転	不可欠アミノ酸
急速代謝回転タンパク質	タンパク質の半減期	

脂質の栄養

1. 脂質は生体内で，貯蔵エネルギー源，生体膜構造の構築，生理活性物質の材料となるなどの役割をもつ．
2. 脂質にはトリアシルグリセロール（トリグリセリド）やリン脂質，コレステロール，脂溶性ビタミンなどが含まれる．
3. 脂質は小腸で消化・吸収された後，キロミクロンに取込まれてリンパ管から鎖骨下静脈に入り全身に輸送される．一方，中鎖脂肪酸は，門脈から直接肝臓に入って代謝される．
4. 脂質は水に溶けないので，血液中ではリポタンパク質のかたちで存在する．リポタンパク質は密度によって分類される．これらが組織間で脂質の受渡しをする．
5. 脂肪酸は二重結合の数によって飽和脂肪酸，一価不飽和脂肪酸，多価不飽和脂肪酸に分けられ，多価不飽和脂肪酸は二重結合の位置によって $n-9$ 系，$n-6$ 系および $n-3$ 系に分けられる．
6. 哺乳類はリノール酸や α-リノレン酸を合成することができない．生体に重要な作用をもつ多価不飽和脂肪酸を合成するため，食物から摂取する必要のあるこれらの脂肪酸を必須脂肪酸という．
7. 脂肪酸は β 酸化でエネルギーとなるだけでなく，さらに代謝されて多価不飽和脂肪酸になる．これらはリン脂質に取込まれ，生体膜の構成成分となる．
8. ケトン体は β 酸化で産生したアセチル CoA から合成され，糖新生のみでは不足する場合に，脳のエネルギー源として利用される．
9. アラキドン酸やエイコサペンタエン酸からは，プロスタグランジン，ロイコトリエン，トロンボキサンなどの生理活性物質ができる．
10. コレステロールは肝臓で胆汁酸に変換される．脂肪の消化吸収時に乳化剤として働き，大部分は回腸で吸収されて肝臓に運ばれ再利用される（腸肝循環）．
11. 脂質を摂取すると，糖質が分解するときに必要となるビタミン B_1 の利用量を節約できる．

6・1 脂質の種類と構造

脂質は水に溶けないが，クロロホルムやエーテルなどの有機溶媒によく溶ける生物由来物質で，その構造から**単純脂質**と**複合脂質**および**誘導脂質**に分けられる．私たちが油として摂取する脂質は，単純脂質である**トリアシルグリセロール**（**トリグリセリド**ともいう）で，3分子の脂肪酸がグリセロールとエステル結合した構造をしている*．リン脂質は脂肪酸2分子と，リン酸を介してコリン，セリン，エタノールアミン，イノシトールなどがエステル結合した複合脂質である（表6・1）．そのほかにコレステロールや脂溶性ビタミンものような誘導脂質もある．

* グリセロールと脂肪酸の，モノ，ジ，およびトリエステルを総称して中性脂肪という．

表6・1 脂質の分類と構造[a]

分 類	脂質名	解 説	構造式
単純脂質	アシルグリセロール	グリセロールに脂肪酸がエステル結合したもの．脂肪酸の数が1個，2個，あるいは3個かによって，それぞれモノ，ジ，トリアシルグリセロールとよぶ．	トリアシルグリセロール（トリグリセリド）
	コレステロールエステル	コレステロールの3位に脂肪酸がエステル結合したもの．	コレステロールエステル
	その他	ろう（ワックス）：脂肪酸と長鎖アルコールがエステル結合したもの．	
複合脂質	リン脂質	グリセロリン酸（あるいはスフィンゴシンリン酸）を骨格とし，脂肪酸やコリンなどが結合したもの．生体膜の基本構造である脂質二重層を形成する．	コレステロール
	糖脂質	グリセロール（あるいはスフィンゴシン）に，脂肪酸と糖が結合したもの．	
誘導脂質	脂肪酸	炭化水素の末端にカルボキシ基（-COOH）をもつ分子．$CH_3(CH_2)_n COOH$（nは整数[†]）	リン脂質
	ステロイド	4個の環構造からなるステロイド環を基本骨格にもつ脂質，コレステロール，胆汁酸，ステロイドホルモン，一部のビタミン前駆体がこれに含まれる．	
	その他	カロテノイド，スクアレンなどの炭化水素およびその誘導体．	

[†] 私たちが摂取するものは，ほとんど偶数．
[a] 小林哲幸，"新スタンダード栄養・食物シリーズ2 生化学"，p.62，東京化学同人（2014）より改変．

6・1・1 脂肪酸の種類と性質

脂質の主要な構成成分である脂肪酸は，炭化水素の鎖をもつカルボン酸で，親水性をもつカルボキシ基に比べて，疎水性の炭素鎖が長いので水に溶けない．脂肪酸の種類と構造を表6・2に示す．

a. 炭素鎖の長さによる分類 脂肪酸は炭素鎖の長さによって**短鎖脂肪酸***（C6以下），**中鎖脂肪酸**（C8〜12），**長鎖脂肪酸**（C14以上）に分けられる．生体を構成する脂肪酸のほとんどは炭素数が偶数の長鎖脂肪酸である．

b. 二重結合の数による分類 脂肪酸の炭素鎖の結合方法によって，**飽和脂肪酸**（飽和結合のみからなるもの）と**不飽和脂肪酸**に分けられる．不飽和脂肪酸には脂肪酸分子内に二重結合を一つもつ**一価不飽和脂肪酸**（モノエン酸）と二つ以上もつものを総称した**多価不飽和脂肪酸**（PUFA，ポリエン酸）がある．天然油脂の脂肪酸二重結合はほとんどシス形であるので，飽和脂肪酸が棒状の立体構造をもつのに対し，二重結合を多くもつ脂肪酸は折れ曲がり丸くなっている（図6・16参照）．二重結合を多く含むほど脂肪酸の融点が下がるので，飽和脂肪酸を多く含む動物性脂肪は常温で固体であるのに対し，不飽和脂肪酸を多く含む植物性脂肪は液体である．また，二重結合は酸化を受けやすいため，二重結合の数が多い多価不飽和脂肪酸ほど酸化安定性が低い．

c. 二重結合の位置による分類 脂肪酸の二重結合の位置により，異なる系

* C6以下の炭素鎖の短かい脂肪酸は揮発性で，ギ酸，酢酸，プロピオン酸酪酸などがある．消化管で微生物発酵によってつくられたものはエネルギーとして利用される．

PUFA: polyunsaturated fatty acid

二重結合のシス形とトランス形

表6・2 脂肪酸の種類と構造

分類	慣用名	略記法	構造
飽和脂肪酸	デカン酸	10:0	$CH_3(CH_2)_8COOH$
	ラウリン酸	12:0	$CH_3(CH_2)_{10}COOH$
	ミリスチン酸	14:0	$CH_3(CH_2)_{12}COOH$
	パルミチン酸	16:0	$CH_3(CH_2)_{14}COOH$
	ステアリン酸	18:0	$CH_3(CH_2)_{16}COOH$
不飽和脂肪酸	パルミトレイン酸	16:1 $n-7$	$CH_3(CH_2)_5CH=CH(CH_2)_7COOH$
	オレイン酸	18:1 $n-9$	$CH_3(CH_2)_7CH=CH(CH_2)_7COOH$
	リノール酸	18:2 $n-6$	$CH_3(CH_2)_4CH=CHCH_2CH=CH(CH_2)_7COOH$
	α-リノレン酸	18:3 $n-3$	$CH_3CH_2CH=CHCH_2CH=CHCH_2CH=CH(CH_2)_7COOH$
	γ-リノレン酸	18:3 $n-6$	$CH_3(CH_2)_4CH=CHCH_2CH=CHCH_2CH=CH(CH_2)_4COOH$
	アラキドン酸	20:4 $n-6$	$CH_3(CH_2)_4CH=CHCH_2CH=CHCH_2CH=CHCH_2CH=CH(CH_2)_3COOH$
	エイコサペンタエン酸 (EPA)	20:5 $n-3$	$CH_3CH_2CH=CHCH_2CH=CHCH_2CH=CHCH_2CH=CHCH_2CH=CH(CH_2)_3COOH$
	ドコサヘキサエン酸 (DHA)	22:6 $n-3$	$CH_3CH_2CH=CHCH_2CH=CHCH_2CH=CHCH_2CH=CHCH_2CH=CHCH_2CH=CH(CH_2)_2COOH$

列の脂肪酸に分けられる．たとえば，図6・1のリノール酸ように，メチル基側の末端（n末端）から数えて6番目（$n-6$；nマイナス6と読む），α-リノレン酸のように3番目に最初の二重結合があるものをそれぞれ$n-6$系多価不飽和脂肪酸，$n-3$系多価不飽和脂肪酸とよぶ*．Δを用いる場合はカルボキシ基側のC末端から数える．

* 以前は官能基のついた炭素をαとして数えていく方法を使っていた．その場合は，カルボキシ基の炭素を1と数えていった場合の末端nがω（オメガ）になる．そのためω6，ω3を使うこともあるが，最近は$n-6$，$n-3$を使う方が一般的である．

d．脂肪酸の命名・表記法 脂肪酸はオレイン酸，リノール酸といった慣用名のほかに，図6・1に示すように（炭素鎖長）：（二重結合数）と位置の違いによって表記される．

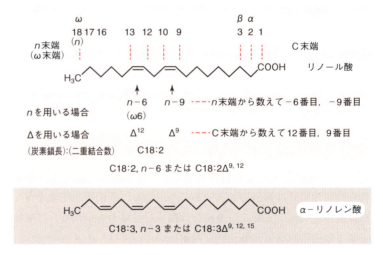

図6・1 脂肪酸の表記法

6・2 脂質の消化と吸収

食事由来の脂質の消化・吸収は小腸で行われる（図6・2）．疎水性の長鎖脂肪酸トリアシルグリセロール（炭素数14～20のトリアシルグリセロール）は十二指腸で胆嚢から分泌される胆汁酸塩で乳化され，消化酵素の作用を受けやすいか

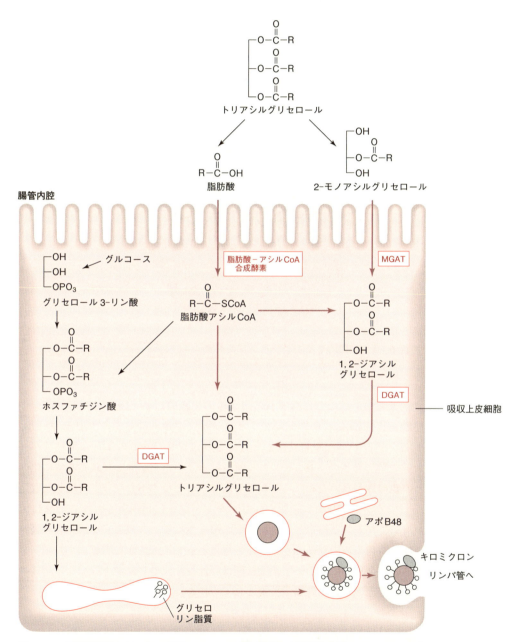

図6・2 長鎖脂肪酸トリアシルグリセロールの吸収経路 小腸腸管内腔でリパーゼにより2-モノアシルグリセロールと脂肪酸に分解され，別々に吸収された後，粘膜吸収上皮細胞内で，脂肪酸アシルCoAとなり，MGAT（モノアシルグリセロールアシルトランスフェラーゼ），DGAT（ジアシルグリセロールアシルトランスフェラーゼ）の作用を受けて，トリアシルグリセロールに再合成される．トリアシルグリセロールは細胞内で合成されたグリセロリン脂質，アポタンパク質B48と集築されキロミクロンとなり，リンパ管へ放出される．［W.F. Gannong，岡田泰伸 ほか訳，"ギャノング生理学"原書22版，丸善(2006)より改変］

たちとなる．小腸内腔で膵リパーゼの働きにより，トリアシルグリセロールの1位と3位の脂肪酸が加水分解され，生じた2-モノアシルグリセロールと遊離脂肪酸は胆汁酸塩と混合ミセルを形成し，小腸吸収上皮細胞の微絨毛膜（刷子縁膜）に到達し，吸収上皮細胞に取込まれる．

吸収されたモノアシルグリセロールと脂肪酸は，細胞内で再びトリアシルグリセロールに再合成され，コレステロールやリン脂質，脂溶性ビタミンのような食事由来の他の脂質と一緒に，吸収上皮細胞内で合成されたアポリポタンパク質B48（アポB48*）と，キロミクロンとよばれるリポタンパク質（図6・3）を形成する．キロミクロン粒子は胸管とよばれるリンパ管へ放出され，左鎖骨下静脈から大循環系に入る．

* アポB48はアポB遺伝子がコードするタンパク質のN末端側48％に相当することから命名されている．肝臓でつくられるアポB100は全長100％に相当する．小腸では48％までしか翻訳されない．

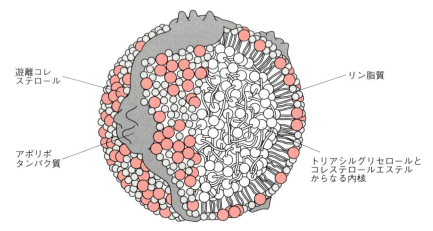

図6・3 一般的なリポタンパク質の構造 ［J.L. Tymoczko, J.M. Berg, L. Stryer, "Biochemistry: A Short Course", W. H. Freeman and Company, New York（2010）より］

MCT: medium chain triacylglycerol

一方，母乳や牛乳などに含まれる炭素数の比較的短い（C8〜12）脂肪酸（中鎖脂肪酸）からなるトリアシルグリセロール（中鎖トリアシルグリセロール，MCT）は，舌リパーゼや胃粘膜から分泌される胃リパーゼのような酸性リパーゼによって脂肪酸とグリセロールに分解される．中鎖脂肪酸は長鎖脂肪酸に比べて水との親和性が高いため，ミセルを形成することなく小腸吸収上皮細胞に取込まれ，トリアシルグリセロールや，リポタンパク質に再構築されずに門脈に入り，血清アルブミンと結合して直接肝臓に輸送される．このような消化吸収経路の違いは，消化吸収の仕組みが未熟な乳児にとって，母乳から脂質エネルギーを摂取するのに合理的である．中鎖脂肪酸は胆汁や膵液の分泌が十分でない術後のエネルギー補充のために経腸栄養剤としても使われている．

6・3 脂肪酸代謝の概略

6・3・1 β 酸 化

細胞に取込まれた脂肪酸はミトコンドリアで分解されエネルギーとなる．
脂肪酸はまず細胞質で，アシルCoAシンテターゼによりアシルCoAに変換され

る．細胞質側のアシル CoA はミトコンドリア外膜を通るが内膜を通ることができない．そこで，ミトコンドリア膜間腔に存在するカルニチンパルミトイルトランスフェラーゼ I（CPT I）でアシルカルニチンとなり，ミトコンドリア外膜を通った後，ミトコンドリア内膜に存在する CPT II の作用でアシルカルニチンのアシル基を CoA に移してアシル CoA となる．このようにしてアシル CoA はミトコンドリア内に移動して酸化分解を受けることができる．CPT は脂肪酸酸化の律速段階である[*1]．

CPT: carnitine acyltransferase

ミトコンドリアでは，① アシル CoA デヒドロゲナーゼ，② エノイル CoA ヒドラターゼ，③ 3-ヒドロキシアシル CoA デヒドロゲナーゼ，④ アセチル CoA C-アシルトランスフェラーゼが順に働き，1 分子のアセチル CoA と 1 分子の $FADH_2$，1 分子の NADH，および炭素数の二つ少ないアシル CoA ができる．天然の脂肪酸の炭素数は偶数なので，このサイクルを繰返すことで脂肪酸（アシル基部分）はカルボキシ基側から二つずつ炭素が離脱し，すべてアセチル CoA に分解される（付録図 14 参照）．この反応はβ位の炭素が酸化されるので**β酸化**とよばれる．

[*1] カルニチンはリシンとメチオニンから合成されるアミノ酸誘導体．生合成だけでは不足するので食品から摂取する必要がある．中鎖脂肪酸はカルニチンを使わずにミトコンドリアに入る．

たとえば炭素数 16 個のパルミチン酸はβ酸化を 7 回繰返すことで，8 分子のアセチル CoA ができ，これらがクエン酸回路で分解される[*2]．グルコース 1 分子に比べてパルミチン酸 1 分子の方が ATP を多く産生できる．グルコースの酸化では，ピルビン酸からアセチル CoA にするとき，補酵素としてビタミン B_1 が必要だが（図 7・16 参照），β酸化では直接アセチル CoA ができるため，脂質を摂取するとビタミン B_1 の必要量が少なくてすむ（**ビタミン B_1 の節約作用**）．

[*2] 炭素数 20 個以上の長鎖脂肪酸は，ミトコンドリアではなくペルオキシソームで酸化され，この場合はカルニチンを必要としない．

生成したアセチル CoA はクエン酸回路で分解されるが，クエン酸回路の中間代謝物が十分でない場合には，3-ヒドロキシ酪酸やアセト酢酸などのケトン体ができる．

6・3・2 脂肪酸の生合成（*de novo* 合成）

脂肪酸の生合成は，細胞質においてβ酸化とは別経路で行われる．まず，アセチル CoA（炭素数 2）に重炭酸イオン（HCO_3^-）を固定するとマロニル CoA（炭素数 3）が生成する．この反応は，アセチル CoA カルボキシラーゼとビオチンの存在下で行われる．次に脂肪酸合成酵素[*3]により，6 段階の反応で CO_2 を放出して炭素数 2 個分を脂肪酸鎖に縮合する（付録 15 参照）．一連の反応は脂肪酸合成酵素のアシルキャリヤータンパク質に結合した状態で行われ，これを 7 回繰返して炭素数が 16 個になると酵素から切り離されて，パルミチン酸ができる．

[*3] 哺乳類の脂肪酸合成酵素は，反応に必要な 7 種類の酵素活性部位を分子内にもつ，巨大なタンパク質である．

飽和結合のみからなる飽和脂肪酸のパルミチン酸は，さらにミクロソームで炭素鎖の延長や不飽和化を受けて，ステアリン酸やオレイン酸になる．

6・4 リポタンパク質代謝

脂質は水に溶けないので，図 6・3 に示したように，疎水性のトリアシルグリセロールやコレステロールエステルを核に，リン脂質の親水性部分やタンパク質

と遊離コレステロールの水酸基を外側に向けた球状のリポタンパク質のかたちで血液中やリンパ液中を輸送される．おもなリポタンパク質の種類と性質を表 6・3 に示す．血漿中のリポタンパク質は超遠心法による比重（密度）によって分類され，脂質を多く含むリポタンパク質ほど粒子サイズが大きく密度が低い．リポタンパク質は密度とアポタンパク質の違いによって特徴づけられる*（表 6・3）．リポタンパク質代謝は，肝臓を中心にして食事から摂った脂質の動きと，それが肝臓に戻り生合成された脂質の動きに分けて考えると理解しやすい．

* 以前はアガロース電気泳動法による移動度から，カイロミクロン，β-，プレβ-，α-リポタンパク質に分類されていた.

LPL: lipoprotein lipase

VLDL: very low-density lipoprotein

IDL: intermediate density lipoprotein

LDL: low-density lipoprotein

HDL: high-density lipoprotein

6・4・1 外因性（食事性）脂質の動態

食物由来の脂質を含むキロミクロンは，リンパ管に放出された後，鎖骨下静脈から循環系に入る．キロミクロン中のトリアシルグリセロールは，骨格筋細胞や脂肪細胞などに結合しているリポタンパク質リパーゼ（LPL）の作用を受けて脂肪酸とグリセロールに分解する．遊離した脂肪酸はこれらの組織細胞に取込まれ，心臓や静止期の骨格筋ではβ酸化によってエネルギー産生に消費され，脂肪細胞ではトリアシルグリセロールに再生されて貯蔵される．細胞に直ちに取込まれない場合は，血清アルブミンに結合して循環する．キロミクロン内核のトリアシルグリセロールの 90 % 以上が分解されると，粒子サイズは小さく，密度は高くなる．このようにして残った粒子はキロミクロンレムナントとよばれ，アポ E を認識する肝臓のレムナント受容体を介して取込まれ，代謝される（図 6・4 a）．

6・4・2 内因性（体内で合成した）脂質の動態

肝臓では脂肪酸から合成されたトリアシルグリセロールやコレステロールとアポ B100 から超低密度リポタンパク質（VLDL）が産生され，血中に分泌される．VLDL は血中の高密度リポタンパク質（HDL）からアポタンパク質を受取り，キ

表 6・3 主要リポタンパク質の種類と性状

	キロミクロン	VLDL	IDL	LDL	HDL_2	HDL_3
密度 [g/m³]	～0.95	0.95～1.006 （超低密度）	1.006～1.019 （中間密度）	1.019～1.063 （低密度）	1.063～1.125 （高密度）	1.125～1.21 （高密度）
直径 [nm]	～80.0	80.0～30.0	30.0～25.0	25.0～20.0	20.0～10.0	10.0～7.5
アガロース電気泳動	原点	プレβ	β	β	α_1	α_1
組成 (%)						
タンパク質	2	8	19	21	41	55
リン脂質	7	18	19	22	30	23
遊離コレステロール	2	7	9	8	5.4	2.9
コレステロールエステル	5	12	29	37	16	12
トリアシルグリセロール	84	50	23	11	4.5	4.1
主要なアポリポタンパク質	AI, B, CII, CIII, E	B, CII, CIII, E	E, CI, CII, CIII	B	AI, AII, AIV	AI, AII

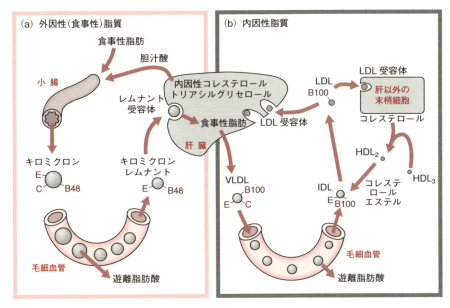

図 6・4 リポタンパク質の代謝　外因性脂質と内因性脂質の違いを示す．

ロミクロンと同様に，血中を循環する間に LPL や肝性リパーゼ（HTGL）の作用を受け，中間密度リポタンパク質（IDL）を経て，コレステロールエステルを多く含む低密度リポタンパク質（LDL）となる．LDL は各組織細胞表面に存在する LDL 受容体を介してエンドサイトーシスで取込まれる（図 6・4b）．

HTGL: hepatic triacylglycerol lipase

6・4・3 コレステロール逆転送系

　HDL は脂質含量の少ない小粒子のリポタンパク質で，肝臓や小腸でつくられ血中に放出される．HDL の表面にはレシチンコレステロールアシルトランスフェラーゼ（LCAT）[*1] が存在し，末梢細胞の細胞膜遊離コレステロールと，HDL 表面にあるホスファチジルコリン（レシチン）の 2 位の脂肪酸がこの酵素の作用でエステル結合する．生成したコレステロールエステルが HDL 粒子に取込まれ，新生 HDL（円盤状）から HDL_3（小型球状），成熟型の HDL_2 へと，より大きい粒子の HDL が形成される．HDL_2 は血液中でコレステロールエステル輸送タンパク質（CETP）の作用を受け，コレステロールエステルを IDL や LDL へ移す．これらは受容体を介して肝臓に取込まれて代謝される．また HDL が肝臓表面の受容体に直接結合してコレステロールエステルを取込む経路もある．このように HDL は，コレステロールを異化できない末梢組織から，コレステロールの分解の場である肝臓へ運ぶ役割をもつ[*2]．HDL によるこれらの経路を**コレステロール逆転送系**とよぶ．

[*1] LCAT は HDL の主要アポタンパク質であるアポ AI によって活性化される．

CETP: cholesteryl ester transfer protein

[*2] 血中の HDL 値が高い人は動脈硬化や冠動脈疾患のリスクが低い．

6・5　コレステロール代謝

　コレステロールはすべての組織で合成することができるが，生体膜成分となったりステロイドホルモンの材料となったりする．体内で最も合成量が多いのは肝

臓であるが，小腸や副腎などでもつくられる．体重 50 kg の人では 1 日約 600〜650 mg のコレステロールが産生されている．一方，食事から摂取したコレステロールは，その 40〜60 % が吸収されるが，吸収率には個人差があり，遺伝的体質や代謝状態の影響を受ける．すなわち，体内のコレステロールの大半は生合成されたものであり，食事から経口で摂取するコレステロール*1 は，体内で合成しているコレステロール量の 1/3〜1/7 にすぎない．生体内のコレステロール濃度は厳密に調節されていて，肝臓が中心的な役割を果たしている．コレステロール摂取量が少ないと肝臓でのコレステロール合成量は増加し，多く摂取すると合成量が減少して，コレステロールは動的恒常性（**コレステロールホメオスタシス**）が保たれている．

*1 1 日に食物から摂取するコレステロール量の平均値は 319 mg（厚生労働省，"2017 年国民健康・栄養調査"より）

6・5・1 細胞内コレステロールの調節

肝臓や末梢細胞の表面には，LDL を認識して取込む LDL 受容体が存在する（図 6・5）．LDL 受容体はアポ B100 あるいはアポ E を認識してコレステロールを含むリポタンパク質をエンドサイトーシスで細胞内に取込む．LDL は図 6・5 のようにリソソームに移行し，LDL 中のコレステロールエステルはコレステロールと脂肪酸に，タンパク質はアミノ酸に分解される．LDL 受容体は再び LDL を取込むために細胞膜に戻る．遊離コレステロールは細胞膜成分として利用され，組織によってはステロイドホルモンや胆汁酸の合成に使われる．過剰なコレステロールは，アシル CoA：コレステロール *O*-アシルトランスフェラーゼ（ACAT）の作用でコレステロールエステルに変換され蓄積される．

ACAT: acyl-CoA: cholesterol *O*-acyltransferase

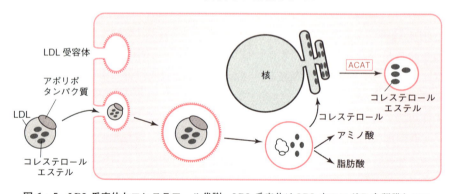

図 6・5 LDL 受容体とコレステロール代謝 LDL 受容体は LDL 中のアポ B を認識してエンドサイトーシスで LDL を細胞内に取込む*2．LDL はリソソームに運ばれ，LDL 中のコレステロールエステルはコレステロールと脂肪酸に，タンパク質はアミノ酸に分解される．LDL 受容体は再び LDL を取込むために細胞膜に戻る．

*2 VLDL や IDL はアポ E によって受容体に認識される．

6・5・2 コレステロールの生合成

細胞のコレステロール供給源は LDL からだけではなく，アセチル CoA から生合成される．アセチル CoA から，アセトアセチル CoA，ヒドロキシメチルグルタリル CoA（HMG-CoA）を経てメバロン酸ができ，さらにいくつかの複雑な過程によってコレステロールが合成される（*de novo* 合成，付録図 18 参照）．生合成経路の中で，HMG-CoA からメバロン酸への変換を触媒する HMG-CoA レダ

HMG-CoA: hydroxymethylglutaryl-CoA

クターゼは，コレステロール生合成の律速酵素である*1．細胞内のコレステロール濃度が高くなると，HMG-CoA レダクターゼが阻害され（フィードバック阻害），細胞膜上へ移行する LDL 受容体の数も減少することで，細胞内のコレステロール合成と取込みが低下する．このようにして細胞内コレステロールは一定のレベルに調節されている．

*1 シンバスタチン，ロバスタチン，プラバスタチンなどのスタチン系薬物は HMG の類縁体であり，HMG-CoA レダクターゼの拮抗阻害剤として働く．高コレステロール血症患者の血中コレステロールを低下する最も有効な薬として広く使用されている．

6・5・3 コレステロールの異化と胆汁酸合成

コレステロールの異化は肝臓で行われる．HDL を介して末梢組織から運ばれたコレステロールは，肝臓で胆汁酸合成の律速酵素であるコレステロール 7α-ヒドロキシラーゼから始まる一連の酵素群によって胆汁酸（コール酸とケノデオキシコール酸）に変換される．これらを**一次胆汁酸**とよぶ．胆汁酸は肝臓から分泌される前に，1 分子のグリシンかタウリンと結合し，それぞれ，グリココール酸，グリコケノデオキシコール酸，タウロコール酸，タウロケノデオキシコール酸という，より両親媒性の高い胆汁酸塩となる*2（付録図 19 参照）．

*2 胆汁酸はアルカリ性の胆汁中では，ナトリウム塩あるいはカリウム塩として存在する．

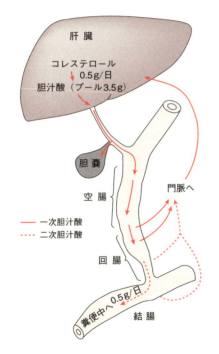

図 6・6 胆汁酸の腸肝循環
門脈系に入る経路のうち，実線は肝臓由来の胆汁酸，点線は腸内細菌によって変換された胆汁酸を示す．

胆汁酸塩は乳化作用をもち，リン脂質とモノアシルグリセロールとともに脂肪を乳化して，小腸で消化・吸収しやすい状態にする．腸管に分泌された胆汁酸の 90〜95％は小腸で再吸収される．5〜10％は結腸に入り，腸内細菌によってグリシンやタウリンが除去され，ヒドロキシ基が除去された**二次胆汁酸**（コール酸からはデオキシコール酸，ケノデオキシコール酸からはリトコール酸）となる．デオキシコール酸は再吸収されるが，リトコール酸は 1％ほどしか吸収されず，大部分が糞便中に排泄される（図 6・6）．

吸収された胆汁酸は門脈を経て肝臓に戻り再利用される．これを**腸肝循環**という．ヒトの体内胆汁酸プールは約 3.5 g で，1 回の食事には腸肝循環 2 回転分の

*1 胆汁酸プールは3.5gであるが，1回の食事で胆嚢から分泌される胆汁酸は6〜8gであり，1回の食事で腸肝循環が2回行われていることがわかる．

胆汁酸が使われる*1．再吸収されずに糞便中に排泄されるのは0.5gにすぎず，肝臓はこの0.5g分を補充するための胆汁酸をコレステロールから合成している．

コレスチラミンは腸管で胆汁酸塩と結合して再吸収を阻害し，糞便への排出を促進することで，コレステロールの胆汁酸への分解・排出を促進する薬剤であるが，食物繊維にも胆汁酸と結合して排出を促進する作用がある．

6・5・4 ステロイドホルモンの合成

コルチコイドやグルココルチコイド，ミネラルコルチコイド，プロゲステロン，アルドステロンやエストロゲンのようなステロイドホルモンはコレステロールからできる．カルシウムやリンの代謝に重要な脂溶性ビタミンであるビタミンDは皮膚においてコレステロールの誘導体である7-デヒドロコレステロールから紫外線作用によってつくられる．

6・6 脂質の栄養と脂肪酸の機能

脂質の栄養学的な役割には，① エネルギーの貯蔵，② 生体膜成分，③ 生理活性物質の材料，③ 脂溶性ビタミンやその吸収を助ける，などがある．トリアシルグリセロールはエネルギーの貯蔵物質でもある．酸化されたときのエネルギーは糖質やタンパク質の2倍以上（9 kcal/g）であるが，脂質は水に溶けないので，グリコーゲンやタンパク質に比べて比重が軽く，効率良くエネルギーを蓄えることができる*2．また脂質はエネルギー源というだけではなく，生きてくために必須の栄養素である．ここでは脂肪酸栄養に焦点をあて，より詳細に見ていこう．

*2 脂質は水に溶けないので，グリコーゲンやタンパク質のように水和型で蓄積されない．したがって，同じ重さでも水和グリコーゲンの6倍以上ものエネルギーを体内に蓄積できる．

6・6・1 エネルギー源としての脂肪酸

食後，エネルギーが十分にあるとき，肝臓ではアセチルCoAから合成された脂肪酸や食事から得られた脂肪酸からトリアシルグリセロールがつくられ（図6・7），これがVLDLに取込まれて，筋肉や脂肪組織など他の臓器に輸送される*3．

脂肪組織では取込んだグルコースからアセチルCoAを経て脂肪酸を合成し，食事由来のキロミクロンやVLDLのトリアシルグリセロールから脂肪酸を取込んで，トリアシルグリセロールとして蓄積する．食後上昇する血中のインスリンは，脂肪組織のLPLとグルコースを取込むグルコース輸送体（GLUT4）を活性化する．このようにして食後の脂質は脂肪組織に効率良く貯蔵される．

*3 常に正しい収縮・弛緩を繰返す心筋は，主として遊離脂肪酸をエネルギー源とする．

空腹時や絶食時のエネルギーが必要なときには，グルカゴンなどのホルモンが脂肪組織のホルモン感受性リパーゼ（HSL）を活性化し，脂肪細胞トリアシルグリセロールリパーゼ（ATGL）やモノアシルグリセロールリパーゼ（MGL）とともに，脂肪細胞に蓄えられていたトリアシルグリセロールを遊離脂肪酸とグリセロールに分解する．遊離した脂肪酸は血清アルブミンと結合してエネルギーが必要な組織に運ばれる．グリセロールはグリセロールキナーゼをもたない脂肪細胞

GLUT: glucose transporter

HSL: hormone-sensitive lipase

ATGL: adipocyte triacylglycerol lipase

MGL: monoacylglycerol lipase

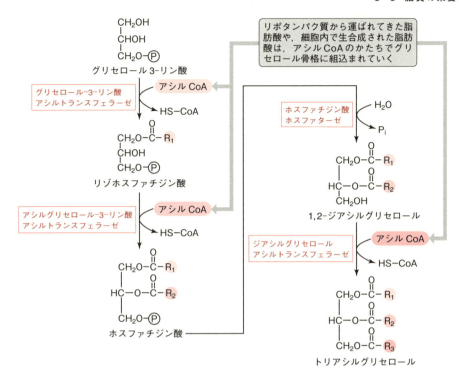

図 6・7　トリアシルグリセロール合成経路

では代謝されず，血中から肝臓に運ばれてリン酸化され，ジヒドロキシアセトンリン酸となって解糖や糖新生に使われる．肝臓は脂肪組織から遊離した脂肪酸を β 酸化でエネルギーとして使う．空腹時の肝臓では糖新生が亢進しているため，β 酸化で生成したアセチル CoA を十分に分解することができない．そのため，アセチル CoA からアセト酢酸，アセトン，3-ヒドロキシ酪酸などの**ケトン体**が合成されて血液中に放出される（付録図 17）．血液中のケトン体が急激に増加すると，血液の pH が低下して**ケトアシドーシス**となる．血液中のケトン体は尿中に排泄される（**ケトン尿症**）．また，筋肉や脳ではアセト酢酸がクエン酸回路で分解されるため（付録図 17），これらの組織ではケトン体が取込まれてエネルギー源として利用される．

　これまで，脂肪細胞はエネルギー源としてのトリアシルグリセロールを蓄積する場であると考えられていたが，食欲を調節し，エネルギー代謝を促進するレプチンや血栓形成に関与する PAI-1，インスリン抵抗性に関わる腫瘍壊死因子 α（TNF-α），抗動脈硬化作用をもつアディポネクチンなどのさまざまな調節物質（アディポサイトカイン）を分泌することがわかってきたことから（図 6・8），肥満と生活習慣病との関係が理解されるようになった．また脂肪細胞には白色脂肪細胞と褐色脂肪細胞がある（図 6・9）．白色脂肪細胞はほとんどが貯蔵脂肪の大きな脂肪滴で満たされているのに対し，褐色脂肪細胞には多数のミトコンドリアと小型の脂肪滴が存在する．褐色脂肪細胞では活発に熱産生が行われ，新生児には多くみられるが，成長とともに減少して成人になるとほとんどみられなくなる（p. 180，コラム "褐色脂肪組織と脱共役タンパク質" 参照）．

PAI-1: platlet activator inhibitor 1
TNF: tumor necrosis factor

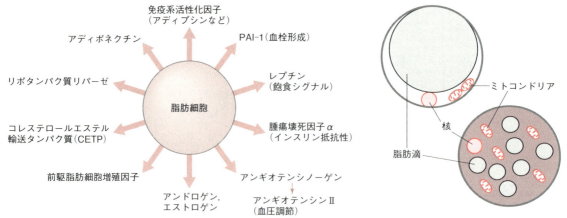

図6・8 分泌細胞としての脂肪細胞

図6・9 白色脂肪細胞（上）と褐色脂肪細胞（下）

6・6・2 生体膜構成成分としての脂肪酸

生体では多価不飽和脂肪酸は貯蔵脂肪としてではなく，おもにリン脂質の2位に取込まれて細胞膜構成成分となる．生体膜リン脂質の脂肪酸組成は，生体膜の機能に重要な役割を果たす．不飽和脂肪酸が多いと膜の流動性が高くなるため，細胞膜に結合する受容体や輸送体，酵素の活性に影響を与えるからである．一方で，二重結合は酸化されやすい性質をもち，二重結合を多く含む（エ）イコサペンタエン酸（EPA）やドコサヘキサエン酸（DHA）などの高度不飽和脂肪酸は酸化されやすい性質がある*．生体膜の脂質過酸化は細胞の老化をひき起こし，血中脂質の輸送体であるリポタンパク質，特にLDL中の脂質やアポタンパク質が酸化された酸化LDLは，動脈壁に取込まれて動脈硬化の原因となる．このような体内での脂質過酸化を防ぐためには，ビタミンE，ビタミンCやカロテンなどの抗酸化剤を十分に摂取することも必要である．

EPA: eicosapentaenoic acid
DHA: docosahexaenoic acid
* 二重結合が一つのオレイン酸に比べると二つのリノール酸では10倍，三つのα-リノレン酸で17倍も酸化されやすい．

6・6・3 必須脂肪酸としての働き

食事由来の脂肪酸や *de novo* 合成した飽和脂肪酸はエネルギーとして酸化されるだけでなく，炭素鎖を延長（鎖長延長反応）や不飽和化を繰返して代謝されていく．

哺乳類では，Δ^5，Δ^6 および Δ^9 位に二重結合を入れる不飽和化酵素が存在する．図6・10のように，アセチルCoAから生合成したパルミチン酸（16:0）から，ステアリン酸（18:0）を経て，Δ^9 不飽和化酵素（SCD）により $n-9$ 系のオレイン酸を生成することはできるが，$n-6$ 系のリノール酸や $n-3$ 系の α-リノレン酸のような位置に二重結合をもつ脂肪酸を生合成することはできない．これらは生体で合成できず食物から摂取しなくてはならないので，**必須脂肪酸**とよぶ．

SCD: stearoyl-CoA desaturase

$n-6$ 系のリノール酸と $n-3$ 系の α-リノレン酸からは，それぞれ図6・11のように不飽和化，鎖長延長を繰返して代謝され，リノール酸からはアラキドン

酸, α-リノレン酸からはエイコサペンタエン酸やドコサヘキサエン酸が生成される. Δ^6, Δ^5不飽和化酵素は, 脂肪酸のC末端からそれぞれ6番と5番目に二重結合を入れ, 鎖長延長酵素もC末端側から炭素数が延長するので, リノール酸やリノレン酸から代謝されていっても, その代謝物は n 末端側から数えた n−6系あるいは n−3系といった系列が入替わることはない*. また n−6系, n−3系に関わらず代謝酵素は同一と考えられているので, n−6系列と n−3系列の代謝は相互に拮抗する. そのため, α-リノール酸が存在すると, リノール酸から

* n−6系脂肪酸はおもに植物油に, n−3系脂肪酸は魚油や一部の植物油に多く含まれている.

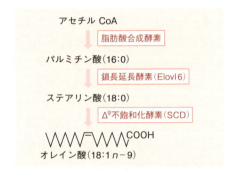

図6・10 哺乳動物の脂肪酸合成経路

Evolv: elongation of very long chain fatty acid

Fads: fatty acid desaturated

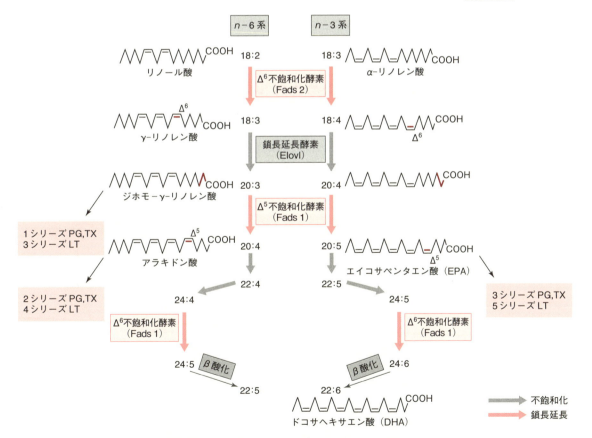

図6・11 多価不飽和脂肪酸の構造と代謝 各系列の数字は, 二重結合数を示している.
PG: プロスタグランジン, TX: トロンボキサン, LT: ロイコトリエン.

アラキドン酸への代謝が進みにくくなる．アラキドン酸やエイコサペンタエン酸から生成される生理活性物質だけでなく，これらのさまざまな不飽和脂肪酸にも個々の生理作用があるので，$n-6$ 系と $n-3$ 系の適切な脂肪酸摂取バランスが重要となる．

不飽和化反応はライフステージや摂取する脂質の種類や量，他の食品との作用に影響を受け，ヒト成人では α-リノレン酸からエイコサペンタエン酸やドコサヘキサエン酸は生成されにくいため，エイコサペンタエン酸やドコサヘキサエン酸を摂取することも必要である．

必須脂肪酸の欠乏症状としては，リノール酸欠乏では成長阻害，皮膚障害，生殖機能不全，脂肪肝などがあり，α-リノレン酸欠乏では視力障害や学習能低下などの神経系に対する影響が知られている．通常ヒトでは，必須脂肪酸欠乏になることはまれであるが，経静脈栄養を続けている患者でみられることがあり，エネルギー源として糖質だけを摂取していると，4〜6 週間で必須脂肪酸欠乏症状を発症する．リノール酸欠乏状態では，アラキドン酸の代わりにオレイン酸からの代謝物であるミード酸（20:3 $n-9$）が血中に増加するので，血清脂肪酸組成のミード酸／アラキドン酸比が 0.025 以上になると，必須脂肪酸欠乏症と診断される．必須脂肪酸として最も重要なのはリノール酸で，その必要量は摂取エネルギーの 2〜3% 程度，α-リノレン酸で 1%，エイコサペンタエン酸，ドコサヘキサエン酸では 0.5% 程度で，現在日本人が摂取している量（リノール酸で 6%）よりもはるかに少ない．

必須脂肪酸: 狭義にはリノール酸と α-リノレン酸である．

6・7 脂肪酸の生理作用

脂肪酸には栄養学的な作用に加えて，脂肪酸の種類によって異なった生理作用をもっている．（エ）イコサノイド（C20 からなる生理活性物質）としての作用は多価不飽和脂肪酸の必須脂肪酸としての役割に重要である．

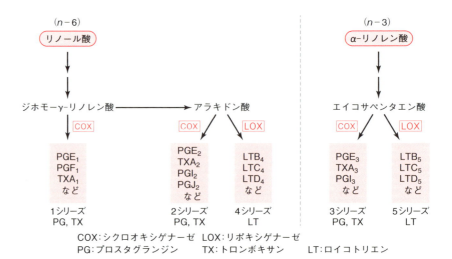

図 6・12 エイコサノイドの合成

6・7・1 エイコサノイド前駆体としての作用

多価不飽和脂肪酸は細胞膜を構成しているリン脂質中に存在するが，必要に応じてホスホリパーゼで切出される[*1]．これにシクロオキシゲナーゼ（COX）が作用し，その後のいくつかの酵素反応によってさまざまなプロスタグランジン（PG）やトロンボキサン（TX）ができる．またリポキシゲナーゼ（LOX）が作用するとロイコトリエン（LT）ができる．このようなプロスタグランジンやロイコトリエンを総称して**エイコサノイド**とよび，多価不飽和脂肪酸の必須脂肪酸としての重要な役割を果たしている．エイコサノイドは血小板，血管壁や白血球など各組織で必要に応じてつくられ，作用が発揮されるとすぐに分解される局所ホルモン様物質である．

リノール酸からできる脂肪酸ジホモ-γ-リノレン酸からは1シリーズのプロスタグランジン，アラキドン酸からは2シリーズのプロスタグランジンと4シリーズのロイコトリエン，α-リノレン酸の代謝物であるエイコサペンタエン酸からは3シリーズのプロスタグランジンと5シリーズのロイコトリエンができる[*2]（図6・12）．アラキドン酸からできるエイコサノイドは生理活性が強く，これらのなかでも中心的な役割を果たしている．アラキドン酸からできる一連のエイコサノイドの生合成経路を**アラキドン酸カスケード**という．$n-6$系のアラキドン酸からできるものと$n-3$系のエイコサペンタエン酸や$n-6$系のジホモ-γ-リノレン酸からできるものは，アラキドン酸からできるものよりエイコサノイドの生理作用が弱い（表6・4）．このようなエイコサノイドのバランスが平滑筋の収縮（血管の収縮や血圧の調整），免疫応答の強弱，血栓の生成（血小板凝集）に影響

[*1] エイコサノイドに代謝される脂肪酸は，リン脂質の2位についたものでホスホリパーゼA_2によって切出される．

COX: cyclooxygenase
PG: prostaglandin
TX: thromboxane
LOX: lipoxygenase
LT: leukotriene

[*2] シリーズの数は二重結合の数による．

表6・4 エイコサノイドの種類と生理作用[a]

エイコサノイド	機能
ジホモ-γ-リノレン酸由来	
PGE$_1$	血小板凝集阻害，cAMPレベル上昇，免疫機能正常化
アラキドン酸由来	
PGE$_2$	血管拡張，cAMPレベル上昇，胃酸分泌抑制，免疫応答抑制，黄体刺激作用
PGI$_2$	平滑筋弛緩，血管拡張，血小板凝集阻害，cAMPレベル上昇
TXA$_2$	平滑筋弛緩，血小板凝集，気管支収縮
PGD$_2$	血小板凝集阻害，気管支収縮
LTB$_4$	好中球・好酸球走化性，微小循環漏出，cAMPレベル上昇，好中球凝集
LTC$_4$, LTD$_4$	平滑筋収縮，末梢気道収縮，微小循環漏出，cAMPレベル低下
12-HETE, 12-HPETE	好中球走化性，グルコース誘発性インスリン分泌の刺激
15-HETE	5-および12-リポキシゲナーゼ阻害
リポキシンA	スーパーオキシドアニオン発生
リポキシンB	ナチュラルキラー細胞活性阻害
エイコサペンタエン酸由来	
TXA$_3$	弱い血小板凝集作用
PGI$_3$	平滑筋弛緩，血管拡張，血小板凝集阻害

PG: プロスタグランジン，TX: トロンボキサン，LT: ロイコトリエン，HETE: ヒドロキシエイコサテトラエン酸，HPETE: ヒドロペルオキシエイコサテトラエン酸．
a) 菅野道廣，"「あぶら」は訴える"，講談社（2000）より．

を及ぼすので，これらの原料であるアラキドン酸やエイコペンタエン酸のバランスが重要になる．

多価不飽和脂肪酸の代謝は $n-6$ 系と $n-3$ 系列で拮抗する（図6・11参照）．したがって，α-リノレン酸やエイコサペンタエン酸などの $n-3$ 系脂肪酸を摂取すると，$n-3$ 系脂肪酸からのエイコサノイドが増加するだけでなく，リノール酸からアラキドン酸への変換が抑制され，アラキドン酸由来のエイコサノイドの生成を抑制することになる．

また，$n-3$ 系のエイコサペンタエン酸やドコサヘキサエン酸からはレゾルビンとプロテクチンがそれぞれ生成されることがわかった．ロイコトリエンやプロスタグランジンが，異物が体内に入ったときの生体防御反応の初期の炎症を起こすのに対し，レゾルビンやプロテクチンは，炎症後期に炎症を収束させる作用をもつ（図6・13）．

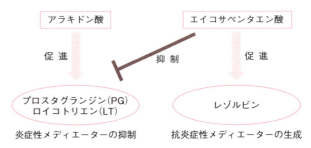

図6・13　エイコサペンタエン酸のもつ二つの抗炎症作用
エイコサペンタエン酸はアラキドン酸からできる炎症性のプロスタグランジンやロイコトリエンの生成を抑制するだけでなく，抗炎症性物質（レゾルビン）を生成する両方の作用で炎症を抑制する．

6・7・2　脂肪酸の血中脂質濃度への影響

栄養素の種類や摂取量は生活習慣病の発症に大きな影響を与える．特に虚血性心疾患リスクと食事性脂肪の役割については，これまでに多くの研究がなされてきた．

細胞内のコレステロールは厳密に一定レベルに制御されているが，血中コレステロール値は食事によって変動する．食事中の飽和脂肪酸（S）を多価不飽和脂肪酸（P）に置き換えると，血中コレステロール値は低下する（図6・14）．食事中の脂肪酸の種類と血中コレステロール値に対する実験回帰式も古くから知られており（表6・5），P/S比を1以上で摂ることが望ましいと考えられている．

オリーブ油を常食している地中海沿岸地方で，脂肪摂取量が多いにも関わらず虚血性心疾患が少ないことから，オレイン酸の効果が注目されてきた．オレイン酸はリノール酸ほどではないものの，コレステロール低下作用をもち*，HDLコレステロールは下げずにLDLコレステロールのみを低下させること，リノール酸よりも酸化されにくく，生体内で酸化変性を受けにくいことから，抗動脈硬化作用が期待されている．リノール酸の過剰摂取に対する危惧もあり，品種改良などによる植物油の高オレイン酸化が進んでいる（表6・6）．

* オレイン酸の効果は同時に摂取するリノール酸の量に影響を受けるので，日本人のようにリノール酸を多く摂取している場合には，コレステロール低下作用が現れにくい．

一方，$n-3$ 系のエイコサペンタエン酸やドコサヘキサエン酸は，強い血中トリアシルグリセロール（トリグリセリド）低下作用をもつ．トロンボキサン A_3 による血栓防止効果もあり，高脂血症や下肢血管閉塞の治療薬としても使用され

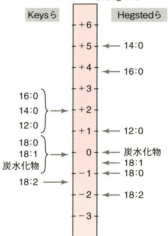

図 6・14 脂肪エネルギー1 %当たりの血漿コレステロール値の変化 Keysら，Hegstedらによる実験結果をまとめたもの*．パルミチン酸（16:0）やミリスチン酸（14:0）は血中コレステロール値を上げ，ステアリン酸（18:0）やオレイン酸（18:1）ではあまり変わらない．リノール酸（18:2）は血中コレステロール値を下げる．

* Keys らや Hegsted らは，食事中の飽和脂肪酸（S）を種々の多価不飽和脂肪酸（P）に変えた場合に，血中のコレステロール値がどのくらい変化するかを調べ，表6・5のような実験回帰式を提唱した．これらの係数から，飽和脂肪酸はコレステロール値を増加する方向に，不飽和脂肪酸は減少する方向に働き，その作用の大きさも脂肪酸の種類もよって異なることがわかる．これらをまとめたものが図6・14であり，飽和脂肪酸摂取量を不飽和脂肪酸に置き換えることの根拠とされてきた．

表 6・5 食事脂肪と血清コレステロール濃度との間の関係式

Keys の式
$$\Delta コレステロール = 2.67\,S + 0.05\,M - 1.35\,P - 1.68$$
$$\fallingdotseq 2.74\,S - 1.35\,P$$

Hegsted の式
$$\Delta コレステロール = 0.66\,S_{10} + 1.03\,S_{12} + 4.98\,S_{14} + 3.76\,S_{16} - 0.49\,S_{18}$$
$$- 0.24\,M - 1.89\,P + 5.70\,C - 9.44$$
$$= 2.32\,S + 0.32\,M - 1.46\,P + 6.51\,C + 0.83$$

S: 飽和脂肪酸（添字は炭素数），M: 一価不飽和脂肪酸，P: 多価不飽和脂肪酸，C: コレステロール（食事中の量）．脂肪酸はいずれもエネルギー比（%）．

表 6・6 おもな植物油の脂肪酸組成（%）

	パルミチン酸	ステアリン酸	オレイン酸	リノール酸	リノレン酸	その他
なたね油	4.2	2.0	60.8	20.6	9.2	3.2
大豆油	10.5	3.9	23.3	53.0	7.6	1.7
コーン油	10.4	19.0	27.5	57.2	1.2	1.8
サフラワー油（ハイオレイック）	4.9	2.2	76.7	14.6	0.2	1.4
ひまわり油（ハイオレイック）	3.7	3.8	85.0	5.6	0.1	1.8
オリーブ油	12.2	2.5	71.9	10.5	0.6	2.3
コーン油	10.4	1.9	27.5	57.2	1.2	1.8
ごま油	9.3	5.6	40.2	43.5	0.4	1.2
パーム油	42.7	4.3	40.9	9.2	0.2	2.7
シソ油	6.5	2.0	14.4	12.6	63.2	1.3

6・7・3 脳神経機能への影響

脳や神経組織のリン脂質にはドコサヘキサエン酸が多く存在しており，ドコサヘキサエン酸は脳の発達に不可欠である．脳のドコサヘキサエン酸の大部分は胎内にいる間に母体から受渡されている．脳にドコサヘキサエン酸が十分蓄積する前に生まれた早産未熟児では視覚神経機能の発達が遅れているので，調合ミルクへのドコサヘキサエン酸添加が有効である．成長後には $n-3$ 系脂肪酸を摂っても脳の脂肪酸組成はあまり変わらない．妊娠中にはこれらの脂肪酸を十分摂取することが必要である*．

* 乳幼児の成長には $n-6$ 系のアラキドン酸が必須である．$n-3$ 系と $n-6$ 系脂肪酸の摂取バランスが重要である．

6・7・4 免疫応答反応の調節

リノール酸の摂り過ぎに対して心配される悪影響の一つに，免疫機能への影響がある．多くの組織でアラキドン酸からつくられるプロスタグランジン E_2（PGE_2）は正常な免疫機能を維持するのに重要である．また，白血球がつくるロイコトリエンはウイルスなどの異物が体内に侵入すると白血球を活性化し，炎症，血管透過性の増加，気管支筋の収縮をひき起こして生体を防御する．

リノール酸を過剰に摂取するとアラキドン酸が増加するので，このような過敏な免疫反応をひき起こしてアレルギー症状を悪化させる可能性のあることが危惧されたが，多くの場合，研究結果は一致しておらず，日本人が摂取しているレベル（エネルギー比率で 4 ％程度）では危険性はないと考えられている．その一方で，$n-3$ 系脂肪酸が不足した場合，特に母親の妊娠期，授乳期に魚の摂取や $n-3$ 系脂肪酸が不足した場合には，子どもの喘息やアトピー性皮膚炎の発症リスクが上がるというエビデンスは蓄積されてきている．

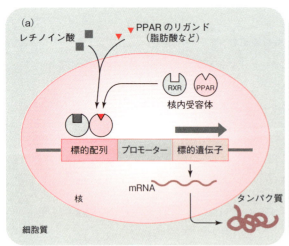 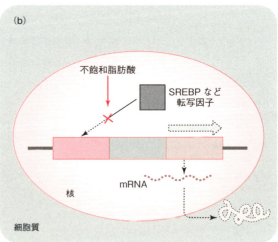

図 6・15 遺伝子の発現調節　(a) リガンドが受容体に結合して活性化された PPAR はレチノイド X 受容体（RXR）と対になって標的配列に結合する．その結果，プロモーター下流にある標的遺伝子の転写が進む．β酸化に関する一連の酵素は PPAR によって，転写が活性化される．(b) 不飽和脂肪酸は，SREBP などの転写因子が標的配列に結合するのを妨げる．その結果，標的遺伝子の転写を進まなくする．

6・7・5 遺伝子発現に対する転写調節作用

近年,多価不飽和脂肪酸の機能は分子レベルでの解析が進み,細胞内のシグナル伝達や核内受容体,転写因子に,直接あるいは間接的に働いて,コレステロール代謝,脂質代謝および糖代謝関連タンパク質の遺伝子発現を調節することがわかってきた.多価不飽和脂肪酸やその代謝物は,核内受容体であるPPAR(ペルオキシソーム増殖因子活性化受容体)に結合してPPARを活性化させ,脂肪の分解を促進する(図6・15).コレステロールのホメオスタシスに重要な役割を果たす転写因子,SREBP(ステロール調節エレメント結合タンパク質)には二つのアイソフォームがあり,$SREBP_1$は脂肪合成系を,$SREBP_2$はコレステロール合成系を活性化する.多価不飽和脂肪酸はこのSREBPの量を低下させることで,これら一連の酵素発現を低下させる.このほかにも多価不飽和脂肪酸はさまざまな転写因子との関連で,脂質や糖代謝を転写レベルで調節することも明らかになりつつある.

PPAR: peroxisome proliferator activated receptor

SREBP: sterol regulatory element binding protein

6・7・6 その他の特徴的生理作用をもつ脂質

a. トランス脂肪酸 天然油脂中の不飽和脂肪酸はほとんどがシス形であるが,トランス脂肪酸は二重結合の立体配置がトランス形になっている.オレイン酸(9-*cis*-18:1)の異性体であるエライジン酸(9-*trans*-18:1)などがある(図6・16).おもに植物油や魚油に部分水素添加して硬化したマーガリンやショートニングをつくる際に生成する.

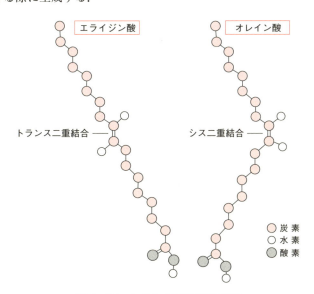

図6・16 トランス脂肪酸の構造

生体内では飽和脂肪酸と似た挙動を示すが,血中のLDLコレステロール濃度を増加させ,HDLコレステロールを下げるだけでなく,脂肪細胞における炎症作用を促進し,インスリン抵抗性をひき起こす**アディポサイトカイン**の分泌を増やしたり,血管において炎症反応や酸化ストレスをひき起こして動脈硬化を促進するなど,生理的には問題が多い.世界保健機関(WHO)では1%以下にする

WHO: World Health Organization

勧告を出しており，多量に摂取しないよう気をつける方がよい．

b. 植物ステロール 植物ステロールは米ぬかやなたね油などに多く含まれており，β-シトステロール，カンペステロール，スチグマステロールなどがある（図6・17）．これらの植物ステロールは吸収されにくく，コレステロールと共存するとコレステロールの吸収を妨げる．植物ステロールの水素添加物である植物スタノールは植物ステロールよりもコレステロール吸収抑制効果が高く，マーガリンやドレッシングなどに添加したものも製品化されている．

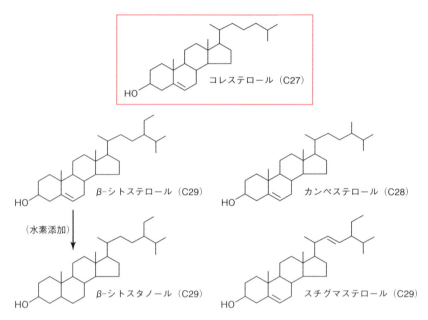

図6・17 植物ステロールの構造

6・8 日本人の脂質の摂取量と問題点

理論的に最低必要な脂質の量は，実際に私たちが摂取している量より非常に少なく，最低限しか脂質を含まない食事をすることは難しい．脂質の摂取を少なくすると，エネルギーを補うために糖質を摂取することになり，血清トリアシルグリセロール値の上昇を招く．また，食塩の摂取量が増え，カルシウムが減少するなどの悪影響が示唆されている．また，脂質は風味やおいしさに寄与し，食事の質にも深く関わっている．

欧米では脂質摂取量を30％エネルギー比まで下げることを目標にしているが，平均的な日本人の脂質摂取エネルギー比は30％を下回っている．飽和脂肪酸の摂取が少なく，多価不飽和脂肪酸/飽和脂肪酸比（P/S）も1であるが，欧米では依然としてこの比率が0.5である．日本人の$n-6/n-3$比は4:1程度であるが，欧米では20:1近くあり理想にはほど遠い．このように世界的にみても日本人の脂質摂取状況は理想的と考えられるが，個人レベルでは，脂肪摂取には幅があり過剰に摂り過ぎている人も多い．また，近年の若年層の魚離れは著しく，魚介類/

肉類摂取の割合は高年齢者に比べると低いことから，$n-3$系脂肪酸摂取量も個人差があることに留意する必要があろう．

重要な用語

アディポサイトカイン	脂肪酸	必須脂肪酸
一価不飽和脂肪酸	多価不飽和脂肪酸	プロスタグランジン
エイコサノイド	胆汁酸	β酸化
$n-6/n-3$摂取比率	腸肝循環	飽和脂肪酸
コレステロールホメオスタシス	低密度リポタンパク質経路	リポタンパク質
	低密度リポタンパク質受容体	ロイコトリエン
脂肪細胞	トロンボキサン	

7 ビタミンの栄養

1. 脂溶性ビタミンには，ビタミン A，D，E，K の 4 種類があり，水溶性ビタミンには，B 群ビタミン 8 種類とビタミン C の 9 種類がある．
2. ビタミン A（レチノイン酸）とビタミン D（活性型ビタミン D）は，核内受容体を活性化させて遺伝子発現を調節する．ビタミン A はおもに個体の発生や分化，ビタミン D はカルシウム代謝に関する遺伝子発現を，それぞれ調節する．
3. ビタミン E と C は，抗酸化物質として，活性酸素による酸化ストレスから生体を守る．
4. ビタミン K は，血液凝固や骨代謝を調節する．
5. ビタミン B_1，B_2，ナイアシン，ビタミン B_6，ビタミン B_{12} パントテン酸，ビオチンは，三大栄養素の代謝の補酵素として機能する．
6. ビタミン B_{12} と葉酸は，核酸代謝を調節し，造血作用をもつ．

7・1 ビタミンの種類

ビタミンは，"生体が成長，生殖，生命維持などのために必須であり，微量で生理作用をもつ有機化合物"と定義される．ホルモンも微量で生理作用をもつ有機化合物であるが，ホルモンは必要量を体内で合成することができるのに対し，ビタミンは合成できないか，合成できても必要量に満たないという点で，ホルモンとは異なる．ヒトのビタミンには，**脂溶性ビタミン 4 種類**と**水溶性ビタミン 9 種類**の 13 種類がある．水溶性ビタミンは，B 群ビタミン 8 種類とビタミン C に分類される（表 7・1）．

脂溶性ビタミンは，そのままでは水に溶けにくいため欠乏症になりにくいが，水溶性ビタミンは，尿中に排泄されやすいため欠乏症になりやすい．多数の死者が出たビタミンの欠乏症として脚気と壊血病が有名であるが，これらは水溶性ビタミンであるビタミン B_1 と C の欠乏症である．また，脂溶性ビタミンはそのままでは水に溶けにくいため，胆汁酸ミセルを利用して吸収される．ビタミン A, E, K は，キロミクロンに結合してリンパ管を通り，血液中に運ばれる．そのため，脂溶性ビタミンは脂質と一緒に摂取した方が吸収率が高くなる．

ビタミンのなかで，ビタミン K と B 群ビタミンは**補酵素**作用をもつ．B 群ビタミンの多くは，三大栄養素の代謝に関わる酵素反応に必要である．また，これらのビタミンのうち，ビタミン K と，ビタミン B_2，B_6，B_{12}，葉酸，パントテン酸，ビオチンは，ヒト腸内に存在する腸内細菌によって合成される．しかし，腸内細

補酵素: 酵素タンパク質に結合して酵素の活性発現に寄与する，比較的低分子の有機化合物．

表7・1 ビタミンの種類と特徴

	ビタミン名	化学名	おもな生理作用	欠乏症と過剰症
脂溶性ビタミン	ビタミンA	レチノール レチナール レチノイン酸	視覚作用 遺伝子発現の調節による個体の発生・分化	欠 夜盲症，皮膚の角化，成長不良 過 胎児の奇形，頭痛，頭蓋内圧亢進症
	ビタミンD_2	エルゴカルシフェロール	カルシウム代謝の調節	欠 くる病，骨軟化症 過 高カルシウム血症
	ビタミンD_3	コレカルシフェロール		
	ビタミンE	トコフェロール トコトリエノール	抗酸化作用 過酸化脂質の生成抑制	欠 溶血性貧血，末梢神経障害
	ビタミンK_1	フィロキノン	血液凝固作用 骨代謝の調節	欠 血液凝固遅延，出血
	ビタミンK_2	メナキノン		
水溶性ビタミン	B群ビタミン ビタミンB_1	チアミン	糖代謝の酵素の補酵素	欠 脚気，ウェルニッケ・コルサコフ症候群
	ビタミンB_2	リボフラビン	酸化還元反応の補酵素	欠 口角炎，口唇炎
	ナイアシン	ニコチン酸 ニコチンアミド	酸化還元反応の補酵素	欠 ペラグラ
	ビタミンB_6	ピリドキシン ピリドキサール ピリドキサミン	アミノ基転位反応の補酵素	欠 皮膚炎，神経障害
	ビタミンB_{12}	コバラミン	葉酸代謝，DNA合成	欠 巨赤芽球性貧血，悪性貧血
	葉酸	プテロイルグルタミン酸	DNA合成 ホモシステイン代謝	欠 巨赤芽球性貧血，神経管閉鎖障害
	パントテン酸		補酵素A(CoA)の構成成分	欠 手足のしびれ
	ビオチン		脂肪酸合成と糖新生酵素の補酵素	欠 皮膚炎，脱毛
	ビタミンC	アスコルビン酸	抗酸化作用 コラーゲン生成	欠 壊血病

欠 は欠乏症を，過 は過剰症を示す．

菌によって合成されたビタミンが，ヒト体内でどの程度利用されるのかについては，よくわかっていない．一般には，腸内細菌が合成した量だけでヒトの必要量を満たすことはできないため，食事から摂取する必要があると考えられている．

7・2 脂溶性ビタミンの栄養

7・2・1 ビタミンA

種類　**ビタミンAには，レチノール，レチナール，レチノイン酸**がある．レチノールは，食品中やヒトの組織中では，脂肪酸とエステル結合したレチニルエステルとしても存在する．レチノイン酸には，側鎖の立体構造の違いにより *all-trans*-レチノイン酸や 9-*cis*-レチノイン酸などがある（図7・1）．

プロビタミンA：ビタミンAの前駆体．体内で変換されてビタミンA活性を示す．

プロビタミンAであるカロテノイドは，ヒトの小腸や肝臓でカロテノイドモノオキシゲナーゼによってレチノールに変換される．プロビタミンAにはα-カロテン，β-カロテン，β-クリプトキサンチンなどがあるが，これらのなかではβ-カロテンのビタミンA活性が最も高く，β-カロテン 12 μg がレチノール 1 μg に相当する（吸収率 1/6×転換効率 1/2）（図 7・1）．そのため，"日本人の食事摂取基準（2020 年版）"では，ビタミンAの食事摂取基準を，レチノールとプロビタミンAを合わせたレチノール活性当量（RAE）で表している．

RAE：retinol activity equivalents

$$\text{レチノール活性当量}(\mu g\,\text{RAE}) = \text{レチノール}(\mu g) + \beta\text{-カロテン}(\mu g) \times 1/12 \\ + \alpha\text{-カロテン}(\mu g) \times 1/24 + \beta\text{-クリプトキサンチン}(\mu g) \times 1/24 \\ + \text{その他のプロビタミンAカロテノイド}(\mu g) \times 1/24$$

代謝 食品中に含まれるレチニルエステルは，腸管内でレチノールに変換された後，小腸で吸収される．一方，吸収されたβ-カロテンの一部は，小腸でカロテノイドモノオキシゲナーゼによって切断されてレチノールになる．レチノールは，小腸内でレチニルエステルになり，他の食事脂質と一緒にキロミクロ

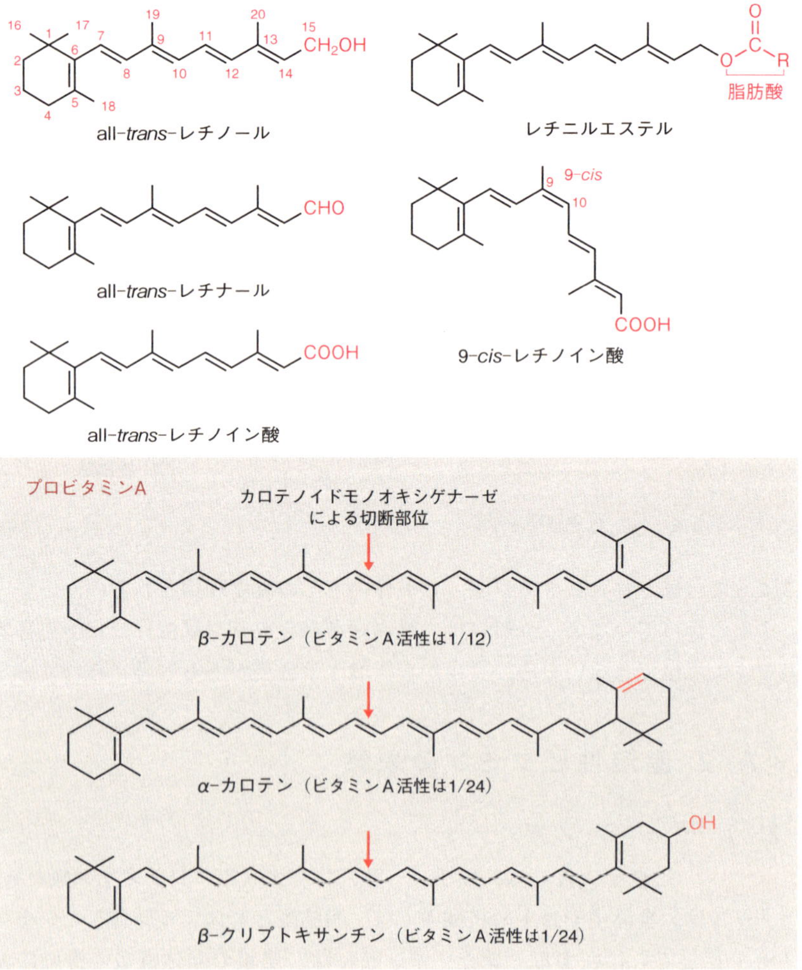

図 7・1 ビタミンAとプロビタミンA

ンに結合してリンパに分泌され，血液中を通って肝臓に運ばれる．肝臓では，レチニルエステルとして星細胞に貯蔵される（図7・2）．ヒトの体内のビタミンAの80％以上が，レチニルエステル（おもにレチニルパルミテート）として肝臓に貯蔵されている．

星細胞：ビタミンAを貯蔵するための特別な細胞で，哺乳類では肝臓のみに存在する．

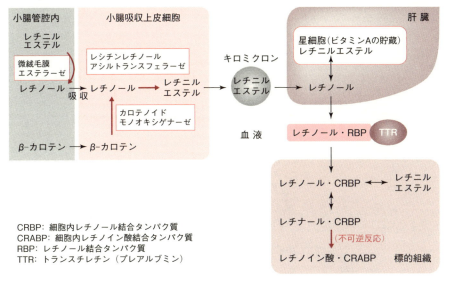

CRBP: 細胞内レチノール結合タンパク質
CRABP: 細胞内レチノイン酸結合タンパク質
RBP: レチノール結合タンパク質
TTR: トランスチレチン（プレアルブミン）

図7・2 ビタミンAの代謝 小腸で吸収されたレチノールは，小腸内でレチニルエステルになり，キロミクロンによって血液中を運ばれる．肝臓では，レチニルエステルとして星細胞に貯蔵される．さらに，肝臓から標的組織に運ばれたレチノールは，ビタミンAとしての生理作用を発揮する．

レチノール結合タンパク質：肝臓で合成されて，血液中のレチノールの運搬を行う．半減期が14時間と非常に短いため，短期間の栄養状態の指標として用いられる．

トランスチレチン：肝臓で合成されて，血液中に分泌される．半減期が2〜4日であり，数日間のタンパク質栄養状態の指標として用いられる．プレアルブミンともいう（§5・4・5参照）．

RBP: retinol-binding protein

TTR: transthyretin

CRBP: cellular retinol-binding protein

CRABP: cellular retinoic acid-binding protein

桿体細胞：網膜には，桿体細胞と錐体細胞がある．桿体細胞は網膜の周辺部にあり，明暗視覚に関与する．錐体細胞は網膜の中心部にあり，色覚に関与する．レチナールは，錐体細胞のアイオドプシンの構成成分でもある．

レチノールは，レチノール結合タンパク質（RBP）と結合して肝臓から放出され，さらに血液中でトランスチレチン（TTR）と結合してレチノール-RBP-TTR複合体を形成し，血液中を循環する．標的組織に取込まれたレチノールは，細胞内レチノール結合タンパク質（CRBP）と結合して存在し，細胞内でレチノールから生成したレチノイン酸は細胞内レチノイン酸結合タンパク質（CRABP）と結合する．このように，ビタミンAは脂溶性であるため，血液中でも細胞内でも特異的なタンパク質と結合している．また，レチノールとレチナールは細胞内で相互に変換されるが，レチノイン酸がレチナールに戻ることはない．

Gタンパク質共役受容体：細胞膜を7回貫通する構造をもち，細胞内でGタンパク質と共役してシグナルを伝える．グルカゴン受容体，アドレナリン受容体，ガストリン受容体など，多くの受容体がこれに含まれる．

生理作用 レチノールは，網膜の桿体細胞で11-*cis*-レチナールになり，タンパク質であるオプシンと結合して**ロドプシン**になる．ロドプシンは，Gタンパク質共役受容体（GPCR）型の光受容体タンパク質であり，光刺激によって11-*cis*-レチナールがall-*trans*-レチナールになると，ロドプシンの構造が変化して活性化し（メタロドプシン），神経系に光受容のシグナルが伝わる（図7・3）．レチノイン酸にはこの視覚作用はない．

レチノイン酸は，皮膚や消化管の粘膜のバリア機能を正常に保つ．また，all-*trans*-レチノイン酸と9-*cis*-レチノイン酸（図7・1）は，それぞれ**核内受容体**であるレチノイン酸受容体（RAR）とレチノイドX受容体（RXR）のリガンドとして，これらの核内受容体を活性化させる．レチノイン酸受容体やレチノイドX

GPCR: G protein-coupled receptor

RAR: retinoic acid receptor

RXR: retinoid X receptor

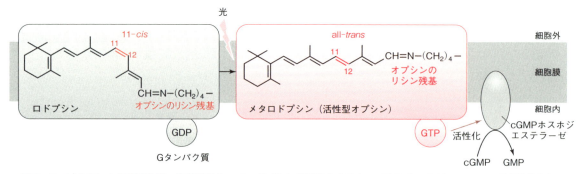

図 7・3 ビタミン A の視覚作用　光刺激によってロドプシンが活性化すると，cGMP ホスホジエステラーゼが活性化し，細胞内 cGMP 濃度が低下する．その結果，細胞膜の cGMP 依存性イオンチャネルが閉じ，膜が過分極して桿体細胞からの神経伝達物質の放出が減少する．この変化が脳に伝わって，脳は光を感じる．一方，活性化したロドプシンは不安定なため，オプシンと all-*trans*-レチナールに分解される．all-*trans*-レチナールは 11-*cis*-レチナールに変換されて，ロドプシンの再合成に使われる．

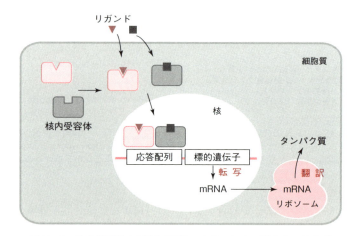

図 7・4 核内受容体と遺伝子発現　リガンドは，細胞内で核内受容体と結合することによって核内受容体を活性化させる．活性化した受容体は，核内で標的遺伝子の上流に存在する特異的な応答配列に結合し，標的遺伝子の転写を活性化させる．

表 7・2　おもな核内受容体の特徴

核内受容体	リガンド	結合様式	機能
レチノイン酸受容体(RAR)	all-*trans*-レチノイン酸 9-*cis*-レチノイン酸	ホモ二量体 RXR とのヘテロ二量体	個体の発生や分化を調節する
レチノイド X 受容体(RXR)	9-*cis*-レチノイン酸	RAR, VDR, TR などとのヘテロ二量体	他の核内受容体と二量体を形成することによって，転写を活性化させる
ビタミン D 受容体 (VDR)	1,25-ジヒドロキシビタミン D	RXR とのヘテロ二量体	カルシウム代謝や骨代謝を調節する
チロキシン受容体 (TR)	トリヨードチロニン	RXR とのヘテロ二量体	成長や知覚機能の発達を調節する
グルココルチコイド受容体 (GR)	コルチゾール	ホモ二量体	免疫や炎症反応を調節する
エストロゲン受容体 (ER)	エストラジオール	ホモ二量体	生殖機能を調節する

受容体は，二量体を形成して標的遺伝子の上流にある特定の応答配列に結合し，転写を活性化させる（図7・4）．この仕組みによって，レチノイン酸はおもに個体の発生や分化に関わる遺伝子の発現を調節する．レチノイドX受容体は，ビタミンD受容体（VDR）やチロキシン受容体（TR）ともヘテロ二量体を形成し，それらの標的遺伝子の発現を調節する（表7・2）．

VDR: vitamin D receptor

TR: thyroxine receptor

欠乏症と過剰症　ビタミンAは，おもにレチニルエステルとして動物性食品に含まれ，レバーやウナギに多い．ビタミンAが欠乏すると，ロドプシンの合成が低下するために，暗順応の低下や夜盲症などの視覚症状が起こる．また，皮膚の乾燥，角化，免疫力の低下，成長不良なども欠乏症として知られる．一方，過剰に摂取すると，頭蓋内圧の亢進によって頭痛が起こる．妊婦では，胎児が奇形になる危険性がある．

プロビタミンAは，ニンジンやホウレンソウなどの緑黄色野菜に多い．プロビタミンAは必須栄養素ではないため，欠乏症はない．β-カロテンを過剰に摂取すると柑皮症や高カロテン血症になることはあるが，これらに毒性はない．

柑皮症: みかんに多いβ-クリプトキサンチンやβ-カロテンの食べ過ぎによって，手の平や足の裏が黄色くなる症状．

7・2・2 ビタミンD

種類　ビタミンDには，ビタミンD_2（エルゴカルシフェロール）と，ビタミンD_3（コレカルシフェロール）の2種類がある（図7・5）．ビタミンD_2は，

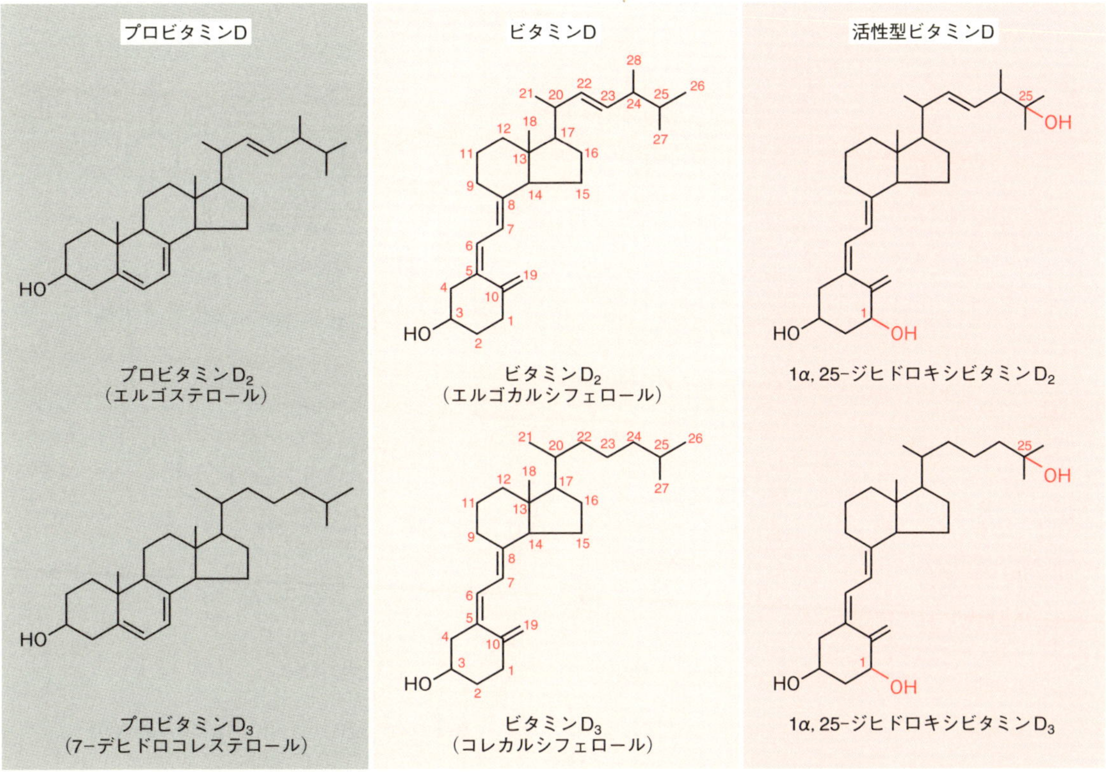

図7・5　ビタミンDの種類　上段がビタミンD_2，下段がビタミンD_3のプロビタミンD，ビタミンD，活性型ビタミンDを示した．植物性食品に含まれるプロビタミンD_2はヒトの小腸で吸収されないため，ヒト体内でプロビタミンD_2からビタミンD_2への変換が起こることはない．

キノコ類においてプロビタミン D_2（エルゴステロール）から合成され，ビタミン D_3 は，動物組織においてプロビタミン D_3（7-デヒドロコレステロール）から合成される．さらに，ビタミン D はヒトの体内で**活性型ビタミン D** に変換されて生理作用を発揮する．活性型ビタミン D には，$1\alpha,25$-ジヒドロキシビタミン D_2（$1\alpha,25$-ジヒドロキシエルゴカルシフェロール）と，$1\alpha,25$-ジヒドロキシビタミン D_3（$1\alpha,25$-ジヒドロキシコレカルシフェロール）がある．

代謝　紫外線によってプロビタミン D_2 からビタミン D_2 が合成される．動物では，コレステロール代謝の中間代謝産物であるプロビタミン D_3 が，皮膚で日光の紫外線によってビタミン D_3 に変換される（図 7・6）．このように，ヒトはビタミン D_3 を合成することができるため，ビタミン D をホルモンの一種と考えることもできる．

ビタミン D は，体内で 2 段階の水酸化を受けて，活性型ビタミン D に変換される．すなわち，食事から摂取したビタミン D_2・D_3 と，皮膚で生成したビタミン D_3 は，肝臓の 25-水酸化酵素（ヒドロキシラーゼ）によって 25-ヒドロキシビタミン D になる．次に，腎臓の 1α-水酸化酵素によって，活性型ビタミン D である $1\alpha,25$-ジヒドロキシビタミン D になる（図 7・6）．ヒトでは，ビタミン D_2 と D_3 の生理活性はほぼ同じと考えられており，ビタミン D_2 と D_3 が体内で相互変換されることはない．ビタミン D の栄養状態の指標には，血液中のビタ

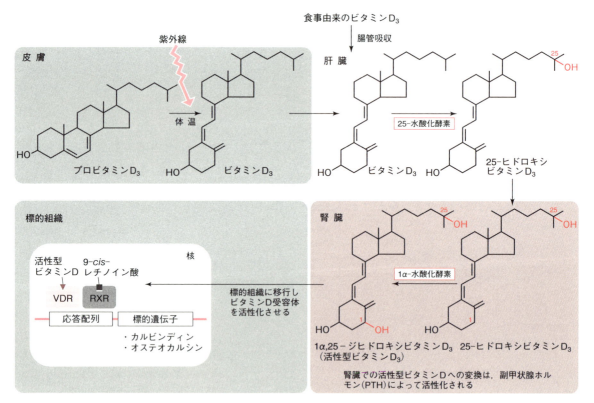

図 7・6 ビタミン D_3 の代謝　ビタミン D は，肝臓と腎臓で 2 段階の水酸化を受け，活性型ビタミン D になる．活性型ビタミン D は，小腸に運ばれてカルビンディン遺伝子の発現を活性化したり，骨に運ばれてオステオカルシン遺伝子の発現を活性化したりする．VDR: ビタミン D 受容体，RXR: レチノイド X 受容体．

ミンD濃度ではなく，25-ヒドロキシビタミンD濃度が用いられる．

生理作用　　ビタミンDの代表的な生理作用は，遺伝子発現の調節を介したカルシウム代謝の調節である．活性型ビタミンDは小腸において，核内受容体であるビタミンD受容体（VDR）を活性化させる．ビタミンD受容体は，前述のレチノイドX受容体とヘテロ二量体を形成し，カルシウム結合タンパク質であるカルビンディンの転写を活性化してその合成を増加させる．カルビンディンは，小腸でのカルシウムの吸収と腎臓でのカルシウムの再吸収を促進するため（図8・1参照），カルビンディンの合成増加によって血液中のカルシウム濃度が上昇する．このような仕組みで，活性型ビタミンDは血液中のカルシウム濃度を上昇させる．また，ビタミンD受容体は，骨基質タンパク質であるオステオカルシンの転写を活性化することによって，骨代謝を調節している．

VDR: vitamin D receptor

欠乏症と過剰症　　ビタミンD$_2$はキクラゲやシイタケなどのキノコ類に含まれ，ビタミンD$_3$はイワシやサケなどの魚類に多く含まれる．ビタミンDはカルシウム代謝を調節するため，ビタミンDの欠乏症はカルシウムの欠乏症と同じく小児の**くる病**と成人の**骨軟化症***である．先天性くる病の原因遺伝子が，腎臓

* くる病と骨軟化症では，カルシウムとリンが骨に沈着しにくくなり，背骨や脚の骨の湾曲や痛みが起こる．日本では，小児に対する極度の紫外線の防御と，食物アレルギーの増加に伴う偏食によって，最近くる病が微増傾向にある．

表7・3　くる病の原因

分類	おもな原因	特徴
ビタミンDの欠乏	食事からのビタミンDの摂取不足	食物アレルギーのための食事制限によるものが多い
	紫外線の照射不足	過度な紫外線予防が原因となる
	ビタミンDの吸収障害	消化管の機能障害
ビタミンDの活性化障害	ビタミンD依存性くる病1型	腎臓の1α-水酸化酵素の遺伝子変異
	慢性腎不全	腎不全による活性型ビタミンDの合成低下
ビタミンDの作用障害	ビタミンD依存性くる病2型	ビタミンD受容体の遺伝子変異
ビタミンD以外の理由によるもの	家族性低リン血症性ビタミンD抵抗性くる病	腎臓でのリンの再吸収の障害による低リン血症
	未熟児くる病	母乳で育てられた低体重児のリン欠乏が原因となる場合が多い
	腎尿細管性アシドーシス	アシドーシスによる骨塩の溶解

表7・4　おもな植物油のビタミンE含量〔mg/100 g〕

	総ビタミンE	トコフェロール				トコトリエノール			
		α	β	γ	δ	α	β	γ	δ
小麦胚芽油	239.8	149.2	57.8	22.4	2.5	2.3	5.4	0.2	—
大豆油	107.3	8.2	1.0	69.3	28.1	—	—	—	—
米油	97.7	32.2	—	9.2	1.2	16.8	—	33.2	2.8
コーン油	93.0	18.6	1.1	67.9	3.1	2.9	—	3.3	—
パーム油	53.5	14.8	—	0.2	—	12.2	1.0	21.5	3.7
サフラワー油	46.3	42.9	0.5	3.0	0.2	—	—	—	—
ゴマ油	41.1	1.1	0.3	38.1	1.7	—	—	—	—
オリーブ油	14.6	13.5	0.1	1.0	—	—	—	—	—

の1α-水酸化酵素（1型）と，ビタミンD受容体（2型）であることからも，骨代謝におけるビタミンDの重要性は明らかである（表7・3）．慢性腎不全などの腎疾患や腎臓摘出によって起こる骨病変にも，活性型ビタミンDが投与される．また，ビタミンD_3はヒトの皮膚で生成するため，日照時間の短い地域では欠乏症になりやすい．一方，過剰症は高カルシウム血症である．

7・2・3 ビタミンE

種類　ビタミンEは，トコフェロールとトコトリエノールに分類され，それぞれに$\alpha, \beta, \gamma, \delta$の4種類がある（図7・7）．8種類のビタミンEは，ヒトの体内で相互に変換されることはない．

代謝　私たちが食事から摂取しているビタミンEのほとんどは，α-トコフェロールとγ-トコフェロールである（表7・4）．食品中に含まれるビタミンEは，小腸で吸収されてキロミクロンに結合し，リンパ，血液循環を経て肝臓に運

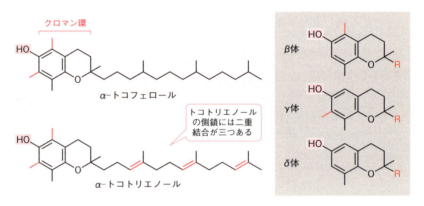

図7・7　ビタミンEの種類　ビタミンEの抗酸化作用は，クロマン環のヒドロキシ基（-OH）に由来する．8種類のビタミンEは，どれもヒドロキシ基をもつため，試験管内では抗酸化作用を示す．またヒト体内では相互変換されない．

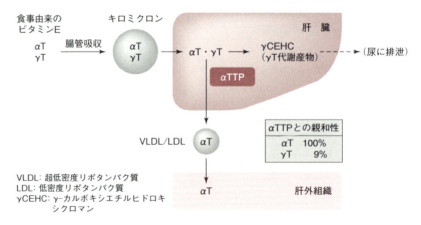

図7・8　ビタミンEの代謝　小腸で吸収されたα-トコフェロール（αT）とγ-トコフェロール（γT）は，キロミクロンによって肝臓まで運ばれる．α-トコフェロール輸送タンパク質（αTTP）と結合しやすいα-トコフェロールは，さらにリポタンパク質（VLDL/LDL）によってさまざまな組織に運ばれる．一方，γ-トコフェロールのほとんどは，肝臓で代謝されて尿中に排泄される．

ばれる．肝臓にはα-トコフェロール輸送タンパク質（αTTP）が存在し，αTTPはビタミンEが肝臓から血液中に放出させるのを助ける．αTTPは，8種類のビタミンEのなかでα-トコフェロールに最も結合しやすいため，α-トコフェロールが優先的に肝臓からさまざまな組織に運ばれる．それ以外のビタミンEは，その多くが肝臓で代謝産物に分解されて体外に排泄される（図7・8）．したがって，摂取するビタミンEの種類に関わらず，私たちの体内のビタミンEは，α-トコフェロールが圧倒的に多い．そのため，日本人の食事摂取基準では，食品中のα-トコフェロール量をビタミンE量として策定している．

αTTP: α-tocopherol transfer protein

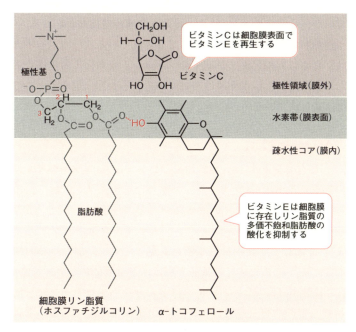

図7・9 細胞膜のリン脂質とビタミンE・ビタミンCの相互作用
α-トコフェロールは，クロマン環を細胞膜表面に向け，側鎖がリン脂質の脂肪酸部分に隣り合う形で細胞膜に存在し，多価不飽和脂肪酸の酸化を抑制している．

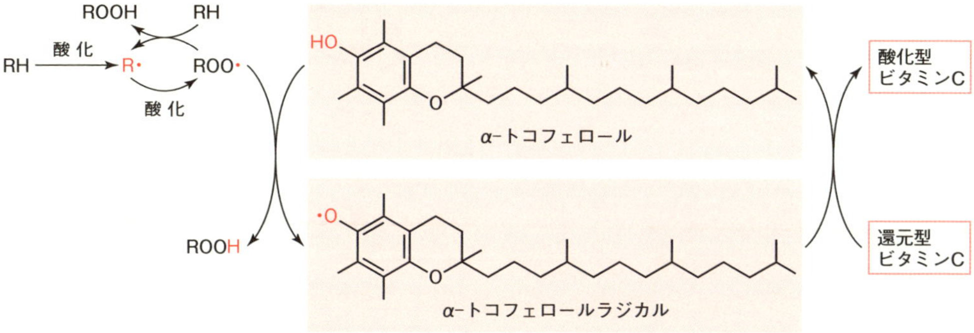

図7・10 ビタミンEの抗酸化作用 細胞膜リン脂質に含まれる多価不飽和脂肪酸は，酸化されると脂質ラジカルとなり，さらにペルオキシラジカルになると，周りの脂肪酸をつぎつぎに酸化していく．α-トコフェロールは，このような連鎖的な脂質の酸化を抑制する．RH：脂肪酸，R・：脂質ラジカル，ROO・：多価不飽和脂肪酸などのペルオキシラジカル，ROOH：多価不飽和脂肪酸などのヒドロペルオキシド．

生理作用 ビタミンEのおもな生理作用は，抗酸化作用である．ビタミンEは生体膜に存在し（図7・9），脂溶性の**抗酸化物質**として，多価不飽和脂肪酸の酸化を防いで過酸化脂質の生成を抑制している（図7・10）．そのため，多価不飽和脂肪酸の摂取量が増えると，体内でのビタミンEの消費が増え，その要求量も増える．

欠乏症と過剰症 ビタミンEは，植物由来の脂溶性成分であるため，おもな供給源は植物油である（表7・4）．α-トコフェロールは，サフラワー油やコーン油などの植物油や，アーモンドやピーナッツなどの種実類に多い．ビタミンEは，ラットの抗不妊因子[*1]として発見された．ヒトでは，ビタミンEが不足すると赤血球膜が弱くなるために，特に低体重児で**溶血性貧血**が起こる．また，末梢神経障害や運動障害なども欠乏症状として知られている．一方，日本人の食事摂取基準では，食事以外のビタミン剤やサプリメントなどによる極端な過剰摂取を予防するために，耐用上限量が設けられている．しかし，現在のところビタミンEの過剰症は知られていない．

[*1] ビタミンEが不足すると，妊娠時に胎児が成長する過程で，一過性に増える酸化ストレスを防ぐことができず，妊娠を継続できなくなると考えられている．

7・2・4 ビタミンK

種類 ビタミンKには，植物由来の**ビタミンK_1（フィロキノン）**と，微生物由来の**ビタミンK_2（メナキノン）**がある．メナキノンには，側鎖の長さの違いによってメナキノン-4やメナキノン-7などの種類がある[*2]（図7・11）．日本人の食事摂取基準では，フィロキノン，メナキノン-4，メナキノン-7の3種類をビタミンKとして，食事摂取基準を策定している．また，腸内細菌もメナキノンを合成する．ビタミンKの補酵素型は，還元型ビタミンKである．

[*2] ヒト体内のメナキノンは鎖長により4〜13まで存在する．

代謝 私たちは，ビタミンKのほとんどをフィロキノンとして摂取しているが，納豆などの発酵食品にはメナキノン-7が多く含まれる．小腸から吸収されたビタミンKの大部分は，リポタンパク質によってさまざまな組織に運ば

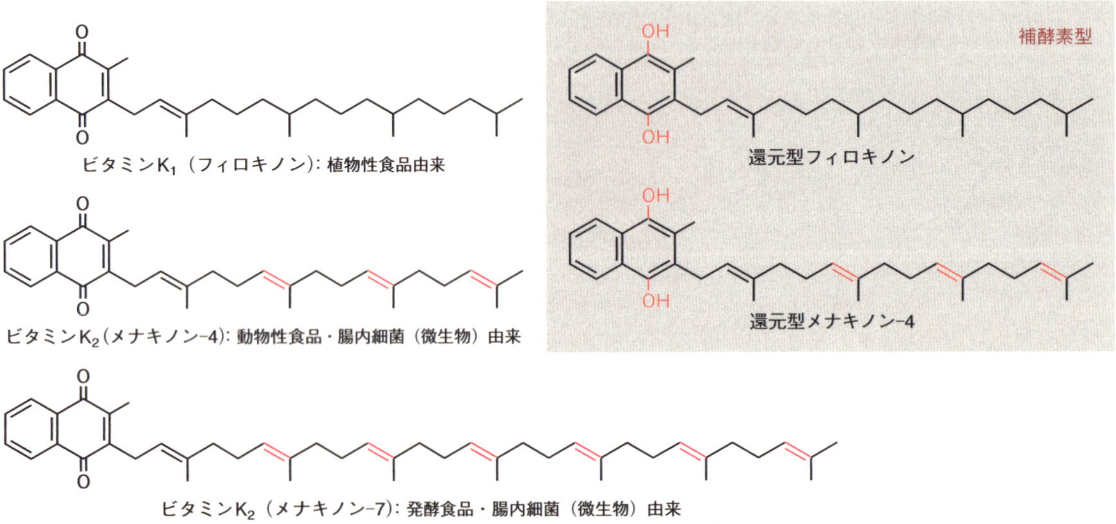

ビタミンK_1（フィロキノン）：植物性食品由来

ビタミンK_2（メナキノン-4）：動物性食品・腸内細菌（微生物）由来

ビタミンK_2（メナキノン-7）：発酵食品・腸内細菌（微生物）由来

還元型フィロキノン 補酵素型

還元型メナキノン-4

図7・11 ビタミンKの種類

れる．ヒト体内にはビタミン K の側鎖の変換酵素が存在し，食事から摂取したフィロキノンの一部は，体内でメナキノン-4 に変換されて生理作用を発揮する．

腸内細菌によって生成したメナキノンの一部も，吸収されて体内で利用されると推測される．そのため，抗生物質服用時にはビタミン K の必要量が増える．

生理作用 還元型ビタミン K は，タンパク質のグルタミン酸（Glu）残基をカルボキシグルタミン酸（Gla）残基に変換する**ビタミン K 依存性カルボキシラーゼ**の補酵素である（図 7・12）．ビタミン K 依存性の Gla タンパク質には，**血液凝固因子**や骨基質タンパク質などがあるため（表 7・5），ビタミン K のおもな生理作用は血液凝固作用や骨代謝調節作用である．血液凝固反応*は，血液凝固因子とそれに関わる因子の連鎖的・協調的な反応によって厳密に調節されている．プロトロンビン，第Ⅶ因子，第Ⅸ因子，第Ⅹ因子，プロテイン C などの血液凝固因子は代表的な Gla タンパク質であるため，ビタミン K はこれらの血液

Gla タンパク質：カルボキシグルタミン酸（Gla）をもつタンパク質．二つのカルボキシ基によって，カルシウムイオン（Ca^{2+}）と結合できるようになる．

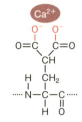

* 血液凝固反応が進みすぎると，血の塊が血管を詰まらせる（血栓）ため危険である．一方，血液凝固反応が進みにくいと，外傷や手術のときに大量出血の危険がある．

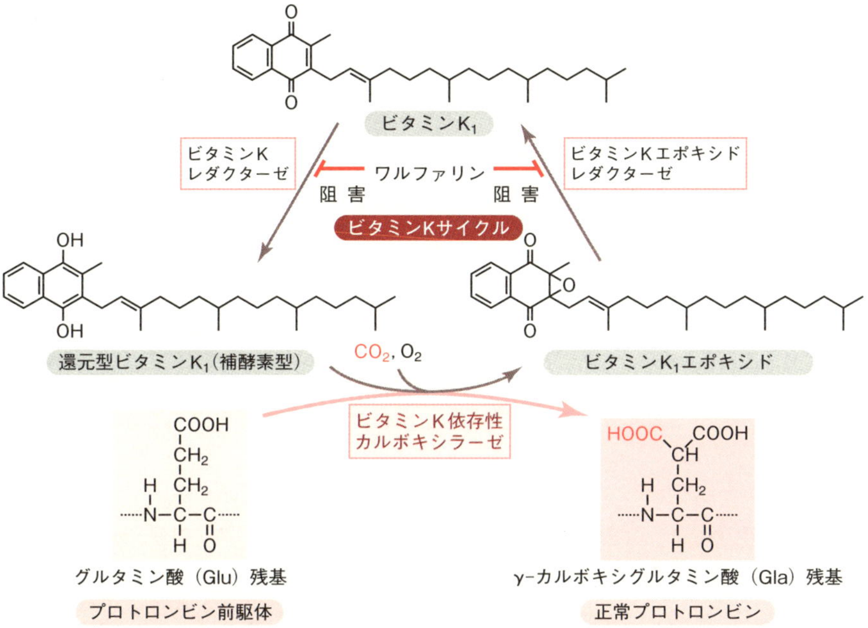

図 7・12 ビタミン K の補酵素作用 Gla タンパク質は，ビタミン K 依存性カルボキシラーゼ反応によって生成した Gla 残基を介してカルシウムイオン（Ca^{2+}）と相互作用する．還元型ビタミン K は補酵素として利用された後，還元されて再利用される（ビタミン K サイクル）．ワルファリンは，ビタミン K サイクルを阻害することによって，血液凝固を抑制する．

表 7・5 おもなビタミン K 依存性タンパク質

種類	タンパク質	生理作用
血液凝固因子	プロトロンビン，第Ⅶ因子，第Ⅸ因子，第Ⅹ因子	血液凝固の促進
	プロテイン C，プロテイン S，プロテイン Z	血液凝固の抑制
骨タンパク質	オステオカルシン	骨形成の促進
骨や軟骨，血管のタンパク質	マトリックス Gla タンパク質	動脈石灰化の抑制

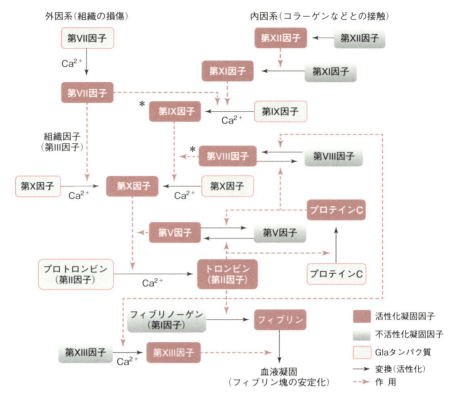

図7・13 血液凝固反応におけるビタミンKの作用 外因系と内因系のどちらからも第X因子の活性化が起こり，つづいてトロンビンの活性化，フィブリンの生成が起こって血液が凝固する．ビタミンKは，第Ⅶ因子，第Ⅸ因子，第X因子，プロトロンビンの活性化に必要である．また，ビタミンKはプロテインCを活性化させることによって，第Ⅷ因子と第Ⅴ因子を不活性化させ，血液凝固を抑制する．＊第Ⅷ因子と第Ⅸ因子の遺伝子は血友病の原因遺伝子．

凝固因子の合成を介して血液凝固反応を調節している（図7・13）．

欠乏症と過剰症 フィロキノンは，ホウレンソウやブロッコリーなどの緑葉野菜や，ワカメや海苔などの海藻類に含まれる．メナキノン-4はおもに肉類に含まれ，メナキノン-7は納豆に特に多いほか，チーズなどの発酵食品にも含まれる．ビタミンKは血液凝固因子の合成に必要であるため，ビタミンKが不足すると血液凝固の遅延や出血が起こりやすくなる．特に，腸内細菌叢が未発達な新生児に消化管出血，乳児に頭蓋内出血が発症したため，このようなビタミンK依存性出血症の予防のために，現在では新生児にビタミンKシロップ[*1]が投与されている．

血栓塞栓症の予防・治療薬として使われている血液抗凝固薬の**ワルファリン**[*2]は，ビタミンKレダクターゼとビタミンKエポキシドレダクターゼの活性を阻害することによって，ビタミンK依存性の血液凝固因子の生成を抑制する（図7・12参照）．ビタミンK含量の多い納豆などの摂取はワルファリン効力を弱めるため，ワルファリン服用者は注意する必要がある．

また，ビタミンKの不足によって，骨折の危険性が増加することも明らかになった．わが国では，メナキノン-4を骨粗鬆症の治療薬として利用している．

[*1] わが国では，出生時，1週間以内，3カ月児健診の3回投与している．

[*2] 発酵したスイートクローバーで飼育したウシの出血死から，ビタミンKの血液凝固作用や，ジクマロール（スイートクローバーの成分）のビタミンK阻害作用が明らかになり，同様の作用をもつワルファリンが開発された．

ビタミンKの過剰症については知られていない.

7・3 水溶性ビタミンの栄養

7・3・1 ビタミンB_1

種類 ビタミンB_1（チアミン）の補酵素型は，**チアミン二リン酸**（チアミンピロリン酸，TPP）である．また，ニンニクには，ニンニク特有の臭気成分であるアリシンと結合したアリチアミン*として存在する（図7・14）．

代謝 チアミンは，食品中ではリン酸と結合しているものが多い．消化管内で加水分解されて遊離チアミンとなって吸収され，その多くは体内でリン酸化合物として存在する．チアミンを大量に摂取して組織内で飽和すると，過剰分はそのまま尿中に排泄される．

TPP: thiamin pyrophosphate

* アリチアミンは脂溶性なので，チアミンに比べて吸収率が良く，体内保持率も良い．アリチアミン誘導体にはフルスルチアミンやプロスルチアミンなどがあり，ビタミン剤として利用されている．

表7・6 ビタミンの補酵素作用

ビタミン名		補酵素型	補酵素として働く酵素反応
ビタミンK	ビタミンK_1	還元型フィロキノン	ビタミンK依存性カルボキシラーゼ（タンパク質のカルボキシグルタミン酸化）
	ビタミンK_2	還元型メナキノン	
B群ビタミン	ビタミンB_1	チアミン二リン酸（TPP）	ピルビン酸デヒドロゲナーゼ複合体（ピルビン酸からアセチルCoAの生成） 2-オキソグルタル酸デヒドロゲナーゼ複合体（クエン酸回路） トランスケトラーゼ（ペントースリン酸回路）
	ビタミンB_2	フラビンアデニンジヌクレオチド（FAD） フラビンモノヌクレオチド（FMN）	酸化還元酵素（糖・脂質代謝など）
	ナイアシン	ニコチンアミドアデニンジヌクレオチド（NAD） ニコチンアミドアデニンジヌクレオチドリン酸（NADP）	酸化還元酵素（糖・脂質代謝など）
	ビタミンB_6	ピリドキサールリン酸（PLP）	アスパラギン酸アミノトランスフェラーゼ アラニンアミノトランスフェラーゼ（アミノ基転位反応） グリコーゲンホスホリラーゼ（グリコーゲン分解）
	ビタミンB_{12}	メチルコバラミン	メチオニンシンターゼ（メチオニン合成・葉酸代謝）
		アデノシルコバラミン	メチルマロニルCoAムターゼ（奇数鎖脂肪酸や分枝アミノ酸の代謝）
	葉酸	テトラヒドロ葉酸（THF）	メチオニンシンターゼ（メチオニン合成）
	パントテン酸	補酵素A（CoA）	アシルCoA，アセチルCoAの合成 脂肪酸合成酵素複合体
	ビオチン		アセチルCoAカルボキシラーゼ（脂肪酸合成） ピルビン酸カルボキシラーゼ（糖新生） プロピオニルCoAカルボキシラーゼ（奇数鎖脂肪酸や分枝アミノ酸の代謝）

生理作用　チアミン二リン酸は，解糖系からクエン酸回路へのピルビン酸デヒドロゲナーゼ複合体（図7・15，図7・16 ⑥），クエン酸回路の中間反応を触媒する2-オキソグルタル酸デヒドロゲナーゼ複合体（α-ケトグルタル酸デヒドロゲナーゼ複合体，図7・16 ⑩），ペントースリン酸回路のトランスケトラー

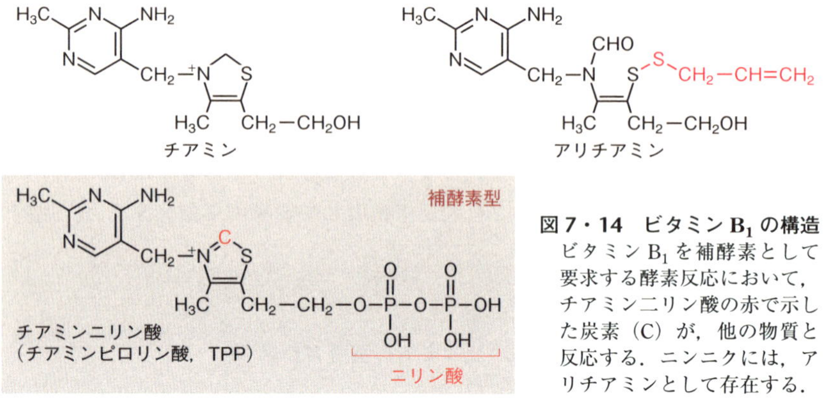

図7・14　ビタミン B_1 の構造　ビタミン B_1 を補酵素として要求する酵素反応において，チアミン二リン酸の赤で示した炭素（C）が，他の物質と反応する．ニンニクには，アリチアミンとして存在する．

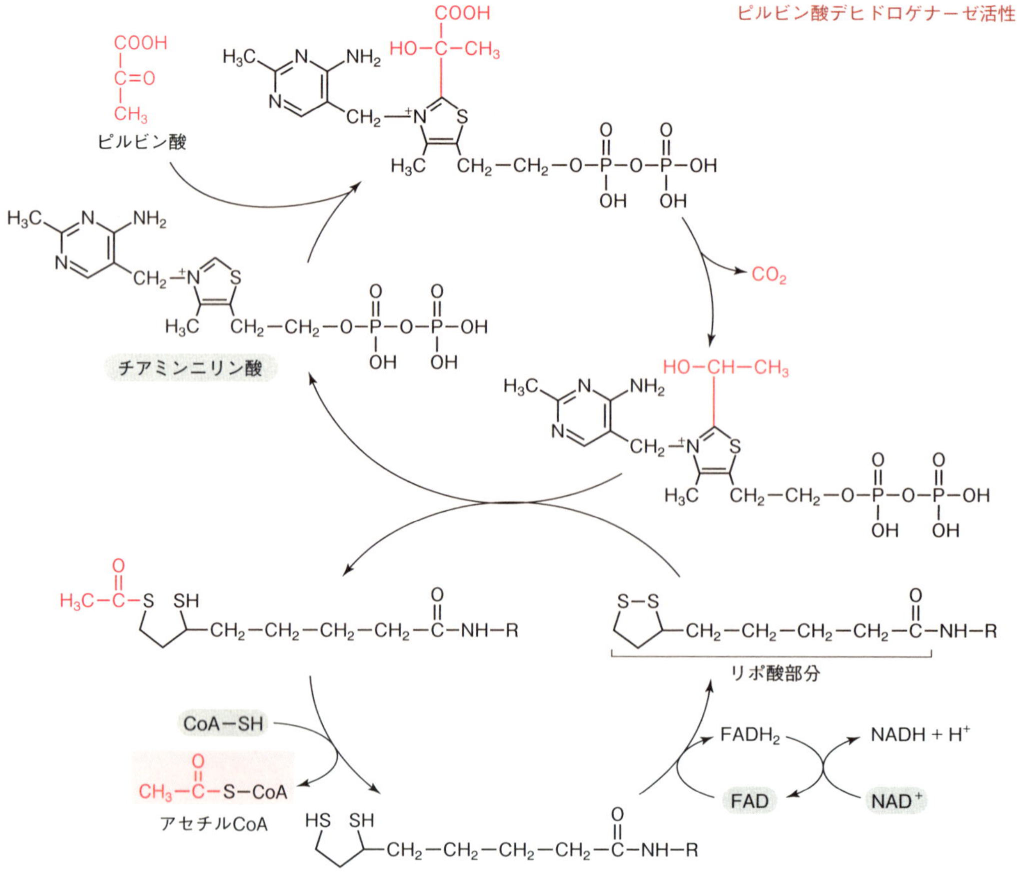

図7・15　ピルビン酸デヒドロゲナーゼ複合体の反応とビタミン B_1 の補酵素作用　ピルビン酸が脱炭酸されてアセチル CoA が生成する反応．補酵素としてチアミン二リン酸（TPP），リポ酸，フラビンアデニンジヌクレオチド（FAD），ニコチンアミドアデニンジヌクレオチド（NAD），補酵素 A（CoA）が必要である．

ゼ（図 7・16 ②）の補酵素である（p.123，表 7・6）．このように，チアミンは糖代謝の補酵素として働いている．

欠乏症　ビタミン B_1 は，米のぬかと胚芽に含まれているが，精白の過程でなくなるために白米には少ない．ピーナッツやゴマ，大豆などの種子に多く含まれ，動物性食品では豚肉やウナギに多い．チアミンは糖代謝に必要であるため，不足すると特に神経細胞でエネルギー不足になり，末梢神経障害である**脚気**や，中枢神経障害であるウェルニッケ・コルサコフ症候群が発症する．米を主食とす

ウェルニッケ・コルサコフ症候群：意識障害，眼球運動障害，失調性歩行を特徴とする急性のビタミン B_1 欠乏症．特にひどいアルコール依存症の場合に起こりやすい．ウェルニッケ脳症ともいう．

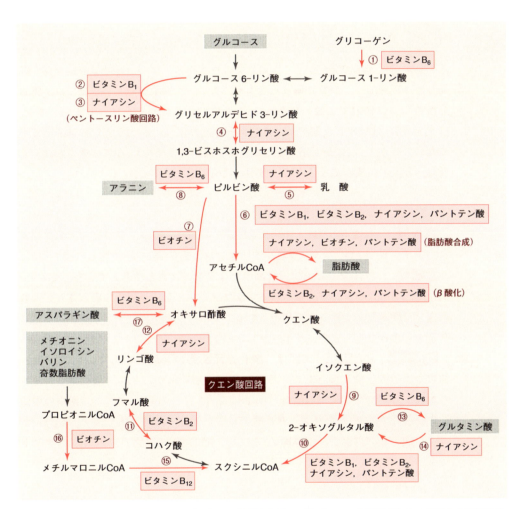

図 7・16　三大栄養素の代謝と B 群ビタミンの補酵素作用　B 群ビタミンを補酵素として必要とする酵素名は，次のとおり．

① グリコーゲンホスホリラーゼ
② トランスケトラーゼ
③ グルコース-6-リン酸デヒドロゲナーゼ
④ グリセルアルデヒド-3-リン酸デヒドロゲナーゼ
⑤ 乳酸デヒドロゲナーゼ
⑥ ピルビン酸デヒドロゲナーゼ複合体
⑦ ピルビン酸カルボキシラーゼ
⑧ アラニンアミノトランスフェラーゼ
⑨ イソクエン酸デヒドロゲナーゼ
⑩ 2-オキソグルタル酸デヒドロゲナーゼ複合体
⑪ コハク酸デヒドロゲナーゼ
⑫ リンゴ酸デヒドロゲナーゼ
⑬ アミノトランスフェラーゼ
⑭ グルタミン酸デヒドロゲナーゼ
⑮ メチルマロニル CoA ムターゼ
⑯ プロピオニル CoA カルボキシラーゼ
⑰ アスパラギン酸アミノトランスフェラーゼ

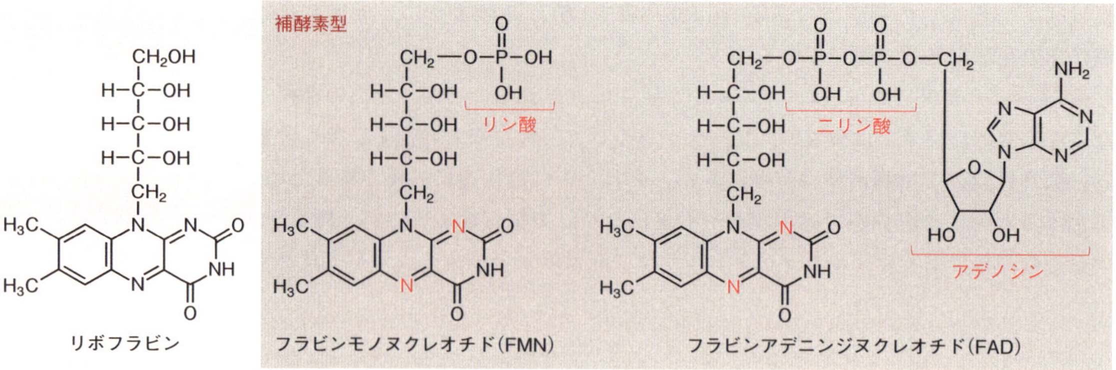

図7・17 ビタミン B_2 の構造　補酵素型の FMN と FAD では，赤字で示した窒素（N）で水素の授受を行う（図7・18参照）．

るアジアでは脚気の発症が多く，欧米ではウェルニッケ・コルサコフ症候群が多発した．現在でも，糖質に偏った食事や，スポーツ選手の激しい運動では，糖質分解のために体内で大量のビタミン B_1 が使われるため，不足しやすい．また，ビタミン B_1 はピルビン酸デヒドロゲナーゼ複合体（図7・16⑥）の補酵素であるため，ビタミン B_1 が不足するとピルビン酸がアセチル CoA に変換されにくくなり，乳酸の生成が高まるために血中の乳酸値が上昇する．

7・3・2　ビタミン B_2

FAD: flavin adenine dinucleotide

FMN: flavin mononucleotide

種類　ビタミン B_2（リボフラビン）の補酵素型は，フラビンアデニンジヌクレオチド（FAD）と，フラビンモノヌクレオチド（FMN）である（図7・17）．

代謝　リボフラビンは，食品中ではタンパク質と結合して存在している．消化管内でタンパク質が分解され，リボフラビンとして小腸から吸収されて，各組織で補酵素型に変換されて利用される．リボフラビンは，一定量以上は体内に蓄積することなく，尿中にリボフラビンのまま排泄される．

生理作用　FAD と FMN は，**酸化還元反応**の補酵素として（図7・18a），糖質や脂質の代謝に関与している．FAD は，解糖系からクエン酸回路へのピルビン酸デヒドロゲナーゼ複合体（図7・15，図7・16⑥），クエン酸回路の中間反応を触媒する 2-オキソグルタル酸デヒドロゲナーゼ複合体（図7・16⑩）とコハク酸デヒドロゲナーゼ（図7・16⑪），脂肪酸の β 酸化のアシル CoA デヒド

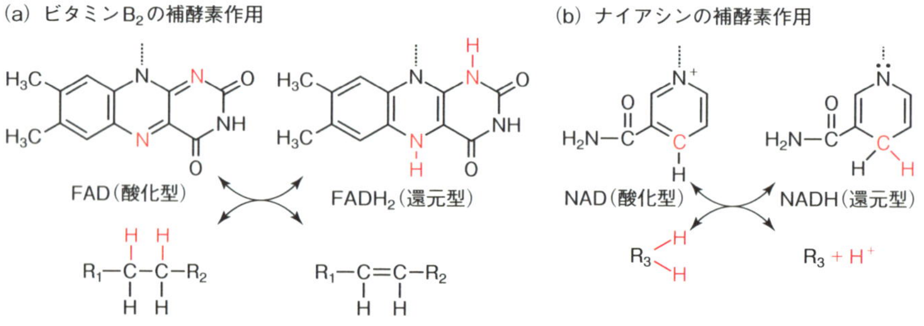

図7・18 ビタミン B_2 とナイアシンの補酵素作用　FAD と NAD^+ は，酸化還元反応の水素の受容体または供与体として働く．

ロゲナーゼなどの反応の補酵素である．また，FADとFMNは，ミトコンドリアの電子伝達系の反応にも必要である．

欠乏症　ビタミンB_2はさまざまな食品に含まれるが，特にレバー，ウナギ，卵，乳製品などに多い．ビタミンB_2の欠乏症は，口角炎，口唇炎，舌炎などの皮膚の炎症である．

7・3・3　ナイアシン

種類　ナイアシンには，ニコチン酸とニコチンアミドがあり，補酵素型として，ニコチンアミドアデニンジヌクレオチド（NAD）と，ニコチンアミドアデニンジヌクレオチドリン酸（NADP）がある（図7・19）．

代謝　ナイアシンは，食品から摂取する以外に，不可欠アミノ酸であるトリプトファンの代謝の副産物[*1]として体内で合成される．トリプトファン60 mgがナイアシン1 mgに相当する．ナイアシンは，体内でNADやNADPとして利用された後，N-メチルニコチンアミドとして尿中に排泄される．

生理作用　NADやNADPは，**酸化還元反応**の補酵素として（図7・18b），糖質や脂質の代謝に必要である．NADは，解糖系のグリセルアルデヒド-3-リン酸デヒドロゲナーゼ（図7・16 ④），ピルビン酸を乳酸に変換させる乳酸デヒドロゲナーゼ（図7・16 ⑤），解糖系からクエン酸回路へのピルビン酸デヒドロゲナーゼ複合体（図7・15，図7・16 ⑥）や，クエン酸回路の中間反応を触媒するイソクエン酸デヒドロゲナーゼ（図7・16 ⑨），2-オキソグルタル酸デヒドロゲナーゼ複合体（図7・16 ⑩），リンゴ酸デヒドロゲナーゼ（図7・16 ⑫）などの反応，さらに脂肪酸のβ酸化において，補酵素として働いている．一方NADPは，ペントースリン酸回路（図7・16 ③），脂肪酸合成，コレステロール合成の過程で補酵素として機能する．

欠乏症　ナイアシンは，レバーや肉類，カツオ，マグロ，シメジ，ピーナッツなどに多く含まれる．ナイアシンの代表的な欠乏症は，皮膚炎，下痢，認知症の特徴的な症状を示す**ペラグラ**[*2]である．タンパク質の摂取量が少ない場合は，トリプトファンからナイアシンへの合成量も減るため，ナイアシンの必要量が増

NAD: nicotinamide adenine dinucleotide

NADP: nicotinamide adenine dinucleotide phosphate

[*1] 日本人の食事摂取基準では，ナイアシンの摂取基準をナイアシン当量（NE）で表している．
ナイアシン当量（mgNE）
＝ナイアシン（mg）＋トリプトファン（mg）× 1/60

[*2] イタリア語で，ペラは"皮膚"を，アグラは"粗い"を意味する．トウモロコシにはナイアシンが少なく，さらにトウモロコシの主要タンパク質であるツェインにはトリプトファンも少ないため，トウモロコシを主食とする欧米では，ナイアシン欠乏症であるペラグラが多発した．

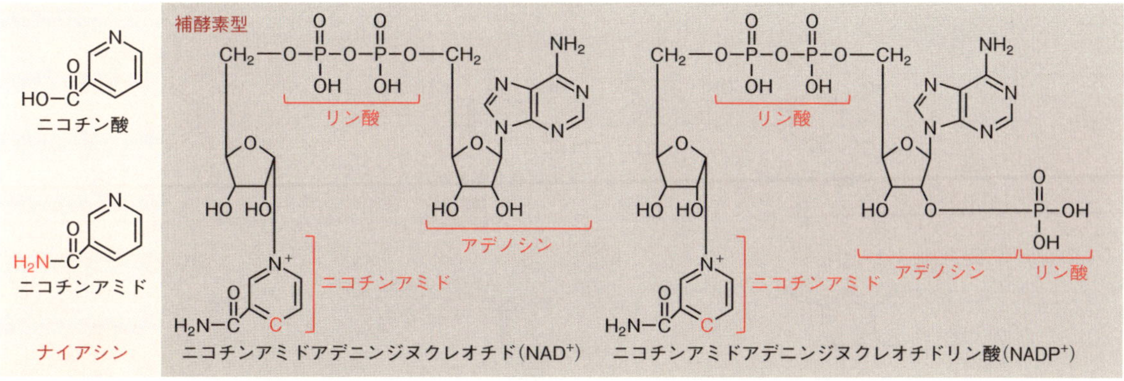

図7・19　ナイアシンの構造　補酵素型のNAD^+と$NADP^+$では，いずれも赤字で示したニコチンアミド部分の炭素（C）で水素の授受を行う（図7・18b参照）．

え．また，有酸素運動などによってエネルギー産生が増えた場合にも，ナイアシンが補酵素として消費されるため，ナイアシンの必要量が増える．

7・3・4 ビタミン B_6

種類　ビタミン B_6 には，ピリドキシン，ピリドキサール，ピリドキサミンがあり，体内でそれぞれがリン酸化されて，ピリドキシンリン酸（PNP），ピリドキサールリン酸（PLP），ピリドキサミンリン酸（PMP）となる．このうち，補酵素型はピリドキサールリン酸である（図7・20）．

代謝　リン酸型のビタミン B_6（ピリドキシンリン酸，ピリドキサミンリン酸）は，腸管内で遊離型になって小腸から吸収され，その多くは肝臓に運ばれてリン酸型に変換される．ピリドキシンリン酸とピリドキサミンリン酸は，さらにピリドキサールリン酸に変換されて補酵素として働く（図7・20）．

生理作用と欠乏症　ピリドキサールリン酸は，アスパラギン酸アミノトランスフェラーゼやアラニンアミノトランスフェラーゼ*などのアミノ基転移酵素（アミノトランスフェラーゼ）の補酵素である（図7・21，図7・16 ⑧，⑬，⑰）．そのため，タンパク質摂取量が増えると，体内のアミノ酸代謝が活性化されるためにビタミン B_6 の必要量が増える．さらに，ピリドキサールリン酸は，グリコーゲン分解におけるグリコーゲンホスホリラーゼの反応にも補酵素として必要である（図7・16 ①）．

ビタミン B_6 が不足すると，皮膚炎になりやすくなる．ビタミン B_6 は，ニンニク，レバー，魚介類，豆類に多く含まれる．

7・3・5 葉酸

種類　葉酸（プテロイルグルタミン酸）の補酵素型は，**テトラヒドロ葉酸**（THF）である（図7・22）．

代謝と生理作用　葉酸は，食品中では補酵素型でタンパク質と結合して存在している．消化の過程でプテロイルモノグルタミン酸になり，吸収される．テトラヒドロ葉酸は，メチル基（$-CH_3$），メチレン基（$-CH_2-$）などの一炭素単位の

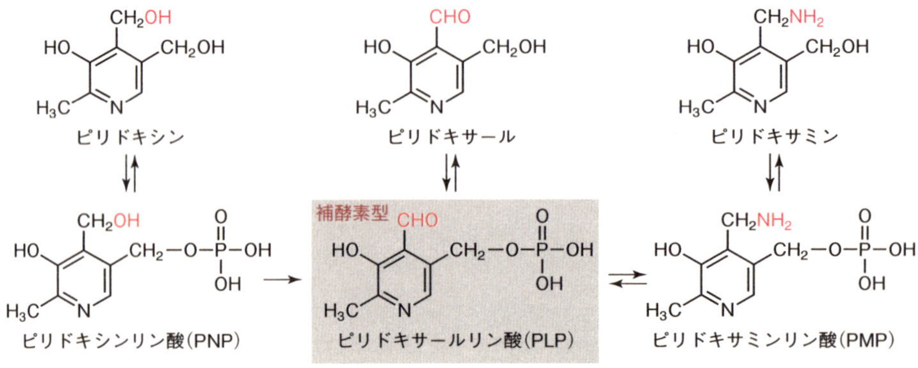

PNP: pyridoxine 5′-phosphate

PLP: pyridoxal 5′-phosphate

PMP: pyridoxamine 5′-phosphate

* これらは，肝臓の細胞質に多く存在し，細胞膜が障害を受けたときに血液中に漏れ出ていくため，血液検査の際の肝機能の指標として利用されている．

THF: tetrahydrofolic acid

図7・20　ビタミン B_6 の種類と変換

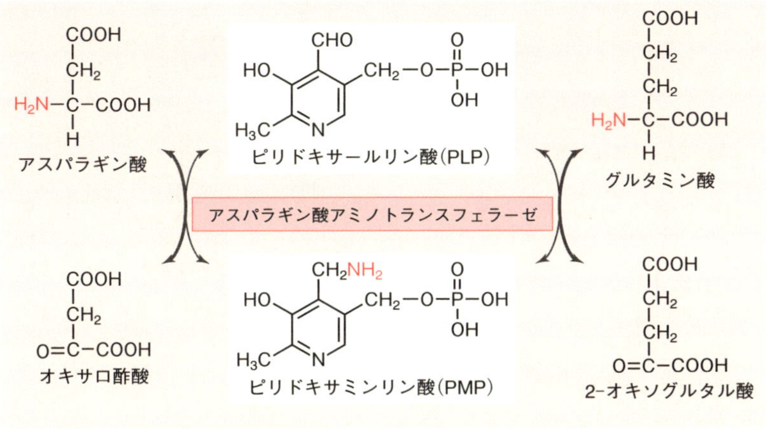

図7・21 アスパラギン酸アミノトランスフェラーゼ反応とビタミン B_6 の補酵素作用 ピリドキサールリン酸 (PLP) は，アミノ酸からアミノ基を受取ってピリドキサミンリン酸 (PMP) となり，さらにα-オキソ酸にアミノ基を受渡すことによって，別のアミノ酸を生成する．

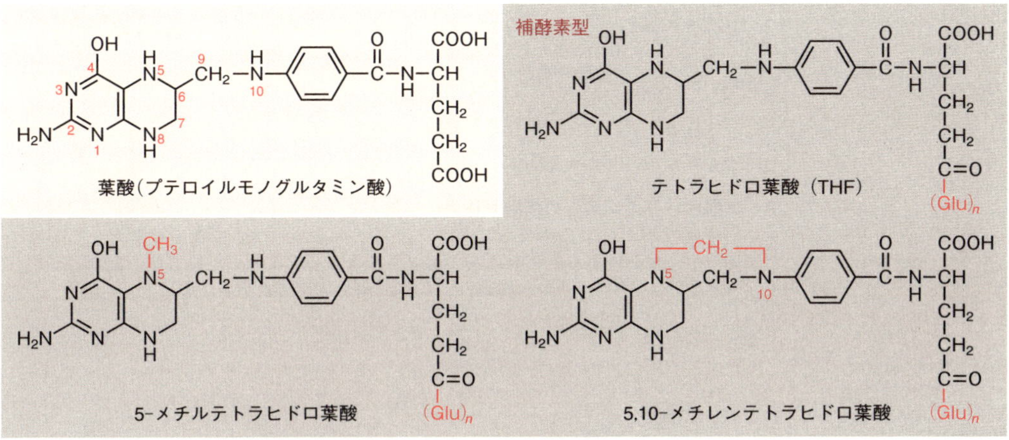

図7・22 葉酸の種類 補酵素型はグルタミン酸が数個結合したポリグルタミン酸型である．

転移反応の補酵素である．5-メチルテトラヒドロ葉酸はメチオニンシンターゼの補酵素であり，5-メチルテトラヒドロ葉酸のメチル基をホモシステインに受渡すことによって，メチオニンを生成する（図7・23）．さらに，メチオニンから生成する S-アデノシルメチオニンは，メチル基供与体としてデオキシリボ核酸 (DNA) のメチル化に必要である．また，5,10-メチレンテトラヒドロ葉酸は，DNA合成に必要なデオキシチミジン一リン酸 (dTMP) の生成に必須である．このように，葉酸はDNAの正常な合成に必要であるため，核酸の合成が亢進しているときには，葉酸の利用が増える．

欠乏症 葉酸は，レバー，ウナギ，枝豆，アスパラガスなどに多く含まれる．葉酸の欠乏症は，DNA合成障害による**巨赤芽球性貧血**である．また，葉酸欠乏によって起こる血液中の**ホモシステイン**濃度の上昇は，動脈硬化症などの心

DNA: deoxyribonucleic acid

dTMP: deoxythymidine monophosphate

巨赤芽球性貧血: 骨髄で赤血球がつくられるときに，DNAの合成障害によって，核が未熟なまま細胞が大きくなった巨赤芽球が増える．その結果，正常な赤血球が減るため貧血になる．

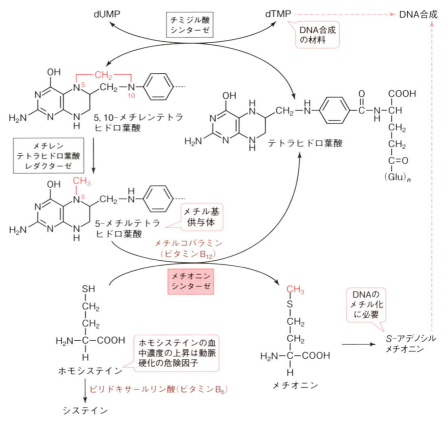

図7・23 葉酸とビタミンB_{12}の補酵素作用 葉酸とビタミンB_{12}（メチルコバラミン）は、メチオニンシンターゼによるホモシステインからメチオニンへの変換の補酵素として働く。ビタミンB_{12}が不足すると葉酸代謝が阻害されるため、葉酸不足になる。葉酸とビタミンB_{12}の不足によって、DNA合成障害による巨赤芽球性貧血が起こる。

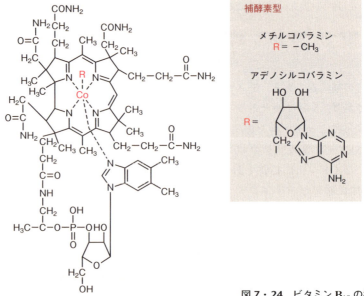

図7・24 ビタミンB_{12}の構造

血管疾患のリスクを上昇させ，新生児の神経管閉鎖障害発症のリスクを高める．そのため，わが国では2000年から，妊婦は妊娠の前から，食事以外の葉酸強化食品やサプリメントを利用して，400 µgの葉酸を摂取するように勧告されている（厚生労働省）．

7・3・6 ビタミン B_{12}

種類　ビタミン B_{12}（コバラミン）は，分子内にコバルトをもつ赤色のビタミンである．補酵素型には，**メチルコバラミンとアデノシルコバラミン**がある（図7・24）．

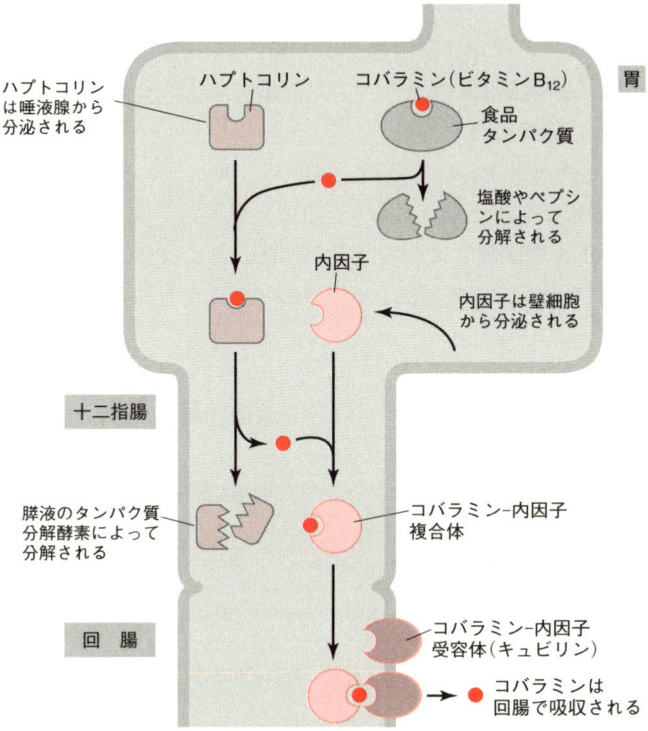

神経管閉鎖障害: 中枢神経のもとになる神経管が正常に形成されない先天性の疾患．胎児の神経管形成は，妊娠4週目までに起こる．母体のホモシステイン濃度の上昇がこの疾患の発症に関与するといわれる．

葉酸強化食品・サプリメント: これらに含まれるプテロイルモノグルタミン酸はそのまま吸収されるため，食事に含まれる補酵素型のポリグルタミン酸よりも体内利用率が高い．

図7・25　ビタミン B_{12} の吸収の仕組み　コバラミンは，胃の壁細胞から分泌される内因子と十二指腸で結合し，コバラミン-内因子複合体として回腸の受容体によって吸収される．遊離のコバラミンは吸収されないため，萎縮性胃炎や胃切除の場合には欠乏になりやすい．

吸収　コバラミンは，食品中ではタンパク質に結合しており，胃内で唾液タンパク質であるハプトコリンと結合する．ハプトコリンが十二指腸で膵液消化酵素によって分解されると，コバラミンは十二指腸内で，胃の壁細胞から分泌された糖タンパク質である**内因子**と結合する．そして，コバラミン-内因子複合体は，回腸にある輸送体によって吸収される（図7・25）．したがって，胃の壁細胞が破壊される萎縮性胃炎や，胃の摘出手術などによる内因子不足では，コバラミンの摂取量が十分であっても，その吸収不良により欠乏症になりやすい．ま

た，膵臓の機能不全では，ハプトコリンの分解が不十分となりコバラミンが内因子と結合できないために，やはりコバラミンの吸収不良となる．

生理作用　ヒトでビタミン B_{12}（コバラミン）を補酵素として要求する酵素は，メチルコバラミンを補酵素とするメチオニンシンターゼと，アデノシルコバラミンを補酵素とするメチルマロニル CoA ムターゼの二つである．メチオニンシンターゼは，5-メチルテトラヒドロ葉酸のメチル基をホモシステインに転移し，メチオニンとテトラヒドロ葉酸を生成する（図7・23）．

また，メチルマロニル CoA ムターゼは，奇数鎖脂肪酸やコレステロールの側鎖，一部の分枝アミノ酸から生成するメチルマロニル CoA を，スクシニル CoA（クエン酸回路の中間代謝産物）に変換する酵素である（図7・16 ⑮，図7・26）．コバラミンの欠乏によってメチルマロニル CoA ムターゼ活性が低下すると，代わりにメチルマロン酸が体内に蓄積し，尿中にも排泄される（メチルマロン酸尿症）．そのため，血液中のメチルマロン酸濃度およびその尿中排泄量は，ビタミン B_{12} の栄養状態の指標である．

欠乏症　ビタミン B_{12} は，貝類，魚介類，レバーに多く含まれる．萎縮性胃炎で起こる内因子分泌不全によるコバラミン吸収低下は，葉酸欠乏症状をひき起こすため，DNA合成障害による巨赤芽球性貧血になる．これを，**悪性貧血**とよぶ．また，ビタミン B_{12} 不足による下肢の知覚障害も知られている．

悪性貧血：自己免疫疾患の一つ．内因子に対する自己抗体が胃の壁細胞を破壊し，萎縮をひき起こす．末梢血中の巨赤芽球が特徴．生のレバーを食べる肝臓療法が，ビタミン B_{12} の発見につながった．

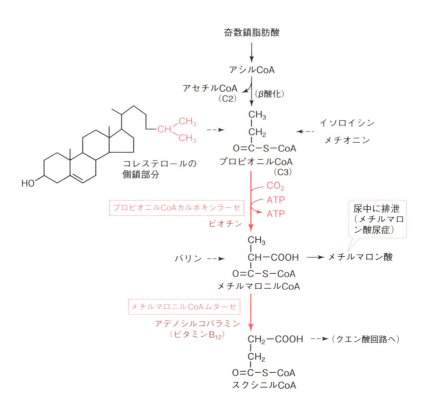

図7・26　奇数鎖脂肪酸，分枝アミノ酸，コレステロール側鎖の代謝におけるビタミン B_{12} とビオチンの補酵素作用

7・3・7 パントテン酸

種類と吸収　**パントテン酸**の補酵素型は，**補酵素A（CoA）**とホスホパンテテインである（図7・27）．パントテン酸は食品中では補酵素型で存在し，小腸で遊離型のパントテン酸になって吸収される．

CoA: coenzyme A

生理作用　パントテン酸は補酵素Aの構成成分であるため，アシルCoAやアセチルCoAとして糖質や脂質の代謝に関与している（図7・16）．ホスホパンテテインは，脂肪酸合成酵素のアシル基キャリアタンパク質ドメインに含まれているため，脂肪酸合成に必要である（付録図15参照）．なお，パントテン酸は食品中に広く含まれるため，日常の食生活で不足することはほとんどないが，欠乏

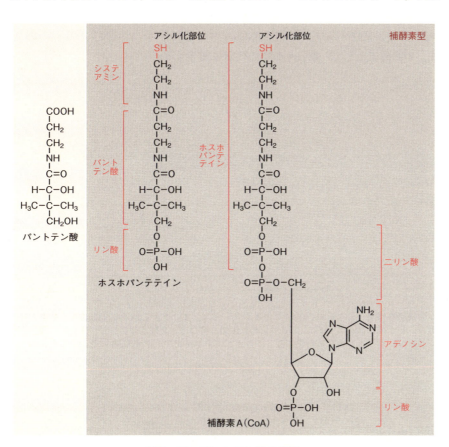

図7・27　パントテン酸の構造

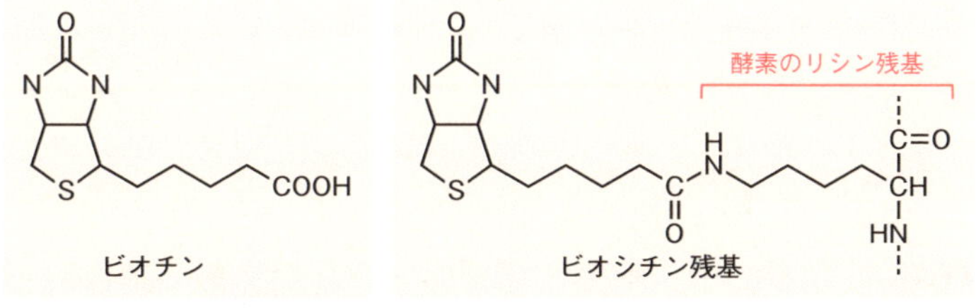

図7・28　**ビオチンの構造**　ビオチンを補酵素として必要とするカルボキシラーゼなどのリシン残基に結合して，ビオシチン残基（ビオチニルリシン残基）を形成する．

症として手足のしびれや痛みが知られている．レバー，納豆，魚介類，きのこ類などには，パントテン酸が多く含まれる．

7・3・8 ビオチン

吸 収　ビオチン（図7・28）は，食品中ではタンパク質に結合して存在し，消化管内で遊離型のビオチンになって吸収される．

生理作用　ビオチンは，カルボキシ基（-COOH）転移反応の補酵素である．脂肪酸合成におけるアセチルCoAカルボキシラーゼ（図7・29），糖新生時にピルビン酸からオキサロ酢酸を生成するピルビン酸カルボキシラーゼ（図7・16⑦），奇数鎖脂肪酸や分枝アミノ酸から生成するプロピオニルCoAをメチルマロニルCoAに変換するプロピオニルCoAカルボキシラーゼ（図7・16⑯，図7・26）の補酵素として，糖質や脂質の代謝に関与する．

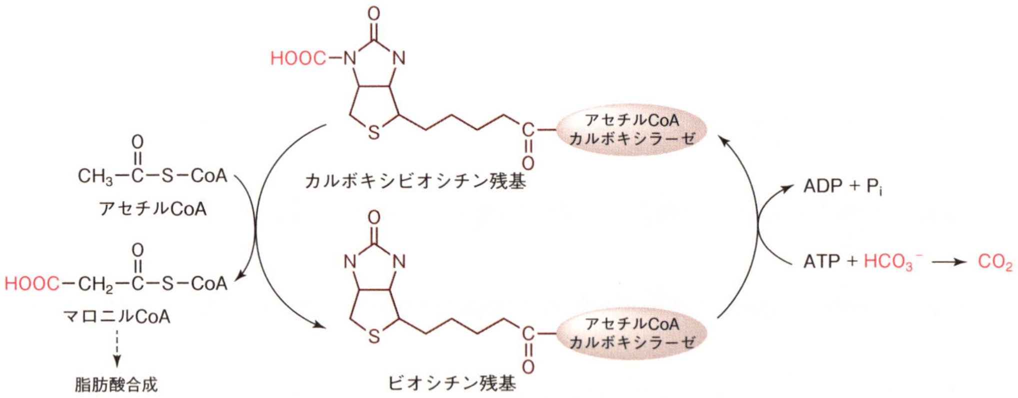

図7・29　ビオチンの補酵素作用　アセチルCoAカルボキシラーゼは，アセチルCoAから脂肪酸を合成する経路の律速酵素である．ビオチンは，アセチルCoAカルボキシラーゼのリシン残基に結合し，さらに二酸化炭素と結合してカルボキシビオシチン残基を形成する．このカルボキシ基をアセチルCoAに受渡すことによって，マロニルCoAを生成する．

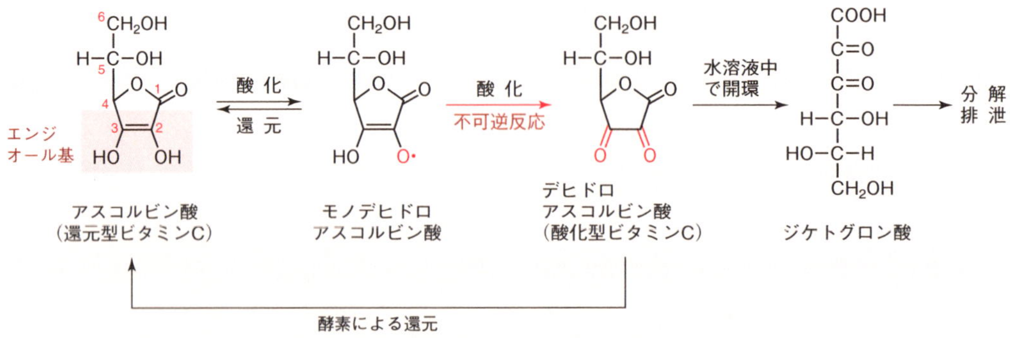

図7・30　ビタミンCの抗酸化作用　アスコルビン酸の抗酸化作用は，エンジオール基（二重結合と二つの水酸基）に由来する．アスコルビン酸は，活性酸素の消去やビタミンEの再生などによって酸化されてモノデヒドロアスコルビン酸になり，さらに酸化されるとデヒドロアスコルビン酸になる．デヒドロアスコルビン酸は，細胞内の抗酸化酵素によってアスコルビン酸に還元されるため，細胞内のビタミンCの95%以上はアスコルビン酸として存在する．

欠乏症　生の卵白タンパク質を大量に摂取すると，卵白タンパク質の一つであるアビジンとビオチンが消化管内で結合するため，ビオチンが不溶性になって吸収されず，脱毛や皮膚炎などのビオチン欠乏症になる可能性がある（卵白障害）．また，先天性代謝異常症児用の特殊ミルク*や，ミルクアレルギー児用のアミノ酸乳，加水分解乳には，ビオチン含量が非常に少ないものがあるため，ビオチン欠乏症に注意する必要がある．しかし，これらの場合を除けば，ビオチンはレバー，卵黄，豆類をはじめとしてさまざまな食品に含まれるため，日常の食生活でほとんど欠乏にはならない．

7・3・9　ビタミンC

種類　ビタミンCには，還元型の**アスコルビン酸**と，酸化型のデヒドロアスコルビン酸があり，相互に変化することによって酸化還元反応を進める（図7・30）．

代謝　アスコルビン酸は，小腸でナトリウム依存性輸送体による能動輸送によって吸収されて，肝臓や副腎，脳などに高濃度に存在する．アスコルビン酸は，体内で酸化されてデヒドロアスコルビン酸になり，さらに酸化されて代謝産物となって尿中に排泄されるほか，過剰摂取したアスコルビン酸は，そのまま尿中に排泄される．

生理作用　アスコルビン酸は，**抗酸化物質**として，活性酸素の消去やビタ

> **アビジン**：卵白に含まれる糖タンパク質．ビオチンとの結合が非常に強力であることを利用して，抗原抗体反応の検出試薬などに応用されている．
>
> * フェニルケトン尿症やメープルシロップ尿症などの代謝異常症の治療として利用される．製造過程で一部の微量栄養素が減少するため，不足する栄養素を他の食事などから補充する必要がある．
>
> **活性酸素**：通常の酸素に比べて非常に不安定で，他の物質との反応性が高い．スーパーオキシドラジカル，ヒドロキシラジカルなどのラジカル種と，過酸化水素やオゾンなどの非ラジカル種に分けられる．細胞内で活性酸素が生成すると，細胞膜のリン脂質やタンパク質，DNAなどが酸化修飾されて，それらの機能が損なわれる．

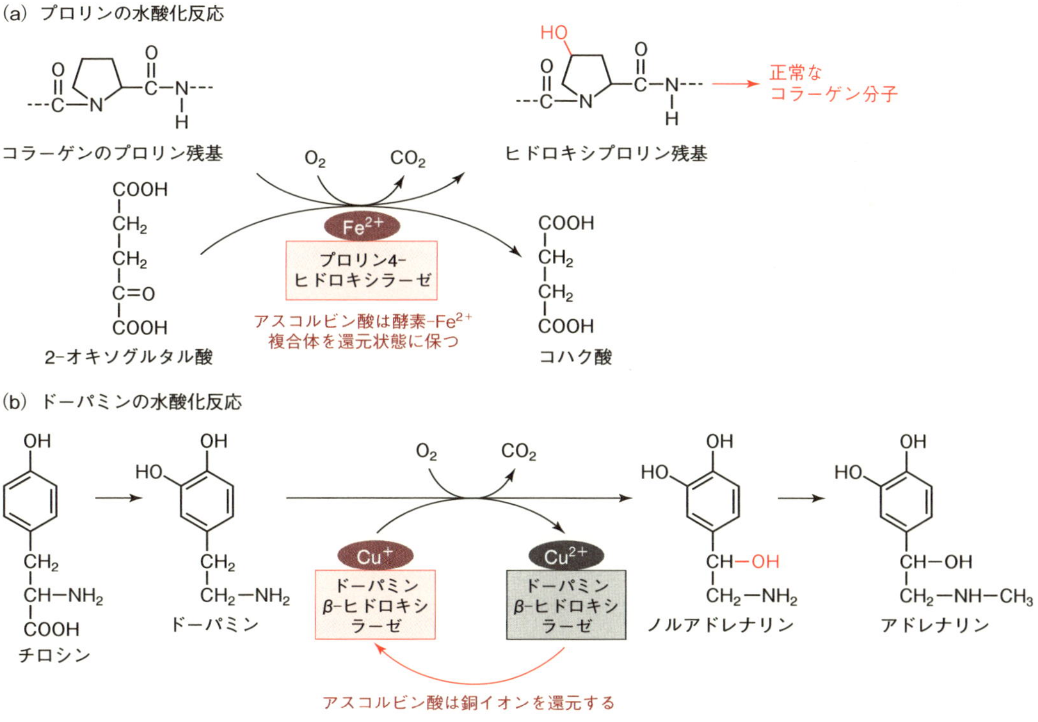

(a) プロリンの水酸化反応

コラーゲンのプロリン残基　→　ヒドロキシプロリン残基 → 正常なコラーゲン分子

O_2　CO_2
Fe^{2+}　プロリン4-ヒドロキシラーゼ
アスコルビン酸は酵素-Fe^{2+}複合体を還元状態に保つ

2-オキソグルタル酸　→　コハク酸

(b) ドーパミンの水酸化反応

チロシン　→　ドーパミン　→　ノルアドレナリン　→　アドレナリン

Cu^+　ドーパミンβ-ヒドロキシラーゼ
Cu^{2+}　ドーパミンβ-ヒドロキシラーゼ
アスコルビン酸は銅イオンを還元する

図7・31　水酸化反応におけるビタミンCの抗酸化作用　アスコルビン酸は，鉄や銅を含む水酸化酵素の反応を促進する．(a) コラーゲンの生合成において，アスコルビン酸はプロリン4-ヒドロキシラーゼの活性中心に存在する2価の非ヘム鉄（Fe^{2+}）を2価の状態に保つ．(b) ノルアドレナリンの生合成では，アスコルビン酸はドーパミンβ-ヒドロキシラーゼの2価の銅イオン（Cu^{2+}）を1価（Cu^+）に還元する．

コラーゲン: 三つのポリペプチド鎖がらせん状になった繊維状のタンパク質で,皮膚や骨,細胞外マトリックスなどを形成している.ヒドロキシプロリンは,三重らせん構造の安定化のために必要である.

＊アミノ酸のチロシンから合成されるドーパミン（神経伝達物質）,ノルアドレナリン,アドレナリンなどをさす.

壊血病: 脱力感や皮膚の乾燥と,その後に起こる出血が特徴である.歯肉や粘膜からの出血,皮下出血,消化管出血が起こって死に至る.

ビタミンC合成酵素: グルコースからL-アスコルビン酸を合成する経路の最終段階を触媒するL-グロノ-γ-ラクトンオキシダーゼ.

ミンEの再生を行う.また,水酸化酵素（ヒドロキシラーゼ）に含まれる鉄イオンや銅イオンを還元状態にすることによって,その水酸化反応を促進する.たとえば,**コラーゲン**の生合成において,アスコルビン酸はプロリンヒドロキシラーゼやリシンヒドロキシラーゼの鉄イオンを常に2価（Fe^{2+}）に保つことによって,プロリンやリシンの水酸化反応を促進する.また,カテコールアミン＊の生合成において,ドーパミンβ-ヒドロキシラーゼ（ドーパミンβ-モノオキシゲナーゼ）の銅イオンを常に1価（Cu^+）に保つことによって,ドーパミンからノルアドレナリンの合成を促進する（図7・31）.さらに,アスコルビン酸は,小腸での鉄の吸収時に3価鉄（Fe^{3+}）から2価鉄（Fe^{2+}）への還元を助けるため,非ヘム鉄の吸収を増加させる（図8・7参照）.

欠乏症　　ビタミンCは,新鮮な野菜や果物に多く含まれる.ビタミンCの欠乏症は,出血を特徴とする**壊血病**である.壊血病は,コラーゲンの合成障害によって起こると考えられる.ビタミンCは,多くの哺乳類では肝臓でグルコースから生成される.ヒトを含む霊長類やモルモットは,進化の過程でビタミンC合成酵素を欠損しているため,ビタミンCを合成することができない.血液中のビタミンC濃度は,ストレスや喫煙によって低下する.

重要な用語

脂溶性ビタミン	ビオチン	ビタミンB_1	ビタミンB_6	ビタミンE
水溶性ビタミン	ビタミン	ビタミンB_{12}	ビタミンC	ビタミンK
ナイアシン	ビタミンA	ビタミンB_2	ビタミンD	葉　酸
パントテン酸				

8 ミネラルの栄養

1. 多量ミネラルには，カルシウム，リン，ナトリウム，カリウム，マグネシウムなどがある．微量ミネラルには，鉄，亜鉛，銅，ヨウ素，マンガン，セレン，モリブデン，クロムなどがある．
2. カルシウム，リン，マグネシウムは，骨や歯などの硬組織の構成成分である．
3. カルシウム，リン，鉄，ヨウ素，クロムは，さまざまな臓器や血液に存在し，その機能発現に寄与する．
4. ナトリウム，カリウム，リンは，浸透圧や酸塩基平衡などの機能を調節する．
5. マグネシウム，鉄，亜鉛，銅，マンガン，セレン，モリブデンは，酵素反応に必要な金属である．

8・1 ミネラルの種類

人体を構成する**主要元素**は，炭素（C），水素（H），酸素（O），窒素（N）の4種類であり，これらが全質量の96%を占める．主要元素以外の元素を**ミネラル（無機質）**という．さらに，人体における含有量の多いものを**多量ミネラル**（マクロミネラル）といい，含有量が成人で10g以下のものを**微量ミネラル**（ミクロミネラル）という[*1]（表8・1）．ヒトはミネラルを体内で合成することができないため，食品から摂取しなければならない．日本人の食事摂取基準では，多量ミネラル5種類（カルシウム，リン，ナトリウム，カリウム，マグネシウム）と，微量ミネラル8種類（鉄，亜鉛，銅，ヨウ素，マンガン，セレン，モリブデン，クロム）について，基準を策定している．これら以外に，ヒトでは硫黄（S）[*2]，塩素（Cl）[*3]，コバルト（Co）[*4]が必須であるが，これらは他の栄養素として摂取しているため，食事摂取基準は策定されていない．

[*1] 摂取量で分類すると，1日の摂取量が100 mg以上のものが多量ミネラル，100 mg未満のものが微量ミネラルである．

[*2] タンパク質の含流アミノ酸として摂取する量で足りている．

[*3] 塩化ナトリウムなどの化合物として摂取するため，塩素として摂取基準を定める必要はない．

[*4] ビタミンB_{12}の構成成分としての作用以外の生理作用は知られていないため，ビタミンB_{12}の食事摂取基準が定められている．

8・2 多量ミネラルの栄養

8・2・1 カルシウム

含量 カルシウム（Ca）は，人体における含有量が最も多いミネラルであり，成人では体重の1〜2%，約1000gが存在する．体内のカルシウムの99%は骨や歯などの硬組織に存在し，残りの1%は血液中や他の組織に分布する．

吸収 食品に含まれるカルシウムの吸収率は，約30%である．小腸からのカルシウムの吸収には，細胞内路（能動輸送）と細胞外路（受動輸送）の二つ

の経路がある(図8・1).細胞内路に関わるカルシウム結合タンパク質(カルビンディン)の遺伝子発現は,**活性型ビタミンD**によって調節されている(図7・6参照).そのため,カルシウムの吸収は,活性型ビタミンDによって促進される.

カルシウムの吸収は,身体的要因と食品成分によって影響を受ける(表8・2).カルシウムの吸収率は加齢とともに低下し,特に閉経後の女性では,**エストロゲン**の減少によってカルシウムの吸収率が低下する.また,血液中のカルシウム濃

表8・1 おもなミネラルの種類と特徴

	元素名(元素記号)	おもな生理作用	欠乏症と過剰症
多量ミネラル	カルシウム(Ca)	骨や歯の形成,血液凝固,筋収縮,神経シグナルの伝達	欠 くる病,骨軟化症,骨粗鬆症,テタニー 過 尿路結石,ミルクアルカリ症候群,高カルシウム血症
	リン(P)	骨や歯の形成,浸透圧の維持,酸塩基平衡の調節,高エネルギーリン酸化合物や補酵素の構成成分	過 腎機能低下,低カルシウム血症,副甲状腺機能亢進症
	ナトリウム(Na)	浸透圧の維持,酸塩基平衡の調節	過 血圧の上昇,腎障害
	カリウム(K)	浸透圧の維持,酸塩基平衡の調節,神経シグナルの伝達	欠 筋力低下,不整脈
	塩素(Cl)	浸透圧の維持	
	マグネシウム(Mg)	骨や歯の形成,酵素反応の促進	欠 筋肉痛,テタニー,不整脈
	硫黄(S)	含流アミノ酸の構成成分	
微量ミネラル	鉄(Fe)	ヘモグロビンやミオグロビン,シトクロム酵素の構成成分	欠 鉄欠乏性貧血 過 ヘモクロマトーシス
	亜鉛(Zn)	スーパーオキシドジスムターゼ,DNAポリメラーゼ,RNAポリメラーゼの構成成分	欠 味覚障害,成長不良,創傷治癒障害
	銅(Cu)	スーパーオキシドジスムターゼ,シトクロムオキシダーゼ,チロシナーゼなどの構成成分	欠 銅欠乏性貧血,白血球の減少,メンケス病 過 ウィルソン病
	ヨウ素(I)	甲状腺ホルモンの構成成分	欠 甲状腺腫,甲状腺機能低下症(クレチン病) 過 甲状腺腫,甲状腺機能障害
	マンガン(Mn)	スーパーオキシドジスムターゼ,ピルビン酸カルボキシラーゼなどの構成成分	欠 成長不良,骨形成障害
	セレン(Se)	グルタチオンペルオキシダーゼの構成成分	欠 克山病,カシン・ベック病
	モリブデン(Mo)	キサンチンオキシダーゼなどの構成成分	
	クロム(Cr)	糖質代謝や脂質代謝の維持	欠 耐糖能の低下,体重減少
	コバルト(Co)	ビタミンB_{12}の構成成分	
	フッ素(F)	骨や歯の形成,虫歯予防	過 斑状歯

欠 は欠乏症,過 は過剰症を示す.

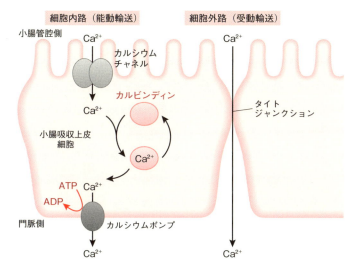

図 8・1 カルシウムの吸収 食品に含まれるカルシウムは，細胞内を通る細胞内経路と，細胞と細胞の隙間を通る細胞間経路の二つの経路で吸収される．細胞内経路では，カルシウムチャネルによって細胞内に取込まれたカルシウムは，カルビンディンによって管腔側から基底膜側に運ばれ，カルシウムポンプによって排出される．カルビンディンの遺伝子発現は，活性型ビタミンDによって調節されている．

表 8・2 カルシウムの吸収率に影響する要因

	身体的要因	食品成分
吸収率上昇	体内カルシウム量の不足 生理的要求量の増加（成長期，妊娠期，授乳期）	ビタミン D，アミノ酸（リシン，アルギニン），乳糖，乳酸，カゼインホスホペプチド（CPP）
吸収率低下	加齢，閉経	過剰のリン酸，シュウ酸，フィチン酸，食物繊維

度が低下すると，**副甲状腺ホルモン**[*1]（PTH，パラトルモン）が腎臓における活性型ビタミンDの生成を促進するため，カルシウムの吸収率が上昇する．このような仕組みで，カルシウムの摂取量や体内量が不足している場合には，カルシウム吸収率が上昇する．さらに，穀類や野菜に含まれるシュウ酸とフィチン酸は，消化管内でカルシウムと結合してそれぞれ不溶性のシュウ酸カルシウム，フィチン酸カルシウムになるため，カルシウムの吸収を阻害する．

代 謝 血液中のカルシウム濃度は，副甲状腺ホルモン，活性型ビタミンD，**カルシトニン**によって，約 10 mg/dL に厳密に調節されている（図 8・2）.

カルシウム濃度が低下すると，副甲状腺ホルモンの分泌が増加する．副甲状腺ホルモンは，骨からのカルシウムの溶出（骨吸収[*2]）と，腎臓でのカルシウムの再吸収を促進することによって，カルシウム濃度を上昇させる．さらに，副甲状腺ホルモンは，腎臓での活性型ビタミンDの生成を促進する．活性型ビタミンDは，小腸でのカルシウムの吸収を促進し，同様のメカニズムで腎臓でのカルシウムの再吸収も促進することによって，カルシウム濃度を上昇させる．

一方，カルシウム濃度が上昇すると，甲状腺からのカルシトニンの分泌が増加

CPP: casein phosphopeptide

[*1] 副甲状腺（上皮小体）の細胞膜には，Gタンパク質共役型受容体であるカルシウム受容体が存在する．血液中のカルシウム濃度が高いときには，受容体が活性化されて，副甲状腺ホルモンの分泌が抑制される．

PTH: parathyroid hormone

シュウ酸: 野菜などの植物性食品に多く含まれる．カルシウムやカリウムと容易に結合する．シュウ酸カルシウムは，尿路結石の原因にもなる．

HOOC–COOH
シュウ酸

フィチン酸: 穀類や豆類などの植物性食品に含まれる．1分子にリン酸基を六つもち，キレート作用が強い．特にカルシウム，マグネシウム，鉄などの無機イオンと結合しやすいため，これらのミネラルの吸収を阻害する．

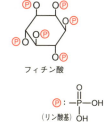

カルシトニン: 甲状腺の傍濾胞細胞から分泌される．骨にはGタンパク質共役型受容体の一つであるカルシトニン受容体が存在し，カルシトニンによって受容体が活性化すると，破骨細胞による骨吸収が抑制される．

[*2] 骨は，骨形成と骨吸収のバランスによって一定の骨量を維持している．骨形成は，骨芽細胞によるカルシウムやリンの骨への沈着であり，骨吸収は，破骨細胞によるカルシウムやリンの骨からの溶出である．

する．カルシトニンは，骨吸収を抑制することによって，カルシウム濃度を低下させる．

カルシウムの排泄には，尿への排泄以外に，消化液分泌や小腸上皮細胞の剥離に伴う糞中排泄や，発汗による経皮排泄がある（図 8・2）．

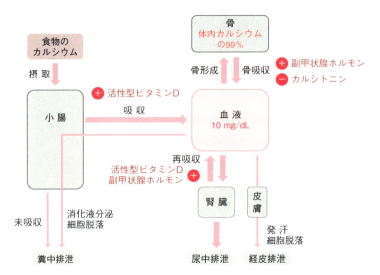

図 8・2 カルシウムの代謝と調節　血液中のカルシウム濃度は，副甲状腺ホルモン（PTH），活性型ビタミン D，カルシトニンによって，常に一定に保たれている．副甲状腺ホルモンは，骨吸収を促進する作用のほかに，腎臓における活性型ビタミン D の生成を促進することによって，間接的にカルシウムの小腸での吸収と腎臓での再吸収を促進する．

ヒドロキシアパタイト：カルシウムとリン酸からなる化合物．

* 低カルシウム血症や低マグネシウム血症では，末梢神経の興奮が高まり，筋肉が過剰に収縮する．

生理作用　カルシウムは，ヒドロキシアパタイトとして，骨や歯などの硬組織を形成している．筋肉では筋収縮に関与するため，血液中のカルシウム濃度が低下すると，筋肉の痙攣発作（テタニー*）が起こる．また，神経刺激の伝達，血液凝固（図 7・13 参照），酸塩基平衡などにも関与している．

欠乏症と過剰症　カルシウムを多く含む食品は，牛乳，乳製品，小魚などである．エンドウや小松菜などの緑黄色野菜にもカルシウムが含まれるが，牛乳や

表 8・3　成人のカルシウム摂取量と食事摂取基準

性別	男性		女性	
年齢（歳）	摂取量†	推奨量†	摂取量†	推奨量†
20〜29	462	800	408	
30〜39	395		406	
40〜49	442		411	650
50〜59	471	750	472	
60〜69	533		539	
70〜74	585		574	
75〜79		700		600
80 以上	537		490	

† 摂取量は厚生労働省，"2019 年 国民健康・栄養調査"のカルシウム摂取量の平均値を示し，推奨量は厚生労働省，"日本人の食事摂取基準（2020 年版）"の推奨量を示す．

乳製品に比べると吸収率が低い．日本人のカルシウム摂取量は以前に比べて増えてきたが，現在でも食事摂取基準を満たしていない人が多い（表8・3）．

カルシウムが不足すると，**くる病**（小児）や**骨軟化症**（成人）になり（p.117，欄外参照），**骨粗鬆症**（高齢者）の原因にもなる．体内のカルシウム蓄積量は成長とともに増加し，思春期から20歳ごろに最大になる（図8・3）．したがって，高齢になってからの骨粗鬆症の予防には，成長期にカルシウムを十分に摂取して，最大骨量を増やしておくことが重要である．一方，カルシウムの過剰症は，高カルシウム血症，ミルクアルカリ症候群，尿路結石などである．

ミルクアルカリ症候群: カルシウムとアルカリの長期間の過剰摂取によって起こり，高カルシウム血症，アルカローシス，腎不全を特徴とする．胃潰瘍に対して制酸剤（胃酸の中和）と牛乳（胃粘膜保護）が使われたころや，骨粗鬆症に対して炭酸カルシウムが利用されたころにみられた．

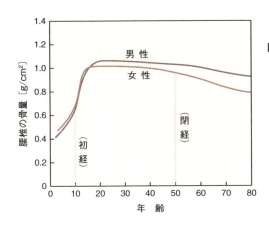

図8・3 日本人の年齢による骨量変化
骨は，思春期に急速に成長し，女性では18歳ごろ，男性は20歳ごろに最大骨量（ピークボーンマス）に達する．さらに，女性は閉経に伴って，50歳前後から骨量が急速に失われる．男性は，女性に比べて骨量の減少は緩やかである．[清野佳紀ほか，"小児の骨発育と骨障害（骨折）に関する研究"，1995年度 厚生労働省心身障害研究より改変]

8・2・2 リン

含量 リン（P）は，成人の体内に体重の1%，700g程度が含まれる．その85%は骨や歯に存在し，14%は軟組織や細胞膜に存在している．

吸収と代謝 リンは，食品中ではリン酸塩として存在する．小腸での無機リンの吸収経路には，受動輸送と能動輸送[*1]の二つの経路がある．一般に，リンの吸収率は60%程度である．

血清のリン濃度（2.5～5 mg/dL）は，**副甲状腺ホルモン**と**活性型ビタミンD**によって調節されている．副甲状腺ホルモン[*2]は，血清のリン濃度を低下させ，尿中へのリンの排泄を促進する．一方，活性型ビタミンDは，小腸でのリンの吸収（能動輸送経路）を促進することによって，血清のリン濃度を上昇させる．

生理作用 リンは，カルシウムとともにヒドロキシアパタイトとして骨や歯を形成している．残りは血液や筋肉などの細胞内にあり，細胞膜のリン脂質，核酸，アデノシン三リン酸（ATP）などの高エネルギーリン酸化合物や，補酵素などの構成元素として機能している．また，リン酸イオン（$H_2PO_4^-$ や HPO_4^{2-}）として，体液の浸透圧や酸塩基平衡を調節する．

欠乏症と過剰症 リンは食品に広く存在し，特に加工食品には食品添加物としてさまざまなリン酸塩[*3]が使われるため，日常の食事でリンが不足することはほとんどない．一方，過剰のリンは小腸でのカルシウムの吸収を阻害するため，リンの過剰摂取を長期間続けると，低カルシウム血症や副甲状腺機能亢進症になる．カルシウムとリンの摂取比率は，1:2から2:1程度が望ましい．

[*1] 小腸吸収上皮細胞の管腔側に存在するナトリウム/リン共輸送担体が，基底膜側に存在する Na^+, K^+-ATPアーゼと協調的に働いて，細胞内にリンを取込む．活性型ビタミンDは，ナトリウム/リン共輸送体の遺伝子発現を増加させて，リンの吸収を促進する．

[*2] 腎臓の近位尿細管の刷子縁膜に存在するナトリウム/リン共輸送担体を介したリンの再吸収を抑制する．

[*3] カルシウムや鉄の強化剤，結着剤（食肉加工品の保水性や弾力性をよくする），中華麺用アルカリ剤（かんすい）など，さまざまな用途の食品添加物として利用されている．

8・2・3 ナトリウム

含量　ナトリウム(Na)は，成人の体内に体重の 0.1～0.2％，100 g 程度が存在する．

吸収と代謝　ナトリウムは，そのほとんどを**食塩**(塩化ナトリウム，NaCl)として摂取している．摂取したナトリウムの大部分は小腸で吸収され，ほぼ同じ量が尿中に排泄される．そのため，尿中ナトリウム排泄量には，食塩摂取量が反映される．腎臓の糸球体で濾過されたナトリウムの95％以上は尿細管で血管に再吸収され，さらに集合管でも再吸収されるため(図 8・4)，最終的には約1％が尿中に排泄される．腎臓でのナトリウムの再吸収は，**ミネラルコルチコイド**である**アルドステロン**によって調節されている．アルドステロンは，集合管の管腔側のナトリウムチャネルを増加させることによって，ナトリウムの再吸収を促進する．

> アルドステロン：代表的なミネラルコルチコイド．核内受容体であるミネラルコルチコイド受容体の活性化を介して，細胞内のナトリウムチャネルを細胞膜に移動させ，さらにナトリウムチャネルの遺伝子発現を増加させる．

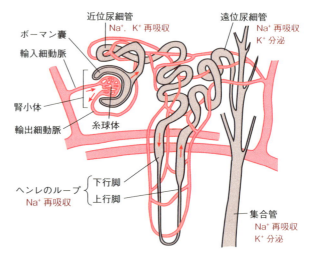

図 8・4　腎臓でのナトリウムとカリウムの排泄　糸球体で尿細管に濾過された(濾し出された)ナトリウムは，近位尿細管，遠位尿細管，集合管で血管に再吸収される．一方，濾過されたカリウムの大部分は近位尿細管で血管に再吸収され，さらに遠位尿細管から集合管で管内に分泌(排出)される．アルドステロンは，腎臓の遠位尿細管から集合管でのナトリウムの再吸収を促進することによって，ナトリウムの尿中排泄を抑制する．

生理作用　ナトリウムは細胞外液のおもな陽イオンであるため(図 9・8参照)，細胞外液量を維持し，浸透圧や酸塩基平衡を調節する．

欠乏症と過剰症　世界保健機関(WHO)では，成人の1日当たりの食塩摂取量は5 g 未満が望ましいとしている．しかし，食塩は日本食に欠かせない調味料であるため，日本人の食塩摂取量は多い(図 8・5)．一般に，体内のナトリウム量が増えると，浸透圧維持のために水の保持量も増えるために，ナトリウムの過剰摂取によって血圧が上昇する．血圧の遺伝素因のある人や，味の濃い食事を好む人は，食塩の摂りすぎに注意する必要がある．

WHO: World Health Organization

日常の食事でナトリウムが不足する可能性はきわめて低いが，ひどい下痢や大量の発汗時にはナトリウム不足になり，食欲の低下や痙攣が起こる．

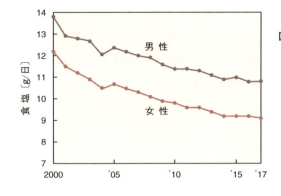

図 8・5 日本人成人の1日当たりの食塩摂取量の推移 日本人の食塩摂取量は年々減少しているものの，WHOの推奨する5g未満を達成するのは難しい．日本人の食事摂取基準（2020年版）では，成人の1日当たりの食塩摂取量の目標量は，男性7.5g未満，女性6.5g未満である．
［厚生労働省，"2017年国民健康・栄養調査"より］

8・2・4 カリウム

含量 カリウム(K)は，成人の体内に体重の約0.2％，140g程度が存在する．

吸収と代謝 カリウムはおもに小腸で受動的に吸収され，小腸下部（回腸）と大腸ではカリウムが放出される．さらに，吸収された量とほぼ同じ量のカリウムが，腎臓から尿へ排泄される．腎臓の糸球体で沪過されたカリウムの大部分は近位尿細管で再吸収され，さらに遠位尿細管と集合管で管内に分泌される（図8・4参照）．このように，体内のカリウム量は，カリウムの摂取量と腎臓から尿への排泄量によって調節されている．

生理作用 カリウムは細胞内液のおもな陽イオンであり（図9・8参照），浸透圧や酸塩基平衡を調節する．カリウムは，神経や筋肉の興奮伝達にも関与している．カリウムの摂取量が増えると血圧の上昇が抑制され，脳卒中のリスクが減る．

欠乏症と過剰症 カリウムは食品に広く存在し，特に野菜に多い．そのため，カリウム不足はほとんど起こらない．しかし，下痢や大量の発汗，嘔吐が続くと欠乏状態になり，食欲不振，筋力低下，不整脈などの症状が起こることがある．また，腎疾患によるカリウム排泄の障害によって，過剰症（疲労感や不整脈など）が起こることもある．しかし，日常の食生活においてカリウムの過剰症になることはない．

8・2・5 マグネシウム

含量 マグネシウム(Mg)は，成人の体内に体重の0.03％，約25gが含まれており，その50〜60％が骨に，20〜30％が筋肉に，残りは他の組織や体液中に存在する．

吸収と代謝 マグネシウムの吸収率は30〜50％であり，摂取量が少ない場合は吸収率が上昇する．血液中のマグネシウム濃度は，腎臓でのマグネシウムの再吸収と，骨からのマグネシウムの溶出によって，ほぼ一定（約2mg/dL）に保たれている．

生理作用 マグネシウムは，リン酸マグネシウムとして骨や歯を形成している．また，マグネシウムイオンとして神経の過剰な興奮を抑え，エネルギー代

* 解糖系，クエン酸回路，グリコーゲン合成，ペントースリン酸回路，脂肪酸代謝など，主要な栄養素代謝の多様な酵素反応にマグネシウムが関与する．

謝*，タンパク質の生合成，筋収縮などに関与する酵素反応を促進する．

欠乏症と過剰症 マグネシウムは植物性食品に多く含まれるため，日常の食生活で欠乏することはまれである．マグネシウムの欠乏症は低マグネシウム血症であり，嘔吐，脱力感，筋肉の痙攣（テタニー）などが起こる．一方，サプリメントからの過剰摂取は，下痢をひき起こす．

8・3 微量ミネラルの栄養

8・3・1 鉄

含量 鉄（Fe）は，成人では体内に 4〜5g 程度含まれており，そのほとんどはタンパク質と結合している．体内の鉄は，赤血球の**ヘモグロビン**，筋肉タンパク質の**ミオグロビン**，鉄輸送タンパク質の**トランスフェリン**などの**機能鉄**と，鉄貯蔵タンパク質である**フェリチン**と**ヘモシデリン**の**貯蔵鉄**に分類される（表 8・4）．貯蔵鉄の量は機能鉄よりも少なく，総鉄量に対する貯蔵鉄量の割合は，男性で 30%，女性で 12% 程度である．

トランスフェリン: 肝臓で合成される糖タンパク質であり，血清鉄を運搬する．半減期が 7〜10 日であるため，短期間のタンパク質の栄養状態を反映する急速代謝回転タンパク質の一つ．

表 8・4 機能鉄と貯蔵鉄

	鉄の存在形態	存在割合（成人男性）
機能鉄	ヘモグロビン	60〜70%
	ミオグロビン	3〜5%
	シトクロムなどの鉄含有酵素	1%
	トランスフェリン	微量
貯蔵鉄	フェリチン	20%
	ヘモシデリン	5〜10%

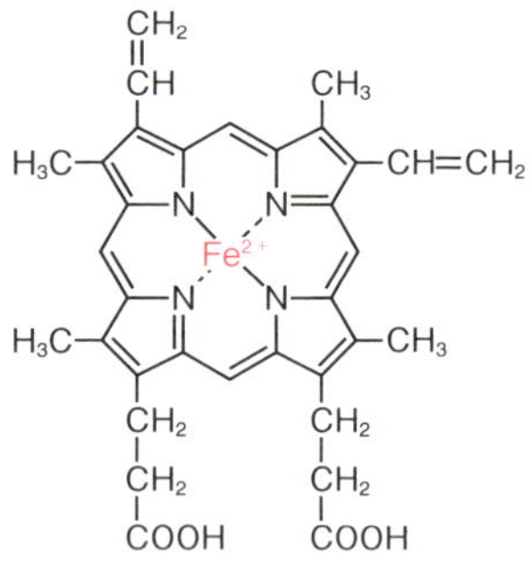

図 8・6 ヘムの構造 ヘムは，2 価の鉄（Fe^{2+}）とポルフィリンで構成されている．

吸収 鉄には，畜肉や魚肉のヘモグロビンやミオグロビンに由来する**ヘム鉄**（図 8・6）と，それ以外の**非ヘム鉄**がある．鉄の吸収率は，非ヘム鉄よりもヘム鉄の方が高い．

食品に含まれる非ヘム鉄のほとんどは，3 価鉄（Fe^{3+}）である．3 価鉄は，小腸で 2 価鉄（Fe^{2+}）に還元され，2 価金属輸送体によって小腸吸収上皮細胞に取込まれる．ビタミン C は，鉄還元酵素の電子供与体として，非ヘム鉄の吸収率を高める（図 8・7）．

鉄の吸収率は 15% 程度であり，身体的要因や食品成分によって影響を受ける．生理的要求が高まる妊娠期，成長期，鉄欠乏時には，ヘム鉄と非ヘム鉄の吸収率がともに高まる．また，動物性タンパク質は非ヘム鉄の吸収率を高め，穀類のフィチン酸，野菜のシュウ酸や食物繊維，コーヒーや紅茶のポリフェノールは，消化管内で非ヘム鉄と結合するため，非ヘム鉄の吸収を阻害する．

ポリフェノール: 植物に含まれる成分で，ベンゼンやナフタレンなどの芳香環に水酸基が結合した構造をもつ化合物の総称．緑茶や紅茶，ワインなどの渋み成分であるカテキン類（いわゆるタンニン）は，鉄と結合して不溶性物質になりやすい．

代謝 小腸で吸収された鉄は，鉄輸送タンパク質であるトランスフェリ

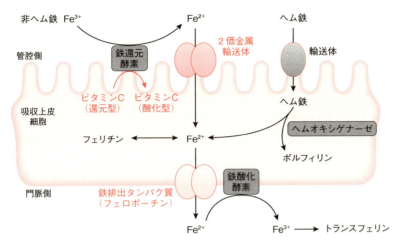

図 8・7 鉄の吸収 食品に含まれる非ヘム鉄は，小腸上皮吸収細胞の管腔側にある鉄還元酵素によって，3価鉄（Fe^{3+}）から 2 価鉄（Fe^{2+}）に還元されて，2 価金属輸送体を通って細胞内に取込まれる．ビタミン C は，鉄還元酵素の電子供与体として働く．一方，ヘム鉄は特異的輸送体によって小腸吸収上皮細胞に取込まれ，細胞内でヘムオキシゲナーゼによって分解されて 2 価鉄となり，非ヘム鉄と合流する．細胞内の鉄はフェリチンとして貯蔵される一方，必要に応じて門脈側に排出され，3 価鉄になりトランスフェリンによって血液中を運ばれる．

ンと結合して血液中を運ばれ，ヘモグロビンやミオグロビンの合成に利用されたり，骨髄，肝臓，筋肉などにフェリチン，ヘモシデリンとして貯蔵されたりする．赤血球の寿命は平均 120 日であり，脾臓の網内系細胞（マクロファージ）によって分解されたヘモグロビンの鉄のほとんどは，骨髄でヘモグロビンの合成に再利用される（図 8・8）．

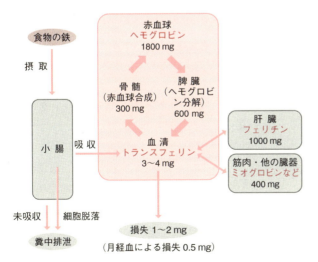

図 8・8 鉄の代謝 鉄は，ヘモグロビン，ミオグロビン，酵素のヘム鉄などとして利用され，残りは肝臓，脾臓，骨髄などに貯蔵される．ヘモグロビン合成に必要な鉄は，ヘモグロビンを分解してできた鉄の再利用と，貯蔵鉄からの供給でまかなっている．

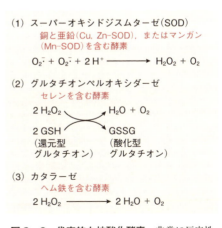

図 8・9 代表的な抗酸化酵素 非常に反応性の高いスーパーオキシドアニオン（O_2^-）は，スーパーオキシドジスムターゼによって過酸化水素（H_2O_2）に変換される．H_2O_2 は，さらにグルタチオンペルオキシダーゼやカタラーゼによって，水（H_2O）や酸素（O_2）に分解される．

生理作用　体内の鉄の60％程度が血液中にヘモグロビンとして存在し，血液中の酸素を運搬している．ミオグロビンは，筋肉における酸素の利用と貯蔵に役立っている．**シトクロム**や，抗酸化酵素である**カタラーゼ**（図8・9）も，ヘムをもつ鉄含有酵素である．

欠乏症と過剰症　ヘム鉄は赤身の肉やレバー，アサリなどに多く，非ヘム鉄はヒジキや小松菜などの植物性食品，卵，乳製品などに含まれる．体内の鉄が不足すると，貯蔵鉄の減少を反映して血清フェリチン値が低下する（**潜在性鉄欠乏**）．さらに鉄欠乏が進むと血清鉄飽和度が低下し（早期鉄欠乏性貧血），血中ヘモグロビン値が低下して非貯蔵性組織鉄が減少する（**鉄欠乏性貧血**）．鉄欠乏性貧血では，全身への酸素の供給量が減るため，動悸や息切れ，全身のだるさ，皮膚や粘膜が白くなるなどの症状が起こる．

一方，鉄は過剰に摂取しても吸収されずに糞中に排泄されるため，過剰症はまれである．鉄の異常な吸収亢進や過度の輸血によって体内の鉄が過剰になると，肝臓，脾臓，心臓に鉄が沈着する（**ヘモクロマトーシス**）．

8・3・2　亜　鉛

含量　亜鉛（Zn）は，成人の体内に2g程度含まれ，その約60％は筋肉に，残りは骨，肝臓，腎臓などに存在する．

吸収と代謝　亜鉛の吸収率は約30％であり，摂取量や食品成分によって影響を受ける．穀類のフィチン酸，野菜のシュウ酸や食物繊維は，消化管内で亜鉛と結合するために，亜鉛の吸収を阻害する．亜鉛は，小腸上部に存在する亜鉛輸送体によって小腸吸収上皮細胞に取込まれる．亜鉛輸送体の発現は，亜鉛欠乏時に増加する．

体内の亜鉛の多くは，メタロチオネインと結合して貯蔵されている．亜鉛の排泄は，未吸収の亜鉛や消化液の分泌，細胞の脱落などによる糞中への排泄が主であり，尿中排泄量は少ない．

生理作用　亜鉛は，抗酸化酵素である**銅亜鉛-スーパーオキシドジスムターゼ**（Cu, Zn-SOD）（図8・9），核酸合成に関わるDNAポリメラーゼ，RNAポリメラーゼや，骨代謝の指標であるアルカリホスファターゼなどの構成成分である．また，転写調節因子などのDNA結合能をもつタンパク質には，ジンクフィンガー構造をもつものがある（図8・10）．

欠乏症と過剰症　亜鉛は，貝類や肉類，アーモンド，ココアなどに多く含まれる．亜鉛が不足すると，成長阻害，食欲不振，味覚障害，免疫能低下，創傷治療の遅延などが起こる．一方，亜鉛の過剰摂取によって，銅の吸収が阻害される．

8・3・3　銅

含量　銅（Cu）は，成人の体内に約80mgあり，筋肉，骨，肝臓，脳，腎臓，心臓などに多く存在する．

吸収と代謝　2価銅（Cu^{2+}）は，銅還元酵素によって1価銅（Cu^+）になり，銅輸送体を介して小腸吸収上皮細胞に取込まれる．門脈に吸収された銅は，肝臓で**セルロプラスミン**と結合して血液中に分泌される．セルロプラスミンは，鉄酸

メタロチオネイン：構成アミノ酸の約1/3がシステインという特徴的な構造をもつタンパク質．1分子に亜鉛が最多で七つ結合する．

SOD: superoxide dismutase

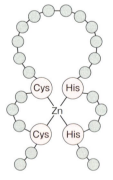

図8・10　ジンクフィンガー構造　ジンクフィンガー構造は，四つのシステイン残基，または二つのシステイン残基と二つのヒスチジン残基が亜鉛に配位結合している．

化酵素である．銅の排泄の大部分は，肝臓から胆汁を介した糞中への排泄である（図8・11）．

生理作用 銅は，抗酸化酵素である銅亜鉛-スーパーオキシドジスムターゼ（図8・9参照），ミトコンドリアの電子伝達系に関わる**シトクロムオキシダーゼ**，メラニン合成に関わるチロシナーゼ，ノルアドレナリン合成酵素であるドーパミンβ-ヒドロキシラーゼ（図7・31参照）などの構成成分である．また，セルロプラスミンは，血液中で2価鉄（Fe^{2+}）を3価鉄（Fe^{3+}）に酸化することによって，鉄のトランスフェリンへの結合を促進し，ヘモグロビンの合成を調節する．

欠乏症と過剰症 銅は，レバー，イカやタコ，ココアなどに多く含まれる．銅が不足すると，銅欠乏性貧血，白血球の減少，骨の障害などの症状が起こる．また，先天性の銅代謝異常症も知られている．メンケス病は吸収機能障害による銅の欠乏症であり，ウィルソン病は排泄機能障害による銅の過剰症である（図8・11）．

チロシナーゼ: 色素細胞（メラノサイト）で，チロシンからメラニンを合成する最初の段階を触媒する．先天的に欠損すると眼や皮膚の色素の薄い白子症となる．

銅欠乏性貧血: 鉄欠乏性貧血と似た小球性低色素性貧血を示す．セルロプラスミンが鉄代謝に重要であるためと考えられる．

メンケス病: おもな症状は，毛髪の縮れ，発育および知能発達の遅延である．

ウィルソン病: 肝臓，腎臓，脳に銅が沈着し，肝障害，腎不全，脳神経障害などが起こる．

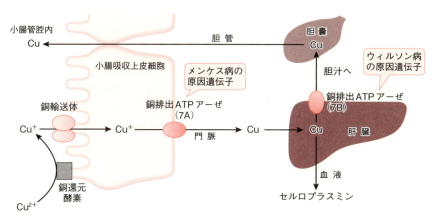

図8・11 銅の代謝と代謝異常症 小腸から吸収された銅は，門脈を通って肝臓に運ばれる．血液中の銅は，セルロプラスミンとして存在する．メンケス病は小腸での銅の吸収障害であり，ウィルソン病は肝臓から胆嚢への銅の排出障害である．

8・3・4 ヨウ素

含量 ヨウ素（I）は，成人の体内に15〜20 mg含まれ，その70〜80％は甲状腺に存在する．

吸収と代謝 ヨウ素は，小腸から吸収されて血液中を運ばれ，能動輸送によって甲状腺に取込まれて**甲状腺ホルモン**（チロキシンとトリヨードチロニン）の構成成分となる（図8・12）．ヨウ素の排泄の大部分は腎臓から尿への排泄であり，糞中への排泄は少ない．

生理作用 ヨウ素は，甲状腺ホルモンの構成成分としてエネルギー代謝を亢進させるため，胎児の成長や，体の正常な発達に必要である．また，ヨウ素には殺菌作用があるため，消毒薬やうがい薬などにも利用されている．

欠乏症と過剰症 ヨウ素の欠乏によって，甲状腺の異常肥大や過形成（**甲状腺腫**）が起こり，甲状腺の機能が低下する．甲状腺腫や甲状腺機能障害は，ヨウ素の過剰摂取によっても起こる．また，胎児や乳幼児では，ヨウ素の不足によっ

ヨウ素: 甲状腺に蓄積されるため，放射性ヨウ素の被曝によって，甲状腺腫や甲状腺機能低下症などの罹患リスクが高まる．非放射性ヨウ素（安定ヨウ素剤）の投与によって，放射性ヨウ素の甲状腺への蓄積を防ぐことができる．

て成長障害と精神発達障害を伴う甲状腺機能低下症（**クレチン病**）が起こる.

ヨウ素は海水に含まれるため，昆布，ワカメ，海苔などの海藻類に多く含まれ，これらの摂取量の多い日本人には欠乏症が起こりにくい．大陸内部の国々では，ヨウ素の欠乏症の予防のために，食塩にヨウ素を添加したものが利用されている．

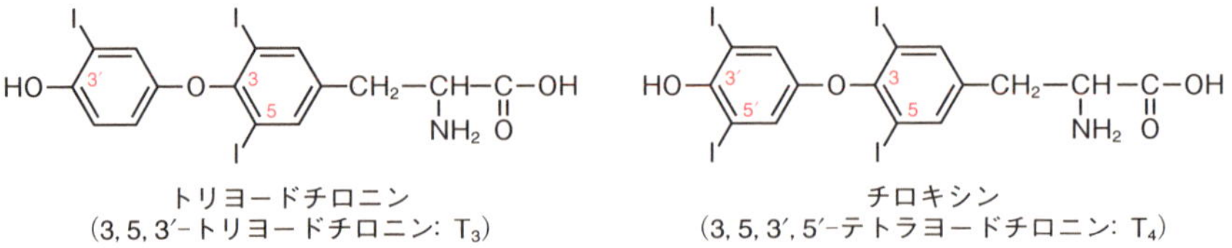

トリヨードチロニン
（3, 5, 3′-トリヨードチロニン: T_3）

チロキシン
（3, 5, 3′, 5′-テトラヨードチロニン: T_4）

図 8・12　甲状腺ホルモン　血漿中の濃度は，トリヨードチロニンが 2 nmol/L，チロキシンは 100 nmol/L であり，トリヨードチロニン濃度の方が圧倒的に低いが，生理活性はトリヨードチロニンの方が強い．

8・3・5　マンガン

マンガン(Mn) は，成人の体内に 15 mg 程度含まれ，体内にほぼ一様に分布する．マンガンは，抗酸化酵素である**マンガン-スーパーオキシドジスムターゼ**（**Mn-SOD**）などのマンガン含有酵素の構成成分であり，糖や脂質の代謝におけるさまざまな酵素*を活性化させる作用をもつ．マンガンの不足によって，成長障害や骨の異常が起こる．マンガンは，小麦などの穀類，クルミなどの種実類，緑茶などに多く含まれるが，日常の食生活で不足する可能性は低い．

* 糖新生におけるピルビン酸カルボキシラーゼ，クエン酸回路のコハク酸デヒドロゲナーゼなど，多くの酵素がマンガンによって活性化される．

8・3・6　セ レ ン

セレン(Se) は，成人の体内に 10 mg 程度存在する．食品中のセレンは，セレノメチオニンやセレノシステインなどのセレン含有アミノ酸の構成成分として存在するものが多い．これらは，セレン含有アミノ酸のまま小腸から吸収され，セレン含有タンパク質の合成に利用される．セレンの排泄は，おもに腎臓から尿への排泄であり，セレンの尿中排泄量は摂取量に比例する．

セレンは，抗酸化酵素である**グルタチオンペルオキシダーゼ**（図 8・9 参照）の構成成分として，抗酸化反応に関与する．

セレンは，一般に魚介類，肉類，小麦に多いが，食品のセレン含量は生産された土地の土壌のセレン含量によって大きく影響を受ける．中国の低セレン地域で発生した心筋障害（克山病）や軟骨代謝異常症（カシン・ベック病）は，セレンの欠乏が原因とされる．セレンが欠乏すると，成長障害，筋肉萎縮，肝障害，免疫機能低下などが起こる．一方，セレンの過剰症（セレン中毒）として，脱毛や爪の変形が知られている．サプリメントによるセレンの過剰摂取には，注意が必要である．

グルタチオンペルオキシダーゼ: 赤血球内で生成した過酸化水素を消去することによって，ヘモグロビンの酸化を防ぎ，赤血球の寿命を延ばす．また，ビタミンEが過酸化脂質の生成を抑制し，グルタチオンペルオキシダーゼが過酸化脂質を分解することで協調している．

8・3・7　モリブデン

モリブデン(Mo) は，成人の体内に 10 mg 程度存在する．モリブデンは，キ

サンチンオキシダーゼ，亜硫酸オキシダーゼ，アルデヒドオキシダーゼなどの構成成分として，酸化還元反応に関与している．

8・3・8 クロム

クロム（Cr）は，成人の体内に 2 mg 程度存在する．クロムには 3 価クロムと 6 価クロムがあるが，食事から摂取する栄養素としてのクロムは，3 価クロムである．6 価クロムは天然には存在せず，強い酸化力をもつため毒性がある．3 価クロムは，クロム含有耐糖因子（クロモジュリン）の構成成分として，インスリン作用を増強させ，糖質代謝や脂質代謝を正常に維持している．クロムの欠乏によって，耐糖能の低下，体重減少，昏迷などが起こる．

重要な用語

亜 鉛	セレン	ナトリウム	ミネラル
カリウム	多量ミネラル	微量ミネラル	モリブデン
カルシウム	鉄	マグネシウム	ヨウ素
クロム	銅	マンガン	リ ン

キサンチンオキシダーゼ: プリン体を分解して尿酸が合成される経路の最終段階を触媒する酵素．モリブデン工業従事者では，この酵素の活性が高いために痛風が多いといわれる．

亜硫酸オキシダーゼ: 毒性の高い亜硫酸を硫酸イオンに変換する酵素．

アルデヒドオキシダーゼ: 人体にとって有毒なアルデヒドをカルボン酸に変換する酵素．

クロモジュリン: 1 分子に 3 価クロム四つが結合しているオリゴペプチド．クロモジュリンはインスリン受容体活性に関与するため，クロムの欠乏によってインスリンの作用が弱くなると考えられる．

水・電解質の栄養学的意義

1. 女性は男性より体脂肪量が多いことから,体内水分量は男性に比べて低い.体内水分量は性別や年齢,体格によって異なる.
2. 水は体内の物質を運搬するだけでなく,代謝反応の場所を提供し,体温や細胞形態を維持する役割をもっている.
3. ヒトは1日に飲料水や食物,代謝水から約 2500 mL の水を摂取するとともに,不可避尿や不感蒸泄,糞便などで同量の水を排泄している.
4. 高張性脱水は,血漿中の水分の喪失量がナトリウムより多いために起こる水分欠乏型脱水である.低張性脱水は,血漿中の水分よりナトリウム喪失が多いために起こる塩分欠乏型脱水である.
5. ヒトにおいて酸塩基平衡の維持は,血液・肺・腎臓で行われている.血液における酸塩基平衡の調節は,おもに炭酸-重炭酸緩衝系によって行われている.

9・1 生体における水

9・1・1 水の分布

生物において水は重要な構成成分であり,水がないとヒトは数日しか生きられない.体内の水分量は性別や年齢によって異なり,個人差が大きい.体重1 kg 当たりの水分量は,健常な成人男性で約60%,成人女性で約55%である.各組織の水分量を比較すると,表9・1のように脳や筋肉,皮膚の水分量は高く,脂肪組織は低い.体全体における水分の分布は約40%が筋肉に,約20%が皮膚に存在する.女性で体内の水分量が低いのは,女性が男性に比べて水分含有量の低い脂肪組織が多いためである.同様に,肥満者も体内水分量は標準者に比べて低い(図9・1).また,体内の水分量は年齢によっても異なっており,乳幼児の体内水分量は 70〜80% であるのに対し,高齢者では 50% 程度である.

体内の水分(体液)のうち,約3分の2(体重の約40%)は細胞の中にある細胞内液に存在し,残りの3分の1(体重の約20%)は細胞の外にある細胞外液に存在する(図9・2).細胞外液は細胞を直接取巻いている間質液と,血管内の血漿やリンパ管内のリンパ液に分けることができる.細胞外液のうち,15%は間質液として,5%は血漿・リンパ液として存在する.細胞内液と細胞外液の割合は,年齢に応じて変化する(図9・3).乳児は成人に比べて体重に占める間質液の水分量が多い.乳幼児の張りのある柔らかい皮膚は,水を大量に含んだ間質液のためである.一方,高齢者では細胞内液の水分量が少ない.

表 9・1 組織の水分含有量(%)

血 漿	94
赤血球	63
脳	85
筋 肉	76
皮 膚	72
肝 臓	70
結合組織	60
骨	20
脂肪組織	8

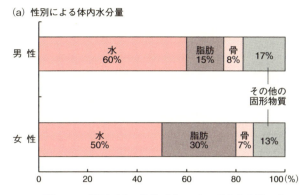
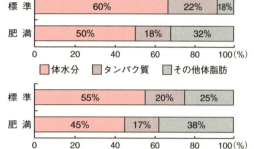

図 9・1 性別 (a)・体格 (b) による体内水分量の違い 成人男女における体重に占める割合 (%) で表す.

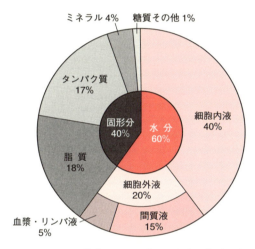

図 9・2 体内における水分の分布 体重に占める割合 (%) で表す.

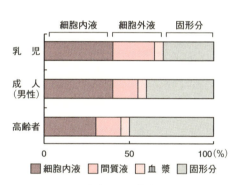

図 9・3 年齢による体内水分量の違い 体重に占める割合 (%) で示す.

9・1・2 水の役割

　水は体内の構成成分であるとともに,生体の機能調節を担う重要な物質である.水は塩類などの電荷をもった化合物を多量に溶解できることから,体内において代謝の場所を与えている.つまり,栄養素や酵素などは水溶液中にあることで,化学的な反応が可能となっている.したがって,体内で起こる化学反応の多くは水の性質に依存する.

　また,さまざまな物質を溶解できる水は体内において物質を運搬する作用を担っている.たとえば,食物の摂取によって得られた栄養素や酸素,二酸化炭素,ホルモンなどの物質は血漿やリンパ液を介して,身体のある組織から他の組織に運搬される.代謝で生じた老廃物も水を介して腎臓から排泄される.

　水は比熱の大きい物質であることから,熱を吸収したり,熱を放出しても温度変化は少ない.したがって,体の半分以上を水分が占めているヒトは,外部の気温が低下しても体温が下がりにくい.また,水は固体から液体になるときに必要な熱量 (融解熱) や,液体から気体になるときに必要な熱量 (気化熱) が他の液

体に比べて大きい．このような水の性質により，ヒトは発汗による水分蒸発によって多くの熱を放散することができ，体温の上昇を効率良く抑えることができる．

細胞膜を通過できる水は電解質のバランスを維持し，浸透圧の平衡を保っており，細胞形態を維持する役割を担っている．さらに，水は体内において潤滑剤としても機能している．たとえば，唾液や消化管内にある水は食物に湿り気を与え食塊の移送を容易にし，消化を助けている．

9・2　水の出納

1日に必要な水の量は気温や湿度，労作により変わるが，健全な状態では供給と排出のバランスは維持されており，1日の**水の出納**はほぼ一定である（図9・4）．

成人：約2500 mL/日

<供 給>		<排 泄>	
飲料水	1100 mL	不可避尿	500 mL
食物中の水	1100 mL	随意尿	1000 mL
代謝水	300 mL	不感蒸泄・皮膚	600 mL
		不感蒸泄・肺	300 mL
		糞 便	100 mL

図9・4　1日の水の出納

9・2・1　水の供給

ヒトは，**飲料水**として1日に約800〜1200 mL，食物から900〜1100 mLの水分を摂取している．また，体内では食事で摂取した糖質，脂質，タンパク質などの栄養素が代謝されると，エネルギーとともに水が産生される．このように，生体内で栄養素が代謝されたときに生じる水を**代謝水**という．1日当たりのエネルギー代謝から生じる水を換算すると，約300 mLの代謝水が生じる．代謝によって産生される水の量はそれぞれの栄養素によって異なっている（図9・5）．たとえば，糖質であるグルコース1分子の酸化により6分子の水が産生されることから，グルコース100 gが体内で完全に代謝されると60 gの代謝水が生じる．また，タンパク質を構成しているアミノ酸のアラニン100 gからは51 gの代謝水が，

糖　質

●グルコース

$$C_6H_{12}O_6 + 6\,O_2 \longrightarrow 6\,CO_2 + 6\,H_2O$$

180 g　192 g　264 g　108 g

グルコース100 gから代謝水60 gが産生される

タンパク質（アミノ酸）

●アラニン

$$C_3H_7NO_2 + 3\,O_2 \longrightarrow \frac{5}{2}CO_2 + \frac{5}{2}H_2O + \frac{1}{2}(NH_2)_2CO$$

89 g　96 g　110 g　45 g　30 g

アラニン100 gから代謝水51 gが産生される

脂　質

●ステアリン酸

$$C_{18}H_{36}O_2 + 26\,O_2 \longrightarrow 18\,CO_2 + 18\,H_2O$$

284 g　832 g　792 g　324 g

ステアリン酸100 gから代謝水114 gが産生される

●リノール酸

$$C_{18}H_{32}O_2 + 25\,O_2 \longrightarrow 18\,CO_2 + 16\,H_2O$$

280 g　800 g　792 g　288 g

リノール酸100 gから代謝水103 gが産生される

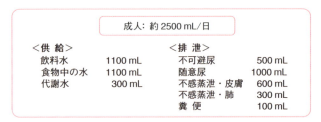

図9・5　各栄養素の代謝水の産生

脂質のステアリン酸（炭素数18の脂肪酸）100gからは114gの代謝水が産生される．これらより，一般に，100kcalのエネルギー生成に10〜15mLの代謝水を生じる．

9・2・2 水の排泄

a. 不可避尿　代謝により生じた老廃物を体外へ排出するために必要な最低限の尿量を**不可避尿**という．通常，タンパク質の代謝によって生じた毒性の強いアンモニアは，肝臓の尿素回路で毒性の弱い尿素に変換され，腎臓から尿として排泄される．尿素などの代謝物はそれ以上分解できないことから，これらを排泄するためには一定量の尿が必要になる．1日の尿のうち約3分の1の500mLは不可避尿である．つまり，ヒトは1日500mLの尿を体外に排泄しないと，病的な状態に陥る．残りの約1000mLは**随意尿**といわれ，これは摂取した水分量によって異なる．

b. 不感蒸泄　人体では1日に約800mLの水を，皮膚と呼気から喪失している．これは自分では感知できないことから**不感蒸泄**（不感蒸散，不感水分損失）といわれる．発汗（約100mL/日）は皮膚から水分が発散される現象であるが，自覚できるため不感蒸泄に含まない．また，発汗では電解質の喪失がみられるが，不感蒸泄では電解質は喪失しない（表9・2）．不感蒸泄の量は，条件により異なるが，一般に皮膚表面から蒸発する水として1日約500mL，呼気の中に排泄される水として約300mLである．

表9・2　体液中の電解質濃度

体液	電解質〔mEq/L〕			水〔mL/食事100 kcal〕
	Na$^+$	K$^+$	Cl$^-$	
不感蒸泄				45
皮膚	0	0	0	
肺	0	0	0	
汗	10〜30	5〜15	10〜30	5〜20
尿	5〜100	5〜100	5〜100	30〜80
糞便	20〜25	50〜60	15〜30	5

不感蒸泄によって皮膚から水が蒸発すると，体内のたまった熱が放出され，体温の上昇を抑えることができる．不感蒸泄は外気温や体温などに影響される．たとえば外気温が30℃から1℃増すと不感蒸泄は15〜20%上昇し，体温が1℃上がると約15%不感蒸泄が増える．運動によっても不感蒸泄は増加することから，高温下での作業や運動では十分な水分摂取が必要である．

c. 糞便からの排泄　体内では食物の消化・吸収のために，6000〜8000mLの水分を消化液として消化管内に分泌する．これは，飲料水や食品から摂取した水よりもはるかに多い．しかし，これらの水分の大部分は小腸（約7500mL）や大腸（約1500mL）で吸収され，その一部が糞便として排泄される．糞便中には，1日当たり約100〜150mLの水が排泄される．また糞便中の電解質は汗や尿と異

消化液: 唾液が約1L，胃液が約2L，胆汁が約0.2L，膵液が約1.8L，腸液が約2Lである．

なり，Na^+ や Cl^- は少ないが，K^+ が多い（表 9・2）．

d. 水分必要量 生体の水分の恒常性を維持するために必要な最低限の水の量を**不可避水分摂取量**という．不可避水分摂取量は，水の排泄として避けることのできない不可避尿と不感蒸泄を合わせたものから，代謝水を差し引いた水の量である．

$$\text{不可避水分摂取量} = \text{不可避尿量} + \text{不感蒸泄} - \text{代謝水} = \text{約 1000 mL}$$

9・2・3 浮腫・脱水

a. 脱 水 **脱水**とは体液量，特に細胞外液（循環血液量）が減少した状態で，水分喪失の過剰や水分摂取の不足によって起こる．また，電解質を喪失した場合にも細胞外液の減少が起こり，脱水となる．脱水の原因には，運動時や高温環境下での多量の発汗，乾燥環境下での皮膚や肺からの不感蒸泄の増加，嘔吐，下痢などが考えられる．体重の 2% の脱水では口渇のみの症状であるが，体重の 6% では乏尿，脱力などがみられる．さらに体重の 7～14% の脱水になると，精神症状，幻覚，意識障害が生じる．高齢者は体内の水分量が少ないことから脱水を起こしやすいが，口渇感を感じにくいので脱水に気づくのが遅れる恐れがある．脱水は，水分と電解質（特にナトリウム）の欠乏状態の違いにより，高張性脱水，低張性脱水，等張性脱水に分類することができる．

高張性脱水は，血漿中の水分の喪失量がナトリウムより多いため，血漿浸透圧が上昇し，細胞内液から細胞外液へ水分が移動するために起こる水分欠乏型脱水である（図 9・6）．高張性とは，細胞内液の浸透圧に比べて細胞外液の浸透圧が高い状態のことをいう．身体的には口渇感や乏尿などの症状が強くみられる．循環血液量の低下はほとんどみられないことから，血圧は正常である．高張性脱水は大量に発汗したときに飲水のない場合や，下痢などの症状で起こり，自分で水分摂取のできない乳幼児や高齢者にも多くみられる．

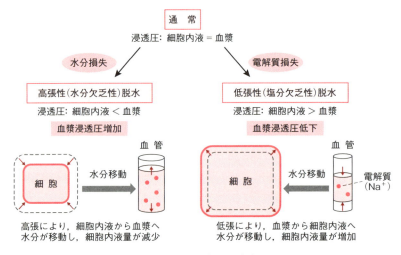

図 9・6 脱水の種類

低張性脱水は，血漿中の水分からナトリウムが多く失われ，血漿浸透圧が減少し，細胞外液から細胞内液へ水分移動が亢進するために起こる塩分欠乏型脱水である．低張性脱水では，細胞内外の浸透圧を一定に保つために細胞内液量が増加し，血漿量が減少する．大量の発汗や嘔吐，下痢などが起こった際に，水分のみを補給することで生じる．水分を補給しているので口渇感や乏尿は少ないが，循環血漿量の減少により低血圧となる．また，浸透圧の低下より腎臓での水の再吸収が抑制され，尿への水の排泄が促進し，脱水がさらに悪化する．したがって低張性脱水では，水と電解質を同時に摂取する必要がある．

等張性脱水は，高張性脱水と低張性脱水の混合型で，水分と電解質の両方が喪失したときに起こる．下痢や嘔吐，出血などで大量の細胞外液が失われたときやネフローゼ症候群で起こりやすい．細胞外液が減少することから，血圧の低下もみられる．口渇感があり水分摂取が促されることから，低張性脱水へと変化しやすい．

ネフローゼ症候群：腎臓の糸球体の障害により電解質のバランス調節に異常がみられ，脱水に陥ることがある．

b．浮腫 細胞間質液が異常に増加した状態をいう．浮腫には全身性のものと局所的なものがある．浮腫は水分摂取量が排泄量よりも多いときや，排泄が障害されたときに起こり，多量飲水や大量の輸液，循環機能不全（心機能不全），腎障害，栄養不良などでみられる．

正常時では，静脈より動脈の方が強い圧力がかかっているので"動脈 → 細胞 → 静脈"へと一定量の水の移動がみられる（図9・7）．浮腫は毛細血管における血圧の上昇と膠質浸透圧の低下などによって，"動脈 → 細胞 → 静脈"への水分移動に異常がみられるため起こる．うっ血性心不全では，末梢静脈から心臓へ血液を戻す能力が落ちることによって，末梢静脈に血液が停滞し，静脈側の血圧が上昇する．すると，間質液から静脈への水の移動の減少，または水の移動がみられなくなるため，細胞間質液量が増加し浮腫が起こる．このような浮腫は下肢で起こりやすい．ネフローゼ症候群による栄養不良や腎障害のときは，血漿アルブミン濃度が減少し，膠質浸透圧が低下している．このため，動脈では血漿から細胞間質液への水の移動が増加し，静脈でも細胞間質液から血漿への移動が減少するため，浮腫が生じる．また，炎症などによって血管壁の直接的な障害が生じることで，毛細血管の透過性が亢進し，血漿から細胞間質液への水の移動が増加することでも，浮腫が生じる．

膠質浸透圧：血漿タンパク質，おもにアルブミンによって生じる浸透圧で，血管内に水を保持しようとする圧力．

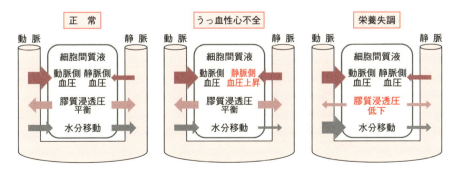

図9・7　浮腫における浸透圧バランスと水分移動

VP: vasopressin

ADH: antidiuretic hormone

9・2・4 浸透圧の調節

体内の水分不足などにより血漿浸透圧が上昇すると口渇中枢が刺激されて，脳下垂体後葉からバソプレッシン（VP），別名，抗利尿ホルモン（ADH）といわれるホルモンが分泌される．バソプレッシンが分泌されることにより飲水量が増え，腎臓の尿細管における水の透過性を高めることにより，再吸収を増加させる．逆に，大量の水負荷などで血漿浸透圧が低下すると，バソプレッシンの分泌は抑制され，口渇感が減少することで飲水量が減る．また腎臓の尿細管における水の再吸収は減少し，尿量が増加する．

9・3 電解質の代謝

9・3・1 体内における電解質の組成

電解質とは，水などの溶媒に溶解したときに，溶液中で陽イオンと陰イオンに解離し，電気伝導性を示す物質のことである．生体には多くの陽イオンと陰イオンが存在する．おもな陽イオンにはナトリウムイオン（Na^+），カリウムイオン（K^+），カルシウムイオン（Ca^{2+}），マグネシウムイオン（Mg^{2+}），陰イオンには塩化物イオン（Cl^-），リン酸水素イオン（HPO_4^{2-}），炭酸水素イオン（HCO_3^-），タンパク質などがある．

細胞の内液と外液では，電解質の組成は異なっている（図9・8）．細胞外液のおもな電解質は Na^+，Cl^-，HCO_3^- であり，細胞内液は K^+，HPO_4^{2-} である．細胞外液の血漿と組織間質液の組成は類似しているが，血漿ではタンパク質が多く存在する．また，毛細血管壁において低分子物質は透過できるが，タンパク質などの高分子物質は透過できない．

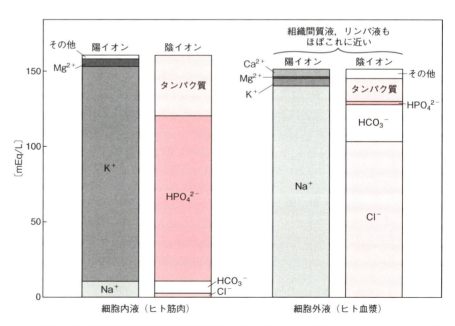

図9・8 細胞内液と外液の電解質の分布 ［A.C. Ross, *et al.*, "Moderan nutrition in health and disease", 11th Ed., Lippincott Williams & Wilkins（2014）をもとに作成］

9・3・2 電解質の機能

電解質は，酸塩基平衡や浸透圧の維持，神経の伝達，筋肉の収縮において重要な役割を果たしている．

a. 酸塩基平衡 電解質によって体液のpHは7.35〜7.45という狭い範囲に維持されている．酵素には最適pHがあり，このpHを外れると生体の化学反応が正常に行われなくなる．さらに，pHが7.0以下になると昏睡に陥り，7.7以上になると痙攣が生じ，いずれも心停止をひき起こす．このように，pHの変動は生命活動に支障を起こすことから，体内のpHを一定に保つことは重要である．体内では，電解質の種類や濃度を調節することによってpHを維持している．これを**酸塩基平衡**という．

b. 酸塩基平衡の調節 体内における酸塩基平衡の維持は，おもに血液，肺，腎臓で行われている．体内の酸は栄養素の代謝によって生じており，揮発性酸と不揮発性酸がある．

生命活動に必要なエネルギーの産生に伴い，二酸化炭素（CO_2）と水が生成される．CO_2は**揮発性酸**といい，1日15,000〜20,000 mEqが産生される．体内で産生されたCO_2は血中に放出され，赤血球の炭酸脱水素酵素によって炭酸（H_2CO_3）となり，さらにHCO_3^-とH^+とに解離する．

$$CO_2 + H_2O \rightleftharpoons H_2CO_3 \rightleftharpoons HCO_3^- + H^+$$

血中では，CO_2は弱酸性，HCO_3^-は弱塩基性の物質で，この反応は可逆的である．血漿中のpHが下がる（H^+が増える）と，HCO_3^-とH^+からH_2CO_3が産生され，左向きの反応が促進する．反対にpHが上がる（H^+が減る）と，H_2CO_3からHCO_3^-とH^+が産生され，右向きの反応が促進する．このように，血漿ではpHが大きく変動しないように，酸塩基平衡が調節されるシステムが備わっている（図9・9）．これを**炭酸-重炭酸緩衝系**という．血液のpHを調整しているのは主として炭酸-重炭酸緩衝系（約90%）である．

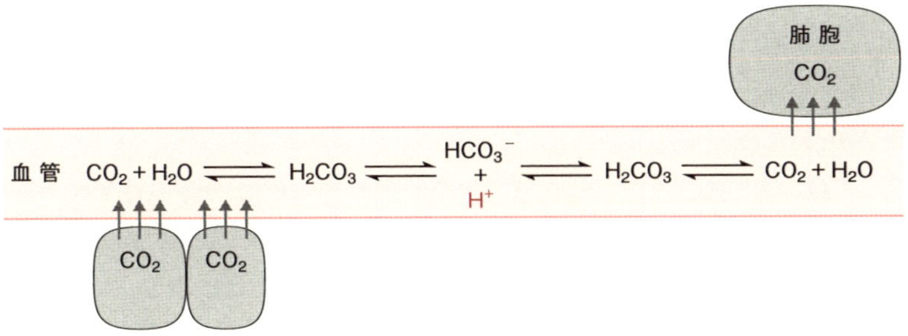

揮発性酸：生体内で産生される酸のうち，沸点が低く，蒸発しやすい酸性代謝物のこと．生体で産生される揮発性酸の大部分が二酸化炭素（CO_2）で，肺から呼気として排出される．

図9・9 炭酸-重炭酸緩衝系

ほかにも食事や細胞代謝などで産生される硫酸や硝酸，リン酸などがあり，1日40〜60 mEq産生される．これらの酸を**不揮発性酸**といい，腎臓から尿として排泄される．タンパク質の代謝物であるリン酸は以下のように解離して，緩衝作用をもつ．

$$H_2PO_4 \rightleftharpoons H^+ + HPO_4^{2-}$$

血漿のpHが下がると，H^+とHPO_4^{2-}からH_2PO_4が産生され，H^+が減少する．

不揮発性酸：生体内で産生される酸のうち，沸点が高く，蒸発しにくい酸性代謝物のこと．

また，血漿の pH が上がると，H_2PO_4 から $H^+ + HPO_4^{2-}$ が産生され，H^+ が増加する．リン酸は炭酸-重炭酸緩衝系より緩衝能は高いが，血中の濃度が少ないことから血液における緩衝能は低い．また，タンパク質自身も分子内に塩基性のアミノ基と酸性のカルボキシ基が存在していることから，緩衝作用をもっている．

体内の代謝で生成した CO_2 の大部分は肺から排出されることから，肺からの CO_2 排出の異常は，体内の酸塩基平衡の異常につながる．過換気症候群や過呼吸症候群では，呼吸数や換気量が増加するため肺からの CO_2 排泄が増加する．その結果，弱酸性の CO_2 が減少し，pH が上昇する．一方，呼吸器疾患では呼吸数や換気量が不足することから，体内の CO_2 が蓄積し，pH が減少する．また腎臓でも，HCO_3^- やリン酸，硫酸などの酸の再吸収，H^+ の排泄を調整することによって，酸塩基平衡の調節が行われている．

c. 酸塩基平衡の異常　　酸塩基平衡のバランスが壊れ，動脈血の pH が 7.35 以下に傾いた状態を**アシドーシス**，pH が 7.45 以上の状態を**アルカローシス**という（図 9・10）．CO_2 による酸塩基平衡の異常を呼吸性障害，HCO_3^- による異常を代謝性障害という．

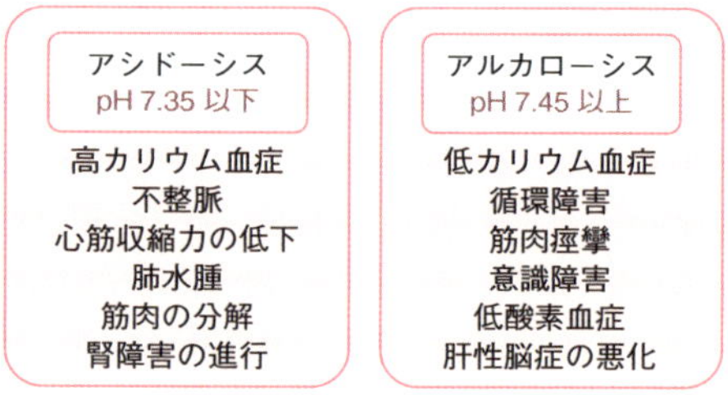

アシドーシス pH 7.35 以下	アルカローシス pH 7.45 以上
高カリウム血症 不整脈 心筋収縮力の低下 肺水腫 筋肉の分解 腎障害の進行	低カリウム血症 循環障害 筋肉痙攣 意識障害 低酸素血症 肝性脳症の悪化

図 9・10　酸塩基平衡の異常が生体に及ぼす影響

呼吸器系の病気により，呼吸数や呼吸量が減少することで CO_2 の排泄不足が生じる．これに伴い，血液の炭酸ガス分圧が上昇し，pH が減少する．これを呼吸性アシドーシスという．また，腎不全による H^+ の蓄積，激しい運動による乳酸蓄積，糖尿病によるケトン体の蓄積，下痢による HCO_3^- の損失によって，酸の産生過剰や排出低下，塩基の喪失が生じ，血液の pH が低下する．これを代謝性アシドーシスという．

一方，CO_2 の排泄過剰により血液の pH が上昇することを呼吸性アルカローシスという．また激しい嘔吐や胃液の吸引などにより胃液の塩酸が喪失したり，原発性アルドステロン症による低カリウム血症や利尿薬などにより，腎臓から H^+ の排泄が増加することによって，血漿の HCO_3^- が増加し，血液の pH が上がる．これを代謝性アルカローシスという．

細胞外液の K^+ と H^+ は細胞内と細胞外で常に平衡を保つように維持されている．アシドーシスにより細胞外液の H^+ が増加すると，これを抑制するために細胞内液の K^+ が細胞外に移行し，血中のカリウム濃度が増加する．逆に，細胞外液の H^+ が減少すると，細胞内液の K^+ が細胞内に移行し，血中のカリウム濃度が低下する．したがって，アシドーシスでは高カリウム血症，アルカローシスでは低カリウム血症が起こる．

原発性アルドステロン症：副腎の腫瘍や肥大によってアルドステロンが過剰に分泌され，血中のアルドステロン濃度が上昇する疾患．高血圧症の約 5% を占める．

9・4 高血圧とナトリウム・カリウム

9・4・1 高血圧

血圧は，心拍出量や循環血液量，末梢血管の抵抗，血液の粘度，血管壁の弾力などよって影響される．高血圧は血圧が基準値以上の状態をいい，多くの場合自覚症状がない．しかし，進行すると脳卒中や心不全，腎不全などをひき起こす疾患である．

血圧は，ホルモンなどの内分泌系や交感神経系によって調整されている．ホルモンが関わる代表的な血圧調節機序に，レニン-アンギオテンシン系がある（図9・11）．腎臓の糸球体から分泌されるレニンは，アンギオテンシノーゲンに作用し，アンギオテンシンIに変換する．さらに肺から分泌されるアンギオテンシン変換酵素によってアンギオテンシンIIとなる．アンギオテンシンIIは，強い血管収縮作用があることから血圧を上昇させる．また，アンギオテンシンIIは副腎皮質に作用してアルドステロン分泌を促進させ，腎臓におけるナトリウムの再吸収を促進する．その結果，循環血液量が増加し，血圧が上昇する．

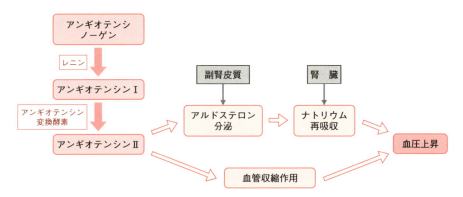

図9・11 レニン-アンギオテンシン-アルドステロン系による血圧調節

9・4・2 ナトリウムとカリウム

a. ナトリウム　細胞外液の主要な陽イオンであり，浸透圧や体液量の調節，適正なpHの維持に重要な物質である．ナトリウムを過剰に摂取した場合，体液中のナトリウムイオンの増加によって浸透圧が上昇するため，体液中の水を増やす必要があり，腎臓での水の再吸収が促進し，飲水量も増加する．体液中の水分増加によって，浸透圧は維持されるが，体液量が増加することから血圧は上昇する．

食塩（NaCl）の過剰摂取は，循環血液量を増加させるとともに，交感神経の緊張を高めることで，血圧を上げることが知られている．本態性高血圧は，原因となる明確な疾患が見当たらない高血圧症で，高血圧の約90%がこのタイプである．黄色人種では，本態性高血圧の約50%が食塩感受性の高血圧である．食塩感受性は人種間で異なっており，黒人では約80%，白人では約30%とされている．"日本人の食事摂取基準（2020年版）"では，食塩相当量について高血圧

予防の観点から，男女とも低めに設定されており，18歳以上の男性では7.5 g/日未満，女性では6.5 g/日未満としている．また，"高血圧治療ガイドライン（2014年版）"（日本高血圧学会）が定めた目標量は，6 g/日未満となっている．

b．カリウム　　カリウムはエネルギー代謝，細胞膜輸送，神経伝達，筋収縮など細胞内外の電位の維持に必要なミネラルである．血中のカリウム濃度が高くなると，知覚障害や麻痺，心電図異常などの症状がみられる．カリウムは腎臓でのナトリウムの再吸収を抑えるとされており，疫学研究や臨床研究でもカリウム摂取が高血圧を改善するという報告がある．

日本人の食事摂取基準（2020年版）によるカリウムの目安量は男性成人（18～29歳）で2500 mg/日，女性で2000 mg/日，目標量は男性3000 mg/日以上，女性2600 mg/日以上となっている．ただし，腎機能に障害があり，カリウムの排出がうまくいかない場合は，カリウムの摂取量を制限しなければならない．高カリウム血症になると，腎機能が悪化するだけでなく，不整脈も誘発し最悪は死に至ることがあるので，十分に注意する．

重要な用語

アシドーシス	代謝水	不可避尿
アルカローシス	脱　水	不感蒸泄
酸塩基平衡	炭酸-重炭酸緩衝系	浮　腫
随意尿	不可避水分摂取量	水の出納

10 エネルギー代謝

1. 食品のエネルギーは，食品を燃焼させて得られる燃焼熱から，その食品を食べたときに糞便へ排泄されるエネルギー，尿へ排泄されるエネルギーを差し引いた値として測定される．
2. 体のエネルギーの消費量は，体から放出される熱量を測定する直接法，体内で燃焼した物質の量から求める間接法，および二重標識水法という方法によって測定される．
3. 生きるうえで最小限必要なエネルギー量は基礎代謝量として測定され，エネルギーの必要量は，基礎代謝量に身体活動レベルを乗じて求められる．
4. 身体活動時のエネルギー消費量は，座位で静かにしている状態，すなわち安静時代謝量を基準にする．
5. 各臓器は，それぞれ特有のエネルギー物質を使う．脳や赤血球はグルコースを，肝臓は種々の物質をエネルギー源とする．絶食に陥った場合など，グルコースの供給が少なくなると，脳はケトン体を使うようになる．
6. 各臓器が特有のエネルギー源を使うために，またエネルギーを貯蔵したり，貯蔵しているエネルギーを使うために，種々のエネルギー物質が体内を移動する．
7. 体の種々の活動には化学エネルギー（おもに ATP のもつエネルギー）が必要である．ATP はおもに酸化的リン酸化過程でつくられ，活動に使われる過程で，最終的には熱として体から放出される．

10・1 エネルギー代謝とは

　われわれは，外部から食物としてエネルギー源を取入れて，それを代謝して生命活動を行っている．エネルギー代謝とは，われわれの体がどれだけのエネルギーを必要とするかについて，体全体として理解すること，さらに体の中でどのようにして生命活動のためのエネルギーがエネルギー源から取出され，またそれらが使われているかを理解することといえよう．

　このような視点に立って，本章では，われわれが体全体でどのようにエネルギーを得ているか，それをどのように使っているかを考え，さらに体内のエネルギー代謝の仕組みを考えていく．

10・1・1 なぜエネルギーが必要か

　われわれは生きている限り，エネルギー源としての食物を摂取し，それを体内で燃焼（代謝）してエネルギーを得，種々の活動に利用している．"種々の活動"

とは，タンパク質をはじめとする体のさまざまな構成成分の合成，さまざまな物質の移動・運搬，活動・運動などのほか，実感されることはないが，細胞の膜を介しての物質の移動（特にNa^+，K^+，Ca^{2+}などのイオンの移動），それによる膜の内外でのイオンの濃度差の維持などである．これらの活動の結果発生する熱は，体温の維持に利用される．体温を維持する熱量が不足した場合は，エネルギー源となる物質を代謝して，特別に熱を産生することになる．

10・2 エネルギー代謝の基礎

10・2・1 エネルギーの単位と表示法

栄養学では，エネルギーの単位は，従来よりカロリー(cal)が使われてきた．国際的には，エネルギーの基本的な単位（国際単位系，SI）はジュール(J)である．カロリーは，1 g の水の温度を 14.5 ℃ から 15.5 ℃ へと上昇させる熱量として定義される熱量の単位である．エネルギー量は，本来ジュールで表すべきであろうが，長いこと熱量の単位であるカロリーが用いられているので，現在でもカロリーが使われる場合が多い．"日本人の食事摂取基準（2020 年版）"では，このことを断りつつカロリーを使っている．"日本食品標準成分表2020年版（八訂）"では，カロリーとジュールについて，それぞれ別の換算係数を示して計算するように勧告している FAO/INFOODS の方針を採用している．なお，1 cal，1 J は栄養学で使うには小さすぎる単位なので，1000 倍の kcal，kJ が使われている．

10・2・2 食品のエネルギー

われわれのエネルギー源となる食品の成分は糖類（デンプンなどから供給されるグルコースなど），タンパク質（アミノ酸），脂質（おもにトリアシルグリセロールで，ここでは脂肪と同義とする）と食物繊維およびアルコール，糖アルコール，有機酸（酢酸やクエン酸など）などである．これらの栄養素は図 10・1 概略図のように代謝され，最終的に二酸化炭素（CO_2）と水（H_2O）になる．タンパク質に由来する窒素は，尿素や尿酸へと代謝されて尿中へと排泄される．

10・2・3 食品のエネルギーの測定法 —— 食品のエネルギーはどう使われるか

食品のもつエネルギーを，われわれはすべて利用することはできない．それでは，どのようなかたちのエネルギーが有効に利用できるのであろうか．

日本食品標準成分表2020年版（八訂）に掲載されている食品のエネルギー量について：日本食品標準成分表に掲載されている食品のエネルギー値は，2015 年版（七訂）まで，成分表のタンパク質，脂質，炭水化物（差し引き）の量にそれぞれの係数を掛けて算出していた．同 2020 年版（八訂）では，アミノ酸組成によるタンパク質量（4 kcal/g，17 kJ/g），脂肪酸のトリアシルグリセロール当量と表示される脂質量（9 kcal/g，37 kJ/g），さらに利用可能炭水化物量（単糖当量）（3.75 kcal/g，16 kJ/g）の測定が進んだことから，これらの量に基づいてエネルギー量の算出が可能になり，その算出法を推奨している FAO/INFOODS の勧告に従ってエネルギー量が算出されている（カッコ内が換算係数）．食物繊維総量は 2 kcal/g（8 kJ/g），酢酸は 3.5 kcal/g（14.6 kJ/g），アルコールが 7 kcal/g（29 kJ/g）とされており，酢酸以外の有機酸や糖アルコールについても，換算係数が示されている．なお，一部の食品については，差し引き法による利用可能炭水化物量の値（4 kcal/g，17 kJ/g）が使用されており，その値が使われている場合は，それが表中に明示されている．

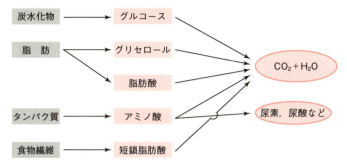

図 10・1　エネルギー源となる食事成分の代謝の概略

a. 全エネルギー（物理的燃焼値）　食物のもつエネルギーは，燃焼値（燃焼熱）のかたちで知ることができる．**燃焼値**とは，物質を燃焼させて発生する熱量を捕捉して測定される値で，ボンブカロリメーターで測定する（図 10・2）．この熱量計では，食品などをステンレスの丈夫な筒に入れて，高圧の酸素の存在下で爆発的に燃焼させ，発生する熱量を周囲を取巻く水の温度上昇から求める．こうして得られる熱量を**全エネルギー**もしくは**物理的燃焼値**という．

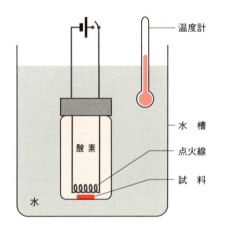

図 10・2　ボンブカロリメーターによる燃焼熱の測定　食品，糞便，尿などの燃焼熱を求める場合は，乾燥した試料を密閉できる丈夫な金属の筒に入れ，気相を酸素にして加圧して密閉する．あらかじめ試料にニクロム線などを接触させて微弱な電流を送れば点火できるようにセットしておく．筒全体を量のわかった水につけて電流を流すと，試料は爆発的に燃焼し，周囲の水の温度を上昇させる．その温度の上昇を測定して燃焼熱とする．実際の装置は，水に伝わった熱がさらに外部に放散しないように工夫されている．

b. 可消化エネルギー　食品を燃焼させて得られるエネルギー量は，すべてが利用できるわけではない．すなわち，食品を食べても，消化されずに糞便へ排泄されるエネルギーは利用することができない．そこで，ある食品を食べて排泄された糞便を集めてボンブカロリメーターで燃焼値を測定し，エネルギー量を求める．こうして食品の全エネルギーから糞便へと失われるエネルギーを差し引いたものを**可消化エネルギー**という．可消化エネルギーには，われわれ自身がもつ消化酵素によって消化吸収し利用できるエネルギーに加えて，われわれのもつ消化酵素では消化できない成分（食物繊維という）が，大腸に生息する微生物によって消化され生成した，酢酸，プロパン酸（プロピオン酸），ブタン酸（酪酸）などの短鎖脂肪酸を吸収して利用するエネルギーが含まれている．FAO/WHO/UNU は，食物繊維 1 g について，2 kcal と評価することを提案している．

c. 代謝エネルギーと生理的燃焼熱（生体利用エネルギー量）　糖類や脂肪の場合は，吸収されたものがすべて最終産物である二酸化炭素と水にまで分解され

るので，消化吸収されたエネルギーの値と利用可能なエネルギーの値が一致する．しかし，タンパク質の場合は，代謝されて，尿素や尿酸などの化合物が尿へと排泄され，これらの物質はエネルギーをもっているので，そのエネルギーを差し引く必要がある．タンパク質の物理的燃焼値をボンブカロリーメーターで測定すると 5.7 kcal/g 程度の値が得られる．その消化吸収率を 90% とすると 5.1〜5.2 kcal/g になる．さらに，タンパク質1gが摂取されると，尿へ約 1.2 kcal が排泄されるので，タンパク質1gの生理的燃焼値は 5.2－1.2＝4 kcal となる．こうして求められるエネルギーを**代謝エネルギー**といい，**生理的燃焼熱**とよんでいる（第1章コラム"生理的燃焼熱と Atwater"参照）．

d．正味エネルギー 生理的燃焼熱の一部は，食後，栄養素を同化する過程で失われる（食事誘発性体熱産生，§10・4・3 参照）．こうして，残ったエネルギーを**正味エネルギー**といい，体の維持（成長，授乳，妊娠，体重の増加などがある場合にはそのためにも）に使われる．正味エネルギーは，ATP として化学エネルギーのかたちに変換され，さまざまな活動に利用される．正味エネルギーをどの程度 ATP のエネルギーとして利用できるかは，脂肪と糖（グルコース）では約 40%，タンパク質（アミノ酸）ではさらに低く，20%台と考えられている．正味エネルギーのそれ以外の部分は，ATP の生産の過程で熱として体から失われる．ATP に一時的に化学エネルギーのかたちで保持されたエネルギーは，われわれの活動に使われる過程で，最終的には熱となって体から放散されていく（図 10・3）．

10・3　エネルギー代謝の測定法

10・3・1　直接法と間接法

体全体でのエネルギー消費量（体にエネルギーの蓄積がない場合，体からのエ

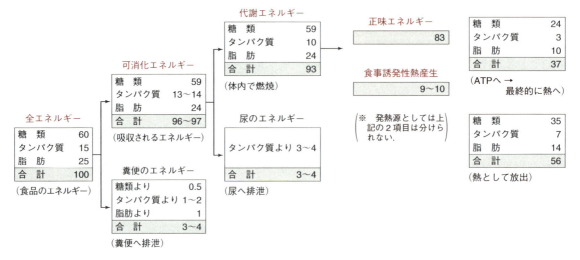

図 10・3　食品のエネルギーの利用の概略　食品のもつエネルギーのうち，糞へ排泄されるエネルギー，尿へ排泄されるエネルギー，"食事誘発性熱産生"とよばれるエネルギー（特別な場合を除く）は，利用できないエネルギー．これら以外のエネルギーが正味エネルギーで，ATP の生成に利用することができる．

ネルギーの損失がない場合はエネルギー生産量に等しい）の測定には，直接法とと間接法がある．**直接法**は，被験者に代謝ユニットに入ってもらい，体から放出される熱を，その部屋を取巻く水の温度上昇から測定する方法である（図10・4）．すなわち，体から失われる熱量を測定するので，エネルギー消費量を測定することになる（**熱損失の測定**という）．直接法によるエネルギーの測定は，ボンブカロリメーターで食品のエネルギーを測定するのと同じ原理である．一方，間

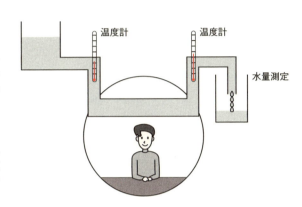

図10・4 直接法による熱損失の測定 体から失われるエネルギーは，熱的に独立している部屋に被験者に入ってもらい，放散される熱を直接水に吸収させて，水の量とその温度の上昇を測定して求める．この方法は，体から失われる熱を直接測定するので，**熱損失の測定**とよばれる．

接法は，呼吸試験によって，摂取される酸素量と排出される二酸化炭素の量から体内で生産されるエネルギー量を測定する（**熱生産の測定**という）．発生するエネルギー量をエネルギー源の燃焼量から間接的に測定するので間接法とよばれる（図10・5）．精密な測定をする場合は，尿へと排泄される窒素量を測定して，エ

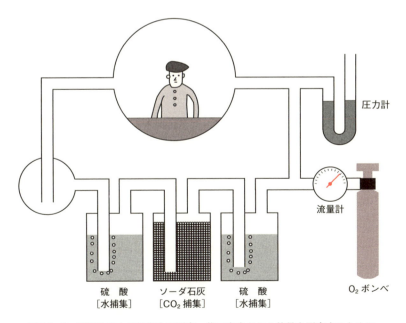

図10・5 間接法による熱産生の測定 体で産生される熱量を測定するために，密閉された部屋に被験者に入ってもらい，消費される酸素の量と，排出される二酸化炭素の量を測定する．消費される酸素の量と呼吸商から，産生される熱量を求める．実際には，必ずしも密閉された部屋に入らず，開放系で気体の一部を定量的に採取して測定するシステムも開発されている．

ネルギー生産量に占めるタンパク質の割合も求める．

10・3・2　呼気ガス分析 ── 呼吸商と非タンパク質呼吸商

間接法では，体内での脂肪の燃焼量と糖の燃焼量の比を求めることができる．脂肪が燃焼すると，下の式のように，摂取した酸素の量と排出した二酸化炭素の量のモル比が 0.7 に近くなる．一方，糖が燃焼した場合は，グルコースを例にとると，下の式のようにその比は 1.0 になる．この値，すなわち［排出される二酸化炭素のモル数/摂取する酸素のモル数］を**呼吸商**（RQ）という．呼吸商が 0.7 に近ければ，体内で脂肪がおもに燃焼していることになり，1.0 に近ければおもに糖を燃焼していることになる．

RQ: respiratory quotient

> グルコースとトリオレインの酸化と呼吸商（RQ: CO_2/O_2）
> ・グルコース
> $$C_6H_{12}O_6 + 6\,O_2 \longrightarrow 6\,CO_2 + 6\,H_2O \qquad RQ = 6/6 = \mathbf{1.0}$$
> ・トリオレイン
> $$C_{57}H_{104}O_6 + 80\,O_2 \longrightarrow 57\,CO_2 + 52\,H_2O \qquad RQ = 57/80 \fallingdotseq \mathbf{0.7}$$

トリオレイン：3分子のオレイン酸とグリセロールでできているトリアシルグリセロール．

タンパク質については，燃焼すると尿へ窒素化合物が排出されるので，尿中窒素排出量からタンパク質の燃焼量を求め，その量を燃焼するために必要な酸素量と排出される二酸化炭素の量を求めて，全体から差し引いて，脂肪と糖の燃焼量を求める（タンパク質の呼吸商は，そのアミノ酸組成によって異なるが，おおむね 0.8 前後になる）．こうして，タンパク質の燃焼によって使われた酸素量とそれによって排出された二酸化炭素の量を差し引いて算出した呼吸商を**非タンパク質呼吸商**（NPRQ）という．実際の計算は次式のように行う．

NPRQ: non-protein respiratory quotient

$$\begin{aligned}\text{非タンパク質呼吸商(NPRQ)} &= \frac{\text{発生した全}CO_2\text{量} - \text{タンパク質により発生した}CO_2\text{量}}{\text{消費した全}O_2\text{量} - \text{タンパク質により消費した}O_2\text{量}} \\ &= \frac{\text{発生した全}CO_2\text{量} - 4.754 \times N^*}{\text{消費した全}O_2\text{量} - 5.923 \times N^*}\end{aligned}$$

* N＝単位時間内の尿中窒素排泄量（g）

式中の 4.754 と 5.923 は，それぞれタンパク質の燃焼で尿中に排泄される窒素 1 g 当たりに発生する二酸化炭素の量と消費される酸素の量を示す．

また，表 10・1 には，糖 1 g，脂肪 1 g，タンパク質 1 g が燃焼する場合に必要な酸素の量を示し，それによって排出される二酸化炭素の量，1 g 当たりの熱産

表 10・1　栄養素の体内燃焼時の諸係数（Löwy による）

	糖	脂　肪	タンパク質
1 g 当たりの O_2 消費量〔L〕	0.829	2.019	0.966
1 g 当たりの CO_2 発生量〔L〕	0.829	1.427	0.774
1 g 当たりの熱産生量〔kcal〕	4.12	9.46	4.32
呼 吸 商	1.000	0.707	0.801
消費 O_2 1 L 当たりの発生熱量〔kcal〕	5.05	4.69	4.49

生量，呼吸商，および酸素1Lの消費によって産生される熱量をまとめて示す．

表10・2は，非タンパク質呼吸商と体内での糖と脂肪の燃焼の割合を示し，また，その状態における酸素1L消費当たりの熱量産生の関係を示している．すなわち，非タンパク質呼吸商と酸素の摂取量がわかれば，表10・2を使って，体内で燃焼した脂肪と糖の量を計算でき，またその場合に産生される熱量を計算できる．

呼吸商と酸素摂取量，排出される窒素量による産生熱量の計算例

24 時間内　O_2 消費量	450 L
24 時間内　CO_2 排出量	380 L
24 時間内　尿中窒素排泄量	12 g
タンパク質の燃焼量（分解量）　　12 × 6.25（窒素－タンパク質換算係数*）	= 75 g
タンパク質の燃焼に要した O_2 消費量（表10・1より）	0.966 × 75 = 72 L
タンパク質の燃焼によって発生した CO_2 量（表10・1より）	0.774 × 75 = 58 L
糖・脂肪の燃焼に要した O_2 消費量	450 − 72 = 378 L
糖・脂肪の燃焼によって発生した CO_2 量	380 − 58 = 322 L
非タンパク質呼吸商（NPRQ）	322/378 = 0.85
NPRQ=0.85 のときの消費 O_2 1L 当たりの発生熱量（表10・2より）	4.862 kcal
糖・脂肪の燃焼によって発生した熱量	4.862 × 378 = 1838 kcal
タンパク質の燃焼によって発生した熱量（表10・1より）	4.49 × 72 = 323 kcal
総発生熱量（消費エネルギー量）	1838 + 323 = 2161 kcal

*　§5・6・1 参照．

表10・2　混合酸化における糖および脂肪の割合（Zunts-Schumburg-Lusk による）

非タンパク質呼吸商（NPRQ）	全熱量発生に関与する割合（％）		1Lの酸素に対するエネルギー〔kcal〕	非タンパク質呼吸商（NPRQ）	全熱量発生に関与する割合（％）		1Lの酸素に対するエネルギー〔kcal〕
	糖	脂肪			糖	脂肪	
0.707	0	100.0	4.686	0.86	54.1	45.9	4.875
0.71	1.10	98.9	4.690	0.87	57.5	42.5	4.887
0.72	4.76	95.2	4.702	0.88	60.8	39.2	4.899
0.73	8.40	91.6	4.714	0.89	64.2	35.8	4.911
0.74	12.0	88.0	4.727	0.90	67.5	32.5	4.924
0.75	15.6	84.4	4.739	0.91	70.8	29.2	4.936
0.76	19.2	80.8	4.751	0.92	74.1	25.9	4.948
0.77	22.8	77.2	4.764	0.93	77.4	22.6	4.961
0.78	26.3	73.7	4.776	0.94	80.7	19.3	4.973
0.79	29.9	70.1	4.788	0.95	84.0	16.0	4.985
0.80	33.4	66.6	4.801	0.96	87.2	12.8	4.998
0.81	36.9	63.1	4.813	0.97	90.4	9.58	5.010
0.82	40.3	59.7	4.825	0.98	93.6	6.37	5.022
0.83	43.8	56.2	4.838	0.99	96.8	3.18	5.034
0.84	47.2	52.8	4.850	1.00	100.0	0	5.047
0.85	50.7	49.3	4.862				

10・3・3 二重標識水法

19世紀から使われてきた直接法や間接法には，行動の制約があり，通常の生活をしている人がどれほどのエネルギーを消費しているかについて調べることは，なかなか困難である．この欠点を克服した方法が**二重標識水法**である．この方法は，水（H_2O）を安定同位体である ^{18}O と ^2H（D とも表す）で二重に標識して被験者に与え，尿へと排出される同位元素の量を測定する方法である．投与後，被験者の尿や唾液へ排出される水の中の ^2H と ^{18}O の比を定量する．^2H と ^{18}O は水として失われ，^{18}O は二酸化炭素としても失われるので，その比をとると二酸化炭素の生成量を求めることができる．こうして，体内でのエネルギーの生産量を求めることができる．この方法は，通常の生活をしつつエネルギーの生産量が測定できることと，正確であるために，エネルギー代謝量測定方法として信頼性の高い方法と認められている．

10・4 エネルギー出納

摂取したエネルギー量と排出する物質のエネルギー量，熱として放散するエネルギー量の関係（バランス）を**エネルギー出納**という．エネルギー出納が正であれば，体にエネルギーが蓄積している状態であり，負であれば体からエネルギーが失われている状態である．成人で，体の成分の変化がなく，妊娠しておらず，授乳もしていない状態であれば，エネルギー出納は0であり，これを**エネルギー平衡の状態**という．成長期には，エネルギーは蓄積しており，妊娠中もエネルギーが蓄積している（蓄積していなければ母体側で，エネルギー出納が負になっているはずである）．授乳中も，母乳として，エネルギーが乳児に移されていることになる．それでは，このエネルギーの出納をどう考えたらよいのであろうか．

10・4・1 基礎代謝（量）

エネルギーの消費を体全体で把握することは，エネルギー代謝を理解するうえで重要である．われわれは，いわゆる"活動"をしていなくても，エネルギーが必要である．それを理解するために，**基礎代謝量**（BMR）"温暖な条件下で，目覚めていて，動かず，しかも食事の影響のない状態でのエネルギー消費量"がある．基礎代謝量は，生きていくうえで最小限必要なエネルギー量で，通常，朝，目覚めて，まだ動かない状態で測定される．基礎代謝量は，エネルギー必要量を考えるうえでの基本概念となっている．また体重，身長，性別，年齢のほか，体の状態（ホルモンの状態など）によっても影響を受けることが知られている．基礎代謝量は，除脂肪体重（LBM）と強く相関することが知られている（コラム"除脂肪体重と基礎代謝"参照）．また，体表面積ともよく相関する（コラム"基礎代謝と体表面積"参照）．

基礎代謝量は，直接法や間接法，二重標識水法で測定されるが，それらの結果を整理して，体重，身長，性別，年齢から求めようとする多くの試みがあり，いくつかの式が提案されている．ハリス–ベネディクトの式が広く知られているが，

BMR: basal metabolic rate

LBM: lean body mass

日本人については，次式で示す国立健康・栄養研究所の式がよく適合するとされている．

> 男性の場合
> 　BMR(kcal/日) = [0.0481 × 体重(kg) + 0.0234 × 身長(cm)
> 　　　　　　　　　　− 0.0138 × 年齢(歳) − 0.4235] × 1000/4.186
> 女性の場合
> 　BMR(kcal/日) = [0.0481 × 体重(kg) + 0.0234 × 身長(cm)
> 　　　　　　　　　　− 0.0138 × 年齢(歳) − 0.9708] × 1000/4.186

活動していくうえでは，基礎代謝量に加えて，"食事誘発性熱産生"と，活動のためのエネルギー，さらに環境の温度が低い場合などは，体温を維持するための特別なエネルギーが必要である．

10・4・2　基礎代謝基準値

食事計画を立てる場合などに，エネルギーの供給量を計算する必要が生じる．日本人の食事摂取基準（2020年版）では，推定エネルギー必要量を決定するに際して基礎代謝基準値（kcal/kg体重/日）という指標を設定している．基礎代

除脂肪体重と基礎代謝 ── 除脂肪体重の測り方

基礎代謝量は，除脂肪体重（LBM）とよく相関することが知られている．日本人の食事摂取基準（2020年版）でも，この点が指摘されており，"今後，適切な身体組成の評価により，精度高く基礎代謝量が推定できる可能性がある"としている．除脂肪体重とは体重から脂肪の重量を除いた量で，いくつかの求め方がある．水中体重法（体全体を水に沈めて，体重を測定する方法．脂肪は比重が小さいので，体脂肪が多いと体積の割に水中での体重が小さくなる），二重エネルギーX線吸収法（2種類のエネルギーのX線を照射して，その画像を解析して測定する方法），インピーダンス法（脂肪があると，電気抵抗が大きくなることを前提に，体に電極をつけて電流を流し，抵抗を測定する方法）などが使われている．水中体重法が最も信頼性が高いと考えられ，その他の方法による結果が妥当であるかの検証に使われている．

基礎代謝と体表面積 ── 体重の2/3乗，体重の3/4乗

ヒトの基礎代謝量と体表面積はよく相関するということが，以前からいわれてきた．体表面積は，体重の2/3乗に比例することが知られており，そのため，基礎代謝量は体重の2/3乗に比例すると考えられた．しかし，M. Kleiber（クライバー）は，基礎代謝量は，体重の2/3乗よりも，3/4乗によく比例すると指摘した．Kleiberの説は，体重が100g程度の動物から，500kgを超える動物まで，よく説明できるとした．この説は広く信じられており，日本人の食事摂取基準（2020年版）でも，体重で補正する必要のある項目（外挿など）では，体重の3/4乗に比例させて補正している．その際，次のように述べている．"身長及び（又は）体重から体表面積を推定する式は多数提案されているが，今回の策定では，1947年に提唱された体重比の0.75乗を用いる方法を採用した．これは，最近，更に詳細な検討が行われ，哺乳動物の循環器及び呼吸器重量の推定を含む各種生物の器官重量の推定に有用であると報告されている"．

謝基準値は，性，年齢を考慮した体重（kg）当たりの基礎代謝量（kcal/日）であり，参照体重（下記コラム参照）において推定値と実測値が一致するように決定されている．この値を使うと，ある集団の推定エネルギー必要量を求める場合は，その集団の平均体重から下記の式で求めることができる．

$$\text{推定エネルギー必要量(kcal/日)} = \underbrace{\text{基礎代謝基準値(kcal/kg 体重/日)} \times \text{参照体重(kg)}}_{\text{基礎代謝量}} \times \text{身体活動レベル}$$

基礎代謝基準値は，表10・3に示すように，性による差は比較的小さいが，成長期には，年齢よって大きな影響を受けることがわかる．

10・4・3 食事誘発性熱産生

食事を摂ると，たとえ安静にしていても，エネルギー代謝は基礎代謝の状態よ

参照体位

日本人の食事摂取基準（2015年版）より，かつては基準体位とよんでいたものに代えて"参照体位"という考え方を採っている．2020年版では"性及び年齢区分に応じ，日本人として平均的な体位を持った人を想定し，健全な発育及び健康の保持・増進，生活習慣病の予防を考える上での参照値として提示し，これを参照体位（参照身長・参照体重）と呼ぶ"としている．0～17歳は，日本小児内分泌学会，・日本成長学会合同標準値委員会による小児の体格評価に用いる身長，体重の標準値を基に，年齢区分に応じて，当該月齢および年齢区分の中央時点における中央値を引用し，18歳以上は，2016年国民健康・栄養調査における当該の性および年齢区分における身長・体重の中央値を用いている．

表10・3 参照体重における基礎代謝量[a]

性別	男性			女性		
年齢〔歳〕	基礎代謝基準値〔kcal/kg 体重/日〕	参照体重〔kg〕	基礎代謝量〔kcal/日〕	基礎代謝基準値〔kcal/kg 体重/日〕	参照体重〔kg〕	基礎代謝量〔kcal/日〕
1～2	61.0	11.5	700	59.7	11.0	660
3～5	54.8	16.5	900	52.2	16.1	840
6～7	44.3	22.2	980	41.9	21.9	920
8～9	40.8	28.0	1140	38.3	27.4	1050
10～11	37.4	35.6	1330	34.8	36.3	1260
12～14	31.0	49.0	1520	29.6	47.5	1410
15～17	27.0	59.7	1610	25.3	51.9	1310
18～29	23.7	64.5	1530	22.1	50.3	1110
30～49	22.5	68.1	1530	21.9	53.0	1160
50～64	21.8	68.0	1480	20.7	53.8	1110
65～74	21.6	65.0	1400	20.7	52.1	1080
75以上	21.5	59.6	1280	20.7	48.8	1010

a) 厚生労働省，"日本人の食事摂取基準（2020年版）"より．

り活発になる．この状態を**食事誘発性熱産生**（DIT）といい，食後数時間続くと考えられている（図10・6）．その量は，摂取したエネルギー量の10％程度と見積もられている．このエネルギー量は，摂取した食物の成分を体に同化するために必須なエネルギーと考えられており，M. Rubner（ルブネル）が19世紀に発見した．温和な環境温度のもとでは，熱が放散されるだけで実感されにくいが，気圧の低い高山で食事を摂ると，呼吸が上昇するといった体験をすることがある．このエネルギーは，環境温度が低くて，特別に熱の産生が必要な場合に，それを代替することができるとされているが，それ以外に有効に利用されることはないと考えられている．この現象は，"特異動的作用"，"特異動的効果"などとよばれてきた．以前は，エネルギー代謝を考える場合に，こうして失われる熱量を10％として，エネルギー必要量の算定で考慮していたが，日本人の食事摂取基準（2020年版）では，身体活動レベルを考慮する場合に含まれるとして，算定の条件に入れていない．

DIT: diet-induced thermogenesis

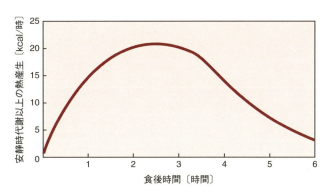

図10・6 食物摂取による発熱効果（食事誘発性熱産生）
食物を摂取すると，数時間にわたって基礎代謝を上回る熱が産生され，放出される．

10・4・4 安静時代謝量

エネルギー代謝の基本となる生理的状態について，基礎代謝量のほかに，安静時代謝量という考え方がある．**安静時代謝量**は，静かに椅子に座っている状態（座位）での代謝量で，基礎代謝量の1.1倍程度と考えられている．1.1の内容は，安静時代謝量には"食事誘発性熱産生"と"寝ている状態と椅子に座っている状態の違い"が含まれるとして説明されている．安静時代謝量は，活動時の代謝量の基礎として，活動時にどれほどエネルギーが消費されるかの基準として利用されている．

10・4・5 環境とエネルギー代謝

a. 環境温度 体温は狭い範囲に保たれているので，体を取巻く環境の温度が低いと特別に熱を生産して体を温める必要がある．そのための適応として，汗腺を塞いで体からの水の消失を減らす，震えや運動によって熱を生産するなどがある．このような対応によっても，体温が維持できないと，体温は低下し，"凍

死"に至る．環境温度と体の熱産生の関係を図10・7に示す．一方，環境温度が高い場合は，汗をかくなどによって熱の放散が促進され，体温を下げようとする．

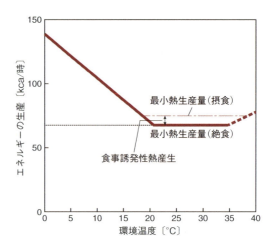

図10・7 環境温度とエネルギー産生の関係　環境温度が熱産生に及ぼす影響をモデル化したもの．ある温度範囲を超えて環境温度が低下すると，動物は体を温めるための熱産生を行うことがモデル化されて示されている．食物を摂取している場合は，食物のエネルギーの一部が食事誘発性熱産生として失われるので，基本的な熱産生量が少し多くなる．この熱は，温暖な条件下では利用できない熱であるが，体を温めるために使うことができ，食物を摂取していると，体を温めるための熱産生を始める温度が低い側へ移行することがわかる．35℃付近の熱生産量の増加は，いわば"体を冷やすための特別の熱産生"と考えられる［M. Kleiber著，亀高正夫，堀口雅昭 訳，"生命の火"，p.154，養賢堂（1987）より改変］

b. ホルモンと基礎代謝　基礎代謝量に影響を与えるホルモンとして，甲状腺ホルモンが重要である．甲状腺ホルモンの分泌が多い状態では，基礎代謝は亢進し，体温は上昇する傾向がある．すなわち，甲状腺ホルモンはエネルギー代謝を活発にする効果がある．また，脂肪組織が分泌するホルモンであるレプチンは，アドレナリンのβ_3受容体を介してエネルギー代謝を活性化することが知られている．

10・5 身体活動レベル

日本人の食事摂取基準では，推定エネルギー必要量を求める場合に，基礎代謝と身体活動レベルを考慮しており，"身体活動は運動（体力向上を目的に意図的に行うもの），日常生活活動，自発的活動（姿勢の保持や筋トーヌスの維持など）の三つに分けられる"としている．**身体活動レベル**（PAL）とは，基礎代謝量に対して，日常生活でどれだけの倍率のエネルギーを消費しているかを示すもので，低い（Ⅰ），ふつう（Ⅱ），高い（Ⅲ）に分けられている．18～74歳の場合，男女とも"低い"は"生活の大部分が座位で，静的な活動が中心の場合"とされ，"ふつう"は，"座位中心の仕事だが，職場内での移動や立位での作業・接客等，

PAL: physical activity level

表 10・4 基礎代謝量，安静時代謝量，身体活動レベル，活動時のエネルギー消費量の関係

推定エネルギー必要量	
基礎代謝量	1.0
安静時代謝量[†1]	1.1
身体活動レベル[†2]	
低い（Ⅰ）	1.5
ふつう（Ⅱ）	1.75
高い（Ⅲ）	2.00
活動時のエネルギー消費量	
安静時代謝量[†1]	1
メッツ値[†3]	表 10・5 参照

[†1] 座位（食事誘発性熱産生を含む）．
[†2] 基礎代謝量に対する比（1日の平均となる）．
[†3] 安静時代謝量に対する比．
日本人の食事摂取基準により推定エネルギー必要量を算定する場合は，基礎代謝量を基準にして，1日の身体活動レベルを考慮して算定する．活動時のエネルギー消費量は，安静時代謝量（基礎代謝量の約1.1倍）を基準にして表示する．

表 10・5 運動の強度とメッツ値の関係[a]

メッツ値	活動内容
1	静かに座ってテレビなどの鑑賞
2	料理や食材の準備，シャワーを浴びる
3	普通歩行，屋内の掃除，買い物，洗車
4	速歩，自転車，庭仕事，通勤，ゴルフ
5	子どもと遊ぶ，かなり速歩（平地）
6	階段の上り下り，軽いジョギング，テニス，ゆっくりした水泳，エアロビクスダンス
7以上	ランニング，水泳，重い荷物の運搬

[a] 運動所要量・運動指針の策定検討会，"健康づくりのための運動指針2006—生活習慣病予防のために"，エクササイズガイド2006より．

あるいは通勤・買い物・家事，軽いスポーツ等のいずれかを含む場合"，"高い"は"移動や立位の多い仕事への従事者，あるいはスポーツ等余暇における活発な運動習慣をもっている場合"としている．それぞれの活動レベルの人について，基礎代謝量にこの値を掛けると，1日の推定エネルギー必要量が求められる（§10・4・2参照）．"低い"では，身体活動レベルを1.50（1.40～1.60），"ふつう"は1.75（1.60～1.90），"高い"は2.00（1.90～2.20）としている．すなわち，身長170 cm，体重63 kg，60歳の男性の場合，国立健康・栄養研究所の式によると，基礎代謝量(kcal/日)＝[0.0481×63＋0.0234×170－0.0138×60－0.4235]×1000/4.186＝1375.3 となる．したがって，身体活動レベルの"低い"人の推定エネルギー必要量は2063 kcal，"ふつう"の人は2407 kcal，"高い"人は2751 kcalと計算される．

10・5・1　安静時代謝と活動時のエネルギー消費量 —— 活動代謝

種々の活動にどれだけエネルギーを必要とするかは，安静時代謝量を1としてメッツ（METs）という単位で表される（表10・4）．表10・5には，いくつかの活動のメッツ値を示した．

METs: metabolic equivalents

1メッツのエネルギー消費量に時間を掛けた量をエクササイズ（Ex）という単位で表す．推奨される運動量などは，Exで示されている（"健康づくりのための運動所要量2006"）．1日の活動とエネルギー消費のモデルを図10・8に示す．

10・6　エネルギー代謝の仕組み

これまで，エネルギー代謝を体全体でみてきたが，ここでは体内で，エネルギー源となる物質はどのように利用されているのかという仕組みを考えていく．

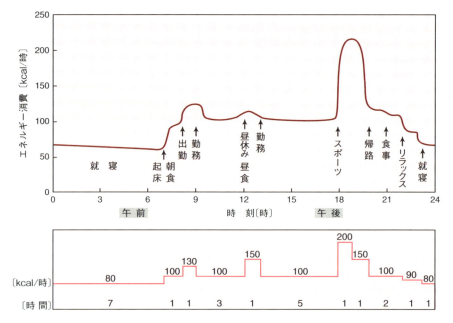

図 10・8　1日のエネルギー消費のモデル　1日の通常の生活を仮定し，それぞれの状態でどの程度のエネルギー消費が行われるかを算出した．運動量を食事摂取基準の"ふつう"に設定し，運動や食事誘発性熱産生を考慮して，エネルギー消費を算出した．

10・6・1　体に蓄積されているエネルギー

体には，エネルギーはどのようなかたちで，どれだけ蓄積されているのであろうか．表10・6は，その状態を示している．すなわち，体には，おもに脂肪とタンパク質のかたちで蓄えられている．糖はおもにグリコーゲンとして蓄えられるが，量的には少なく，一夜絶食などになると失われる量で，ほぼ1回の食事分のエネルギー量である．それに対して，脂肪として蓄えられるエネルギー量は，成人男性で糖の100倍以上，数十日の食事分に相当する．タンパク質として蓄えられるエネルギーは，筋肉や臓器のタンパク質のかたちであるが，それは脂肪として蓄えられる量の3分の1程度である．

表 10・6　ヒトの体に蓄えられているエネルギー（成人男子，体重 70 kg）

貯蔵形態	重　量	エネルギー量
タンパク質	8 kg	30,000 kcal
脂　肪	11 kg	100,000 kcal
糖　類	0.2 kg	700 kcal

10・6・2　組織のエネルギー源と絶食時のエネルギー源の変化

体全体では，糖，脂肪，タンパク質がエネルギー源であるが，体のすべての器官がこれらのエネルギー源を使っているわけではない．各組織・器官は，それぞ

れ特有のエネルギー源を使っている．すなわち，もっぱらグルコースを使う器官，脂肪酸をおもに使う器官，いずれのエネルギー源も使う器官がある（表10・7）．

筋肉は脂肪酸もグルコースも使う器官である．また，肝臓はグルコースなどの糖，脂肪酸，タンパク質に由来するアミノ酸など，さまざまなエネルギー源を使

表10・7 諸臓器・器官のおもなエネルギー源

臓器，器官	おもなエネルギー源
脳	グルコース，絶食時などグルコースが不足するとケトン体
筋肉	グルコース，脂肪酸，ケトン体，トリアシルグリセロール，分枝アミノ酸
肝臓	アミノ酸，脂肪酸，グルコース，アルコール
腎臓	皮質: グルコース，脂肪酸，ケトン体 髄質: グルコース（解糖のみ）
消化管	小腸: グルタミン，ケトン体（絶食時） 大腸: 脂肪酸，グルタミン，グルコース
赤血球	グルコース（解糖のみ）
白血球/リンパ球	グルタミン，グルコース
心臓	脂肪酸

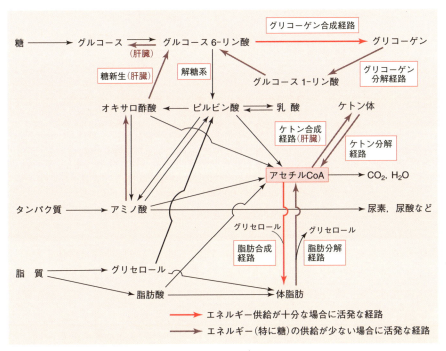

図10・9 エネルギー源としての糖，タンパク質，脂肪（アセチルCoAの役割） エネルギー源になる食事の成分は糖（デンプンなどから供給されるグルコースなど），タンパク質（アミノ酸），脂肪（おもにトリアシルグリセロール）である（その他，短鎖脂肪酸がある）．これらの栄養素は，図のように代謝され，最終的に二酸化炭素と水になる．タンパク質に由来する窒素は，尿素や尿酸として尿中へと排泄される．グルコース以外の糖（おもにフルクトースとガラクトース）は，直接グルコースへ変換されることなく代謝中間体を経てピルビン酸へと代謝されるが，図中にはこの点を簡略化してある．

う. 脂肪組織は, 脂肪酸, 糖などを使う. 特に注意すべきは, グルコースのみを使う器官で, 脳や血球がそれに該当する.

食事によるエネルギーの供給がなくなった場合（絶食）には, グリコーゲンのかたちで肝臓や筋肉に蓄えられていたグルコースはただちにエネルギー源として使われる. しかし, グリコーゲンとして貯蔵されているグルコースの量は, 1回の食事分, すなわち 700 kcal 程度であるので, すぐに消費されてしまう. すると, 脳などの活動に必要なグルコースを何らかのかたちで補わなければならない. そのときに使われるのが, タンパク質を分解することによって生成するアミノ酸である. アミノ酸をおもな材料として糖をつくる糖新生が重要なグルコース源となる[*1].

*1 糖新生はおもに肝臓で行われる.

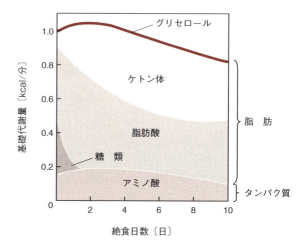

図 10・10　絶食の進行とエネルギー源となる物質の変化　絶食が始まると, 初期のうちに糖類が消費され, タンパク質を分解して生成するアミノ酸を素材として糖新生が行われ, 利用される. 同時に, 脂肪への依存が高まっていく. 脂肪は, 脂肪酸のかたちで使われるほか, ケトン体に変換されて脳やその他の臓器, 器官のエネルギー源となる. 絶食が進むとさらにエネルギーは貯蔵脂肪に依存するようになる. [Elia, M., "Human Nutrition and Dietetics", 10th Ed., p. 49, Churchill Livingstone (2000) より改変]

さらに絶食が続くと, タンパク質への依存度も下げざるをえないので, 脂肪がおもなエネルギー源となる. 筋肉のように脂肪に由来する脂肪酸（脂肪の大部分のエネルギーは脂肪酸のかたちで, グリセロールのエネルギーは少ない）を直接使える器官はそれを使うが, 脳のように脂肪酸を使えない器官は, 脂肪酸を材料に肝臓が合成するケトン体を使うようになる. 筋肉も脂肪酸のほかに, ケトン体を使うことができる. こうして, 絶食が長引くと, ケトン体を使う器官が増えてくる. ケトン体とは, アセト酢酸と 3-ヒドロキシブタン酸（β-ヒドロキシ酪酸）[*2]をいう. このようなエネルギー源の代謝の関係を図 10・9 に示す. 特に, アセチル CoA の役割の重要さに注目してほしい. また, 絶食に陥った場合のエネルギー源の変化を図 10・10 に示す.（脳のエネルギー源となる血糖の重要性については, コラム"脳のエネルギー代謝と血糖値"を参照.）

*2 古くはアセトンを含めたが, 現在, アセトンはエネルギー源として使えないとして, ケトン体に入れない.

10・6・3　エネルギー物質の体内での移動

臓器が特徴あるエネルギー源を使うということは，体内でのエネルギー源の移動を理解することが重要であることを意味する．

a．グルコースの移動　グルコースは，そのままのかたちで血液中を運搬される．血液のグルコース濃度を**血糖値**といい，標準は空腹時で 100 mg/dL である．この値から離れて低い場合は低血糖とされ，特に低いと低血糖性の昏睡などに陥り，生命の危険がある．一方，食後，血糖値は上昇し百数十 mg/dL になるが，特に食後 200 mg/dL を超えるようになると，腎臓でのグルコースの再吸収能力を超えてしまい，尿へと糖が出るようになる．これは高血糖の症状の一つであり，しばしば**糖尿病**の患者でみられる．血糖値が高い状態を高血糖という．血糖値が上昇するとインスリンが分泌されて，グルコースの利用が促進され，血糖値が下げられる．その機構として，肝臓や筋肉でのグリコーゲン合成の促進と分解の抑制，末梢組織でのグルコースの取込み亢進，グルコースを材料とする脂肪の合成などがある．

血糖値が低下した場合は，インスリンの分泌は抑えられ，グルカゴンやアドレナリンの作用によって，グリコーゲンの合成が抑えられ，分解が促進され，脂肪の合成が抑制され，分解が促進される．また，長期にわたるとグルココルチコイドが分泌され，その作用によって，骨格筋のタンパク質などを材料に糖新生によるグルコースの産生が肝臓で行われ，血糖値が維持される．

b．トリアシルグリセロールの移動　食事から摂取されたトリアシルグリセロールは，モノアシルグリセロールや脂肪酸のかたちで吸収され，腸管で再びトリアシルグリセロールへと再合成されて，キロミクロンというリポタンパク質のかたちでリンパへと移動し，鎖骨下で静脈へと合流する．血液中のキロミクロンは，各組織へ運ばれ，取込まれてエネルギー源となる．こうして，脂肪を運搬したキロミクロンはキロミクロンレムナント（脂肪が少なくなったキロミクロン）となり，肝臓へと運ばれて代謝される．

おもなエネルギー源であるグルコースは，吸収されると，門脈を通って肝臓へと至り，グリコーゲン合成に使われるほか，脂肪の合成にも使われる．こうしてつくられた脂肪は，超低密度リポタンパク質（VLDL）のかたちで血中へと放出され，各組織へと運搬される．VLDL が脂肪を各組織へ運搬すると，中間密度リ

VLDL: very low-density lipoprotein

脳のエネルギー代謝と血糖値

基礎代謝の状態で脳が消費するエネルギーは全エネルギー消費量の約 20% を占めている．すなわち，1 日当たりの基礎代謝量を 1500 kcal とすると，1 日に約 300 kcal に相当するグルコースを使っている計算になる．これは，グルコースにして約 75 g と計算され，1 時間に約 3 g のグルコースを使っていることになる．この量は血中のグルコースの半量近くに相当する（血液の量は体重の 7% 程度であるから，60 kg の人で約 5 L．血中のグルコースを 100 mg/dL とすると，血液中に 50(dL)×0.1(g/dL) ＝5 g のグルコースがあると計算される）．すなわち，血中のグルコースは常に補給されないと，低血糖を起こすことになる．

IDL: intermediate density lipoprotein

LDL: low-density lipoprotein

ポタンパク質（IDL）や低密度リポタンパク質（LDL）のかたちになって肝臓へ戻って代謝される．こうして，食後はキロミクロンやVLDLの血漿中の量が増加するため，血漿は乳濁状態を呈する．

c. 脂肪酸の移動　エネルギーの摂取が十分な場合は，脂肪はトリアシルグリセロールのかたちで各組織へ運ばれ，エネルギー源として使われ，また脂肪のかたちで蓄えられる．エネルギーが不足すると，おもに脂肪組織に蓄えられているトリアシルグリセロールがリパーゼ*の働きで，脂肪酸へと加水分解され，生成した脂肪酸は血清アルブミンと結合して，血液中を各組織へと運搬されエネルギー源として使われる．すなわち，エネルギーが不足してくると，血中の遊離脂肪酸の濃度が上昇してくる．

* ホルモン感受性リパーゼとよばれる．

d. ケトン体の移動　エネルギー欠乏の状態になると，体は蓄えられている脂肪をおもなエネルギー源とするようになるが，グルコースをおもなエネルギー源とする脳などは，脂肪酸を利用できないので，脂肪酸を材料として肝臓が合成するケトン体をエネルギー源とするようになり，血中のケトン体の濃度が上昇する．ケトン体は，そのままのかたちで血中を移動する．

e. コリ回路と乳酸の移動　筋肉の活動にはグルコースや脂肪酸がエネルギー源として使われるが，特に急激な運動をする場合などは，おもにグルコースが利用される．しかし，骨格筋では好気的に酸化する能力を超えてグルコースが使われると，乳酸が生成し，それは血中へ出て肝臓へと運ばれ，糖新生により再びグルコースへと変換されて骨格筋へと運搬される．グルコース（骨格筋）→乳酸（血中）→肝臓→グルコース→グルコース（血中）→グルコース（骨格筋）というサイクルを**コリ回路**という．臓器間のエネルギー源の移動のよい例である．

f. グルコース-アラニン回路とアラニン・グルタミンの移動　骨格筋と肝臓の間のエネルギーの移動にはコリ回路のほかに，グルコース-アラニン回路もある．このサイクルは，骨格筋で代謝される分枝アミノ酸などから生成するアミノ基の移動にも関わっている．すなわち，骨格筋でピルビン酸がアミノ基転移反応によってアラニンとなり，それが血中へ出て肝臓へ至り，そこで再びピルビン酸からオキサロ酢酸へと変換され，糖新生経路でグルコースが生成する経路である．アラニン（骨格筋）→アラニン（血中）→肝臓→グルコース→グルコース（血中）→骨格筋など，という経路で，**グルコース-アラニン回路**という．アラニンとともに，骨格筋からはグルタミンも放出されるが，グルタミンは，おもに腸管でアラニンへと変えられ，肝臓へ運ばれる経路がおもな経路と考えられている．

10・7　エネルギー代謝と肥満 ── エネルギー摂取量の過剰

必要量以上にエネルギーが摂取されると，糖類として備蓄できる量はきわめて少ないので，大部分は脂肪として，おもに脂肪組織に蓄えられる（肥満）．糖やタンパク質が脂肪に変えられる場合は，一度アセチルCoAに変換され，アセチルCoAを材料に脂肪酸が合成されるが，脂肪を脂肪として蓄積する場合は，ア

セチル CoA に変換されて脂肪酸合成に使われる経路のほかに，直接脂肪組織などに貯蔵される経路がある．必要量以上にエネルギーが摂取された場合は，同じ正味エネルギー量を摂取しても，糖類で摂取されるよりも，脂肪で摂取された方が，効率良く貯蔵されることが知られている．タンパク質を必要量以上に摂取し，かつエネルギー摂取量も必要量を上回っていると，アセチル CoA を経て脂肪に変換されるが，その効率は，糖質や脂肪に比べて低いことが知られている．

10・8 エネルギー源の相互作用

10・8・1 糖類，脂肪のタンパク質節約作用

エネルギー源として摂取されるのは，すでに述べたように，糖類，脂肪，タンパク質であるが，タンパク質には，エネルギー源としての役割とともに，体をつくるタンパク質の素材となるという役割がある．エネルギー源が少ない場合は，タンパク質もエネルギー源として利用されるため，体タンパク質の合成に使われる量が少なくなる．一方，糖類や脂肪が十分に摂取されていると，タンパク質は体タンパク質の合成に使われる割合が増える．このように，糖類や脂肪によってタンパク質合成の利用効率が上昇することを，**タンパク質節約作用**という．同じエネルギー量を摂取した場合，糖類の方が脂質よりタンパク質節約作用が大きいことが知られている．

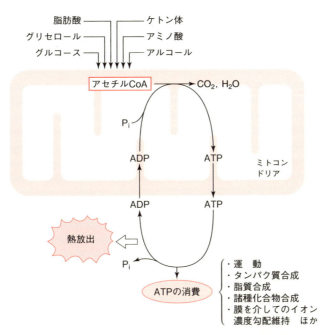

図 10・11 **ATP の生成と消費の概略** ATP はおもにミトコンドリアで合成され，運動や膜を介してのイオンの濃度勾配の維持，諸種の化合物の合成などに使われる．こうして ATP のもつ化学エネルギーのかたちで保持された食物のエネルギーは最終的には熱として放出されることを示す．

10・8・2 エネルギー代謝とビタミン

ビタミンのうち，その必要量がエネルギー摂取量に影響されるものがある．ビタミンB_1，ビタミンB_2，ナイアシンは，エネルギー代謝に関わる酵素の補酵素としての役割が大きい（第7章参照）．そのため，日本人の食事摂取基準（2020年版）でも，これらのビタミンの必要量は，摂取エネルギー量当たりで決められている．

10・9 ATP の生産と消費

10・9・1 活動のエネルギーとしての ATP —— ATP の消費

エネルギー源となる食物が摂取されると，代謝され，熱を発生しつつ一部のエネルギーは ATP（アデノシン三リン酸）という化合物に化学エネルギーのかたちで捕捉されて，種々の活動に ATP が加水分解する過程で生じるエネルギーが使われる（図 10・11）．

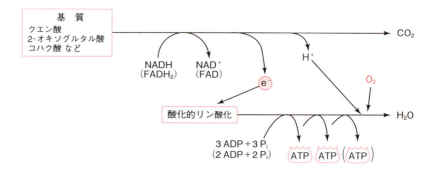

図 10・12　ATP の 生 成

褐色脂肪組織と脱共役タンパク質

成人の脂肪組織は，ほとんどが白色脂肪組織（WAT）とよばれる組織で，その名のとおり白色であるが，乳幼児には，ミトコンドリアに富むことから褐色を呈する褐色脂肪組織（BAT）が多くみられる．褐色脂肪組織は特に背中や腰の周辺などに分布している．褐色脂肪組織のミトコンドリアには，脱共役タンパク質（UCP）があり，ミトコンドリアで基質が酸化される場合に内膜と膜間空間の間に形成されるH^+の濃度勾配（この勾配がATPを形成するエネルギーとなる）を，H^+を通過させることによって解消してしまうという作用をもつ．よって，ATPを生成することなく，基質が酸化（代謝）されるという現象が起こる．通常のミトコンドリアでは，基質が酸化されるとATPが生成するので，基質とATPの産生が共役している．脱共役タンパク質はその共役を解消してしまう．すなわち，通常はATPが十分に生成すると基質の酸化は抑制されて，ATPが過剰に産生されることはないが，脱共役タンパク質がある場合には，その制御がきかないので，基質は酸化され続け，熱だけが放出されることになる．この現象は，乳幼児が低い気温におかれた場合に，主要な器官が低温になることを防ぐ役割をすると考えられている．成人では，低温に対して，汗腺を塞ぎ，震えや四肢を動かすという運動によっても熱産生することができるので，褐色脂肪組織による必要はないためか，成長するに従って褐色脂肪組織の量は減少していく．

WAT: white adipose tissue

BAT: brown adipose tissue

UCP: uncoupling protein

10・9・2 ATPの生産

それでは，ATPはどのようにつくられるのであろうか．エネルギー源が酸化されると，NAD^+やFADが還元されて，NADHやFADH$_2$となり，それが再び酸化される過程でATPが産生される（図10・12）．この過程を**酸化的リン酸化**という．ATPは，他の仕組みでもできるが，酸化的リン酸化による生成が最も多い．この過程は，細胞内のミトコンドリアで行われ，酸素が必要な好気的酸化である．

糖類や脂肪のかたちで摂取されたエネルギーがATPのかたちで捕捉される効率は約40％と考えられており，残りの60％は熱として体から放散される．タンパク質については，エネルギーの捕捉率は糖類や脂肪より低いことが知られている．ATPのかたちに変換されたエネルギーも，ATPが使われる過程で熱となって最終的に体から放出される．また，体が"熱"を必要とする場合はATPを生産することなくエネルギー源を燃焼（代謝）する場合がある（コラム"褐色脂肪組織と脱共役タンパク質"参照）．

● 重要な用語 ●

安静時代謝(量)	ケトン体	組織のエネルギー源
ATPの生産	呼吸商	体内でのエネルギー
ATPの利用	食事誘発性熱産生	物質の移動
活動代謝	身体活動レベル	直接法
間接法	生理的燃焼熱	二重標識水法
基礎代謝(量)	絶食への適応	メッツ

付　録

物質の構造と代謝

- 図1　おもな単糖
- 図2　おもな二糖
- 図3　おもな多糖のグリコシド結合
- 図4　タンパク質を構成するアミノ酸
- 図5　おもな脂質
- 図6　ATPの構造
- 図7　解糖系
- 図8　クエン酸回路
- 図9　グリコーゲンの合成と分解
- 図10　糖新生
- 図11　ペントースリン酸回路
- 図12　フルクトースとガラクトースの代謝
- 図13　アミノ基転移反応・酸化的脱アミノ反応・尿素回路
- 図14　脂肪酸の分解（β酸化）
- 図15　脂肪酸の生合成
- 図16　トリアシルグリセロールとリン脂質の生合成
- 図17　ケトン体の合成と分解
- 図18　コレステロールの生合成
- 図19　胆汁酸の生合成

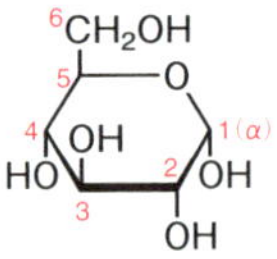

図1 おもな単糖

- α-D-グルコース
- β-D-グルコース 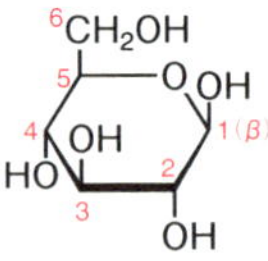
- β-D-フルクトース 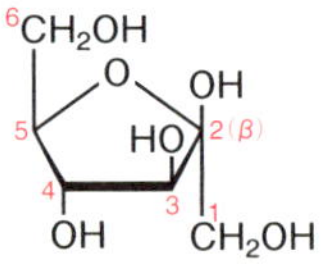
- β-D-ガラクトース 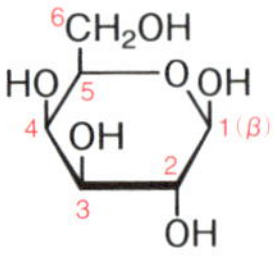
- β-D-リボース 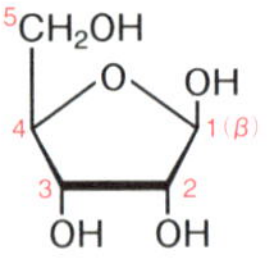
- β-D-デオキシリボース 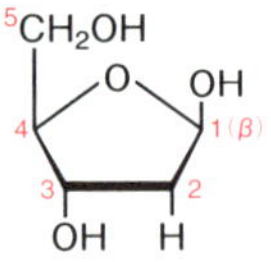

図2 おもな二糖

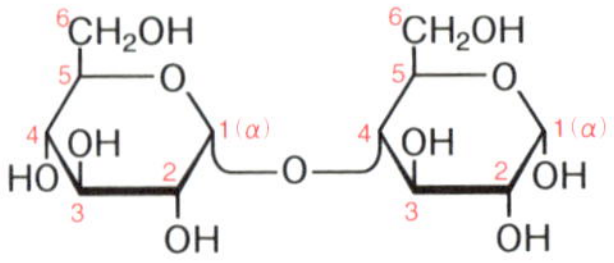

- マルトース（麦芽糖） グルコース2分子のα(1→4)結合
- イソマルトース（限界デキストリン） グルコース2分子のα(1→6)結合 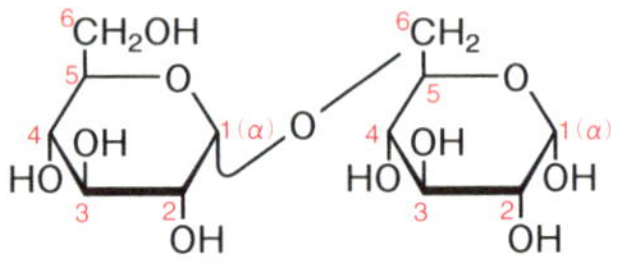
- ラクトース（β形）（乳糖） ガラクトースとグルコースのβ(1→4)結合 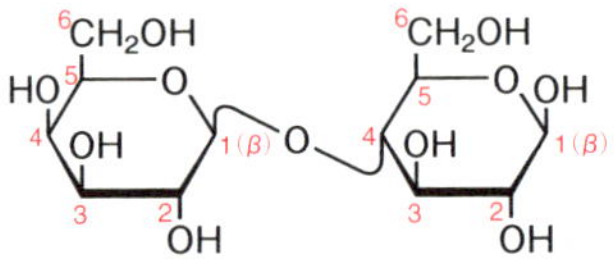
- スクロース（ショ糖） グルコースとフルクトースの(α1→β2)結合 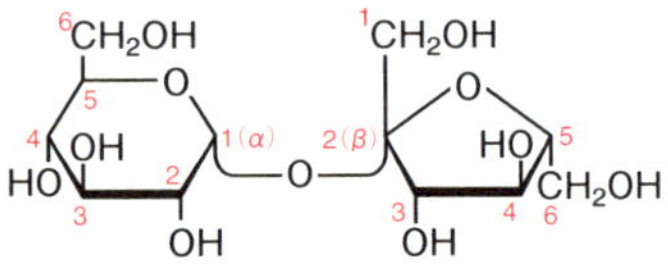

図3 おもな多糖のグリコシド結合

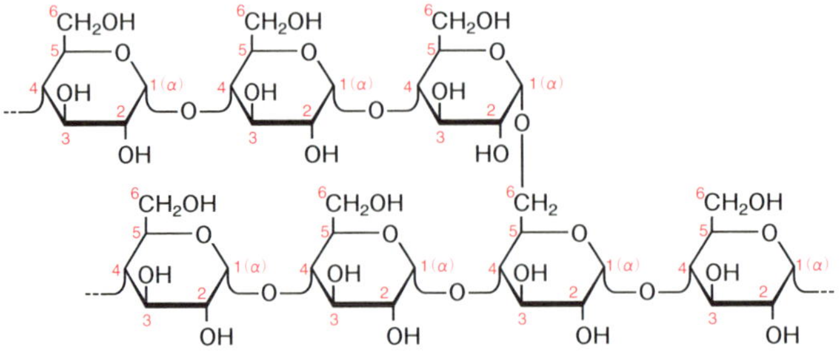

- デンプン（アミロペクチン）とグリコーゲン　グルコースのα(1→4)結合とα(1→6)結合
- セルロース　グルコースのβ(1→4)結合

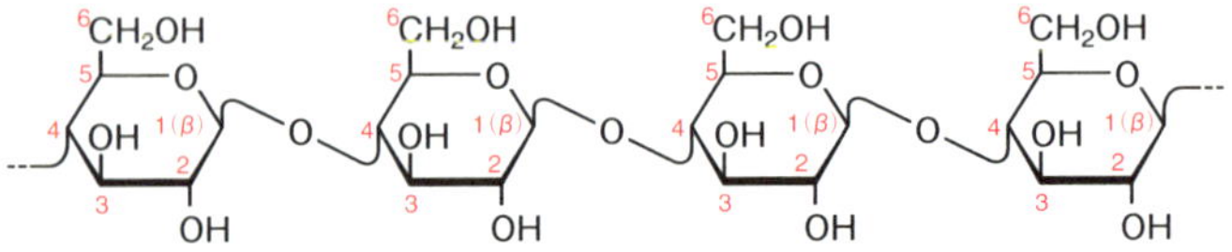

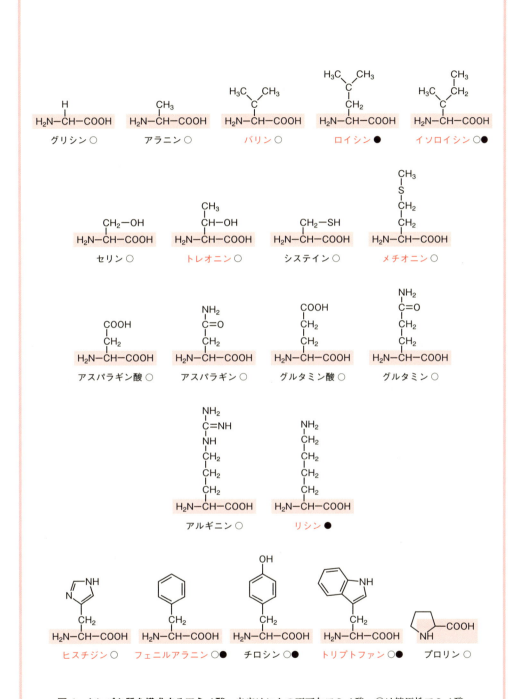

図4 タンパク質を構成するアミノ酸 赤字はヒトの不可欠アミノ酸，○は糖原性アミノ酸，●はケト原性アミノ酸を示す．バリン，ロイシン，イソロイシンを分枝アミノ酸という．

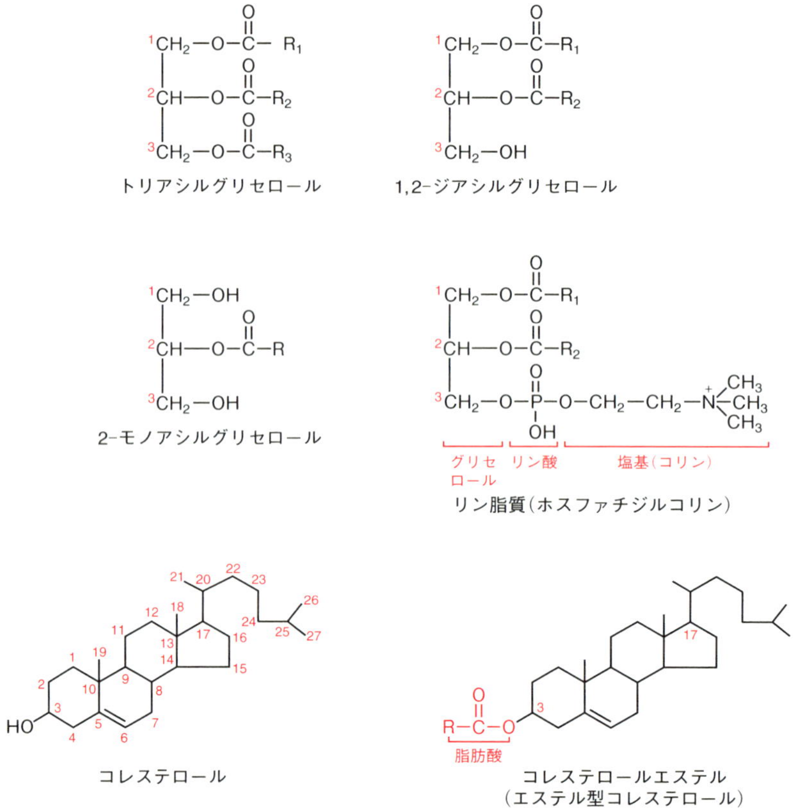

図5 おもな脂質　Rは脂肪酸由来の炭化水素鎖.

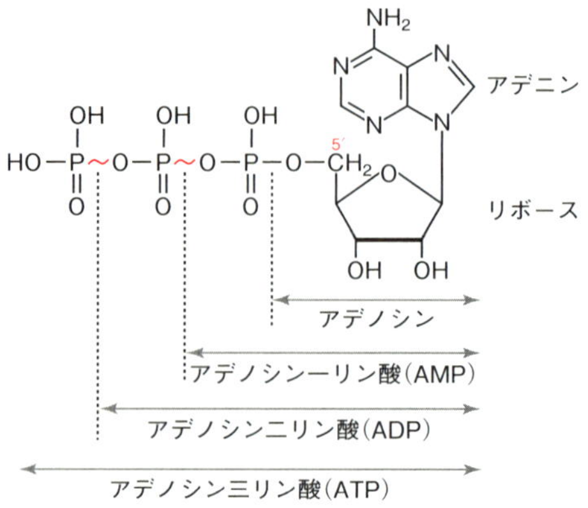

図6 ATPの構造

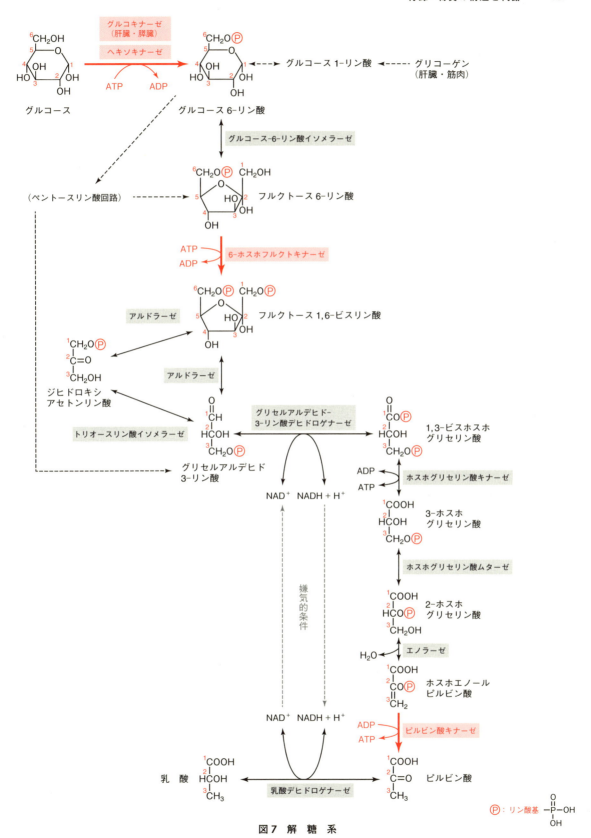

図7 解糖系

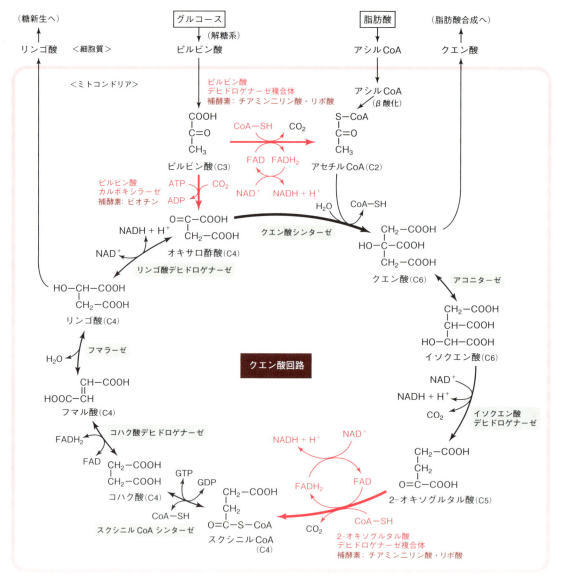

図8　クエン酸回路

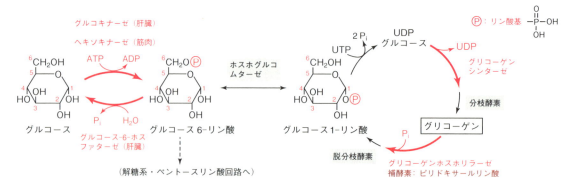

図9　グリコーゲンの合成と分解　グリコーゲンシンターゼと分枝酵素を並べて記載したが，実際には，グリコーゲンシンターゼと分枝酵素が協調的に働いて，枝分かれの多いグリコーゲンを合成している．同様に，グリコーゲンホスホリラーゼと脱分枝酵素が協調してグリコーゲン分解が行われる．

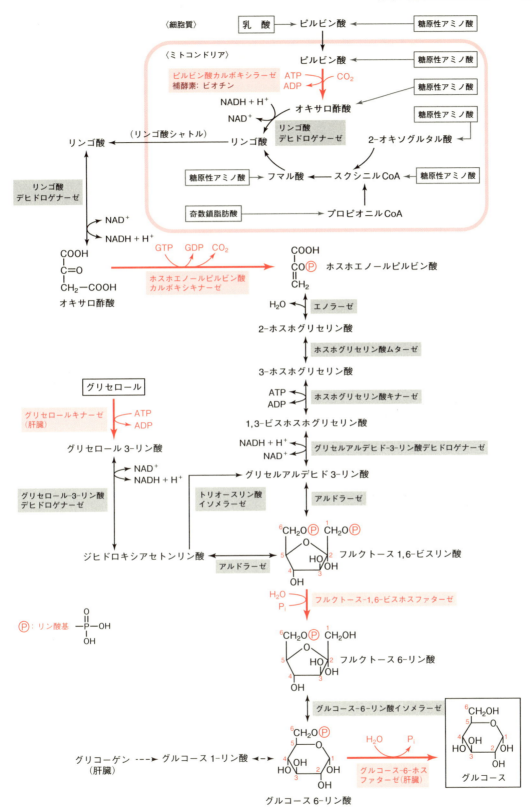

図10 糖新生

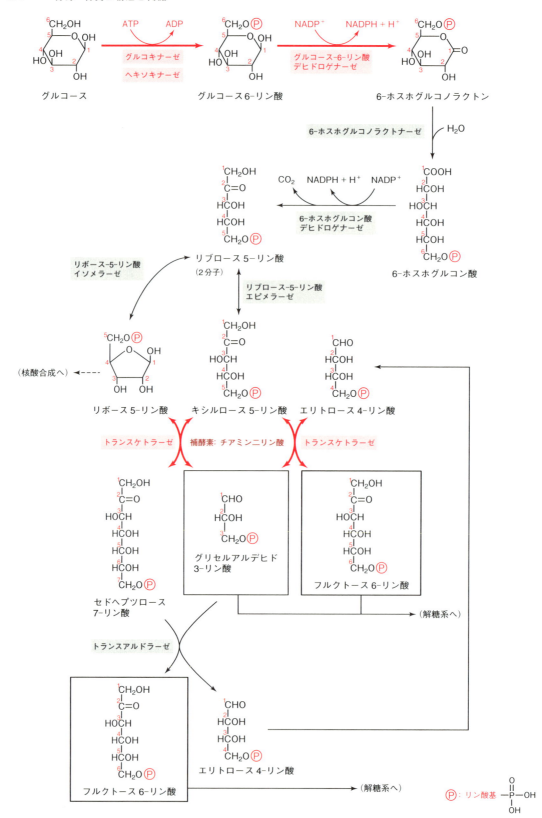

図11 ペントースリン酸回路

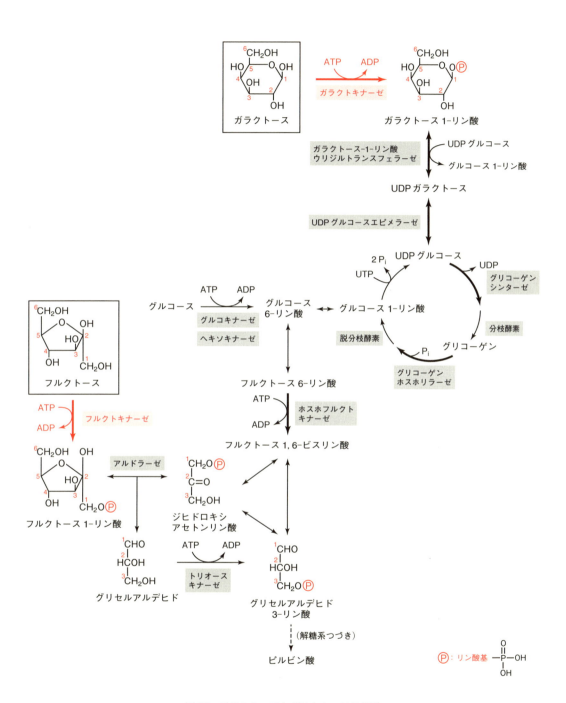

図12 フルクトースとガラクトースの代謝

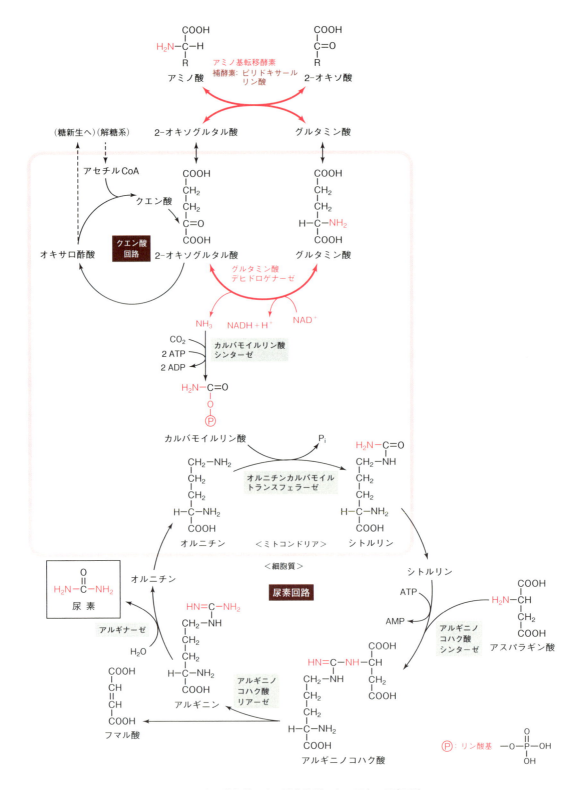

図13 アミノ基転移反応・酸化的脱アミノ反応・尿素回路

付録：物質の構造と代謝　193

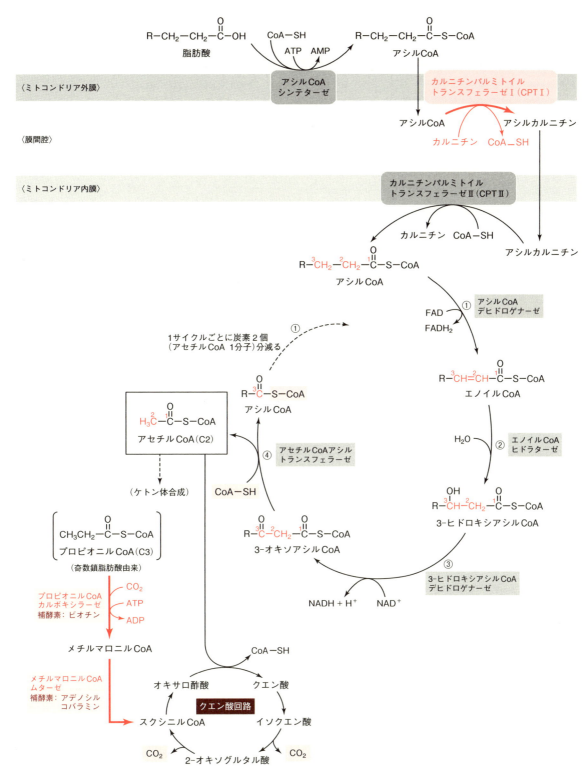

図14　脂肪酸の分解（β酸化）　脂肪酸は，①〜④の酵素反応の繰返しによって分解される．偶数鎖脂肪酸からはアセチル CoA が，奇数鎖脂肪酸からはアセチル CoA と１分子のプロピオニル CoA が生成する．

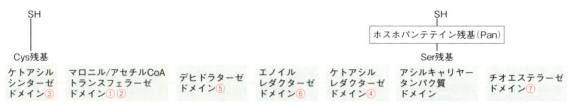

脂肪酸合成酵素の構造 脂肪酸合成酵素は，6種類の酵素活性ドメインと，ホスホパンテテイン残基が結合するアシルキャリヤータンパク質ドメインからなる1本のポリペプチドである．ホスホパンテテインはパントテン酸の補酵素型（p.133参照）．

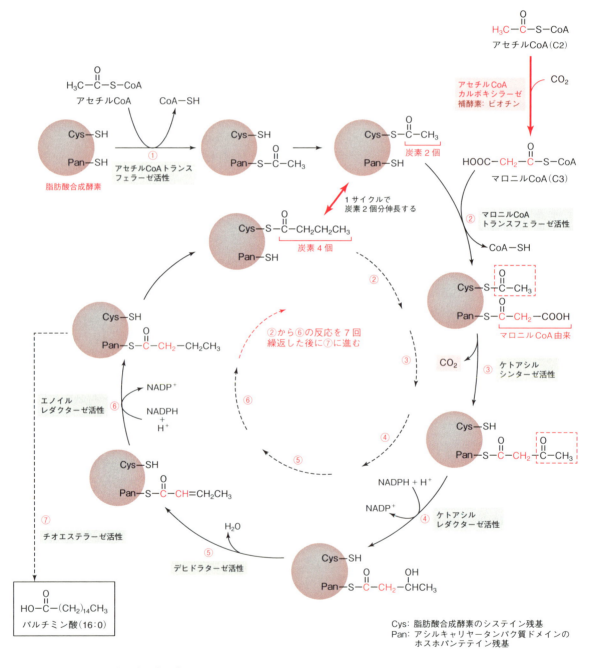

図15 脂肪酸の生合成 ②〜⑥の酵素反応の繰返しによって炭化水素鎖の炭素が2個ずつ伸長し，7回目の最後に⑦の反応によって脂肪酸合成酵素からパルミチン酸が切出される．

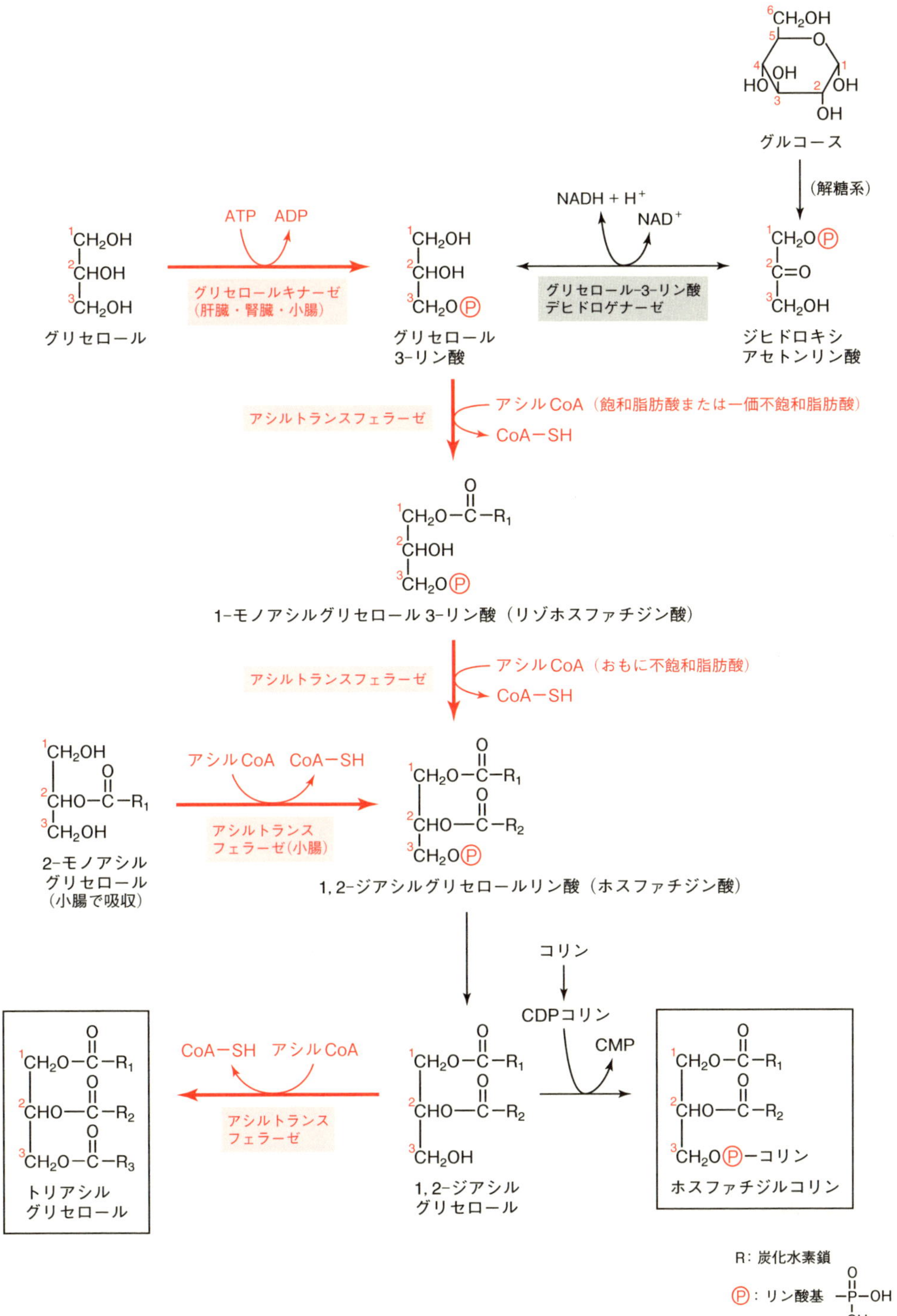

付録：物質の構造と代謝　195

図16　トリアシルグリセロールとリン脂質の生合成

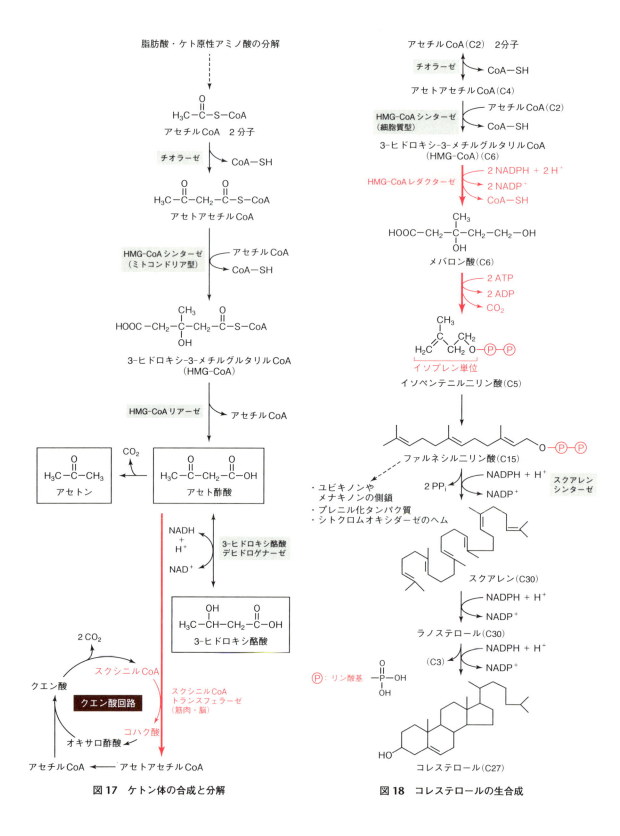

図17　ケトン体の合成と分解

図18　コレステロールの生合成

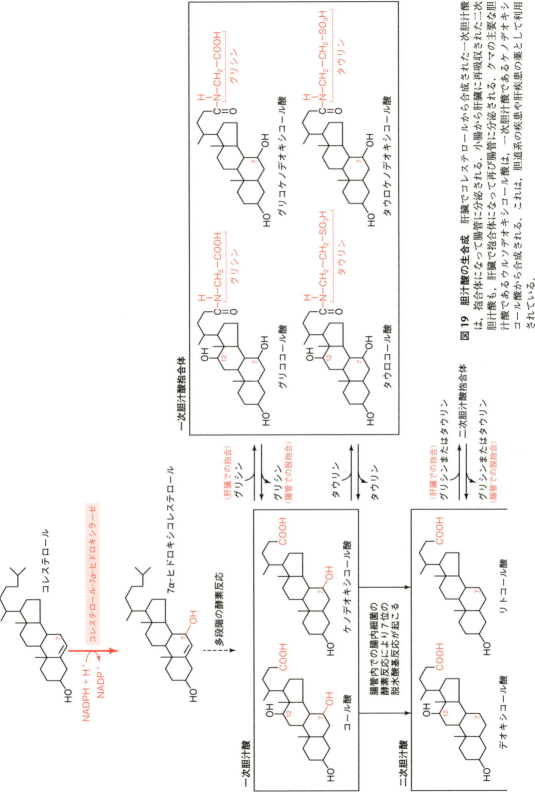

図19 胆汁酸の生成 肝臓でコレステロールから合成された一次胆汁酸は、抱合体になって腸管に分泌される。小腸から肝臓に再吸収された二次胆汁酸も、肝臓で抱合体になって再び腸管に分泌される。クマの主要な胆汁酸であるウルソデオキシコール酸は、一次胆汁酸であるケノデオキシコール酸から合成される。これは、胆道系の疾患や肝疾患の薬として利用されている。

索　引

あ

IGF-I（インスリン様増殖因子-I）　81
IDL（中間密度リポタンパク質）　94, 95
亜　鉛　138, 146
悪性貧血　132
アシドーシス　158
アシルカルニチン　93
アシルグリセロール　89
アシル CoA：コレステロール O-アシル
　　　トランスフェラーゼ　96
アシル CoA シンテターゼ　92
アシル CoA デヒドロゲナーゼ　126
アスコルビン酸　111, 135
アスパラギン　70, 185
アスパラギン酸　70, 185
アミノトランスフェラーゼ　74, 128, 129
N-アセチルガラクトサミン　41
N-アセチルグルコサミン　41
アセチル CoA　49, 176, 178
アセチル CoA カルボキシラーゼ
　　　　　　　　　　　　93, 134
N-アセチルノイラミン酸　41
アセト酢酸　93
アディポサイトカイン　99, 107
アディポネクチン　99
アデノシルコバラミン　131
アデノシン 5′-三リン酸→ATP
アトウォーター係数　5
アドレナリン　59, 64, 172
アノマー　39
アビジン　135
アポタンパク質　31, 94
アミノ基転移酵素　74, 128
アミノ基転移反応　192
アミノ酸　69, 70, 183
　　──の代謝　74
　　──の補足効果　86
　　──の有効性　74
D-アミノ酸　86
アミノ酸インバランス　86
アミノ酸価　84
アミノ酸スコア　84
アミノ酸パターン　78
アミノ酸評点パターン　84, 85
アミノ酸プール　73
アミノ酸輸送体　72
アミノ糖　41

アミノトランスフェラーゼ　74, 128
アミノペプチダーゼ　31, 71
アミラーゼ　26
α-アミラーゼ　24, 45
アミロース　43
アミロペクチン　43
アラキドン酸　90, 102
アラキドン酸カスケード　103
アラニン　56, 61, 66, 70, 178, 185
アラニンアミノトランスフェラーゼ
　　　　　　　　　　　　74, 128
アリチアミン　123
亜硫酸オキシダーゼ　149
RAR（レチノイン酸受容体）　113
RAE（レチノール活性当量）　112
RXR（レチノイド X 受容体）　113
RNA ポリメラーゼ　146
アルカローシス　158
アルギニン　70, 185
RTP（急速代謝回転タンパク質）　79
アルデヒドオキシダーゼ　149
アルドース　36
アルドステロン　98, 142
RBP（レチノール結合タンパク質）　113
アンギオテンシノーゲン　159
アンギオテンシン　159
安静時代謝　173
安静時代謝量　171

い

胃　19
胃　液　19, 23, 25, 28, 29
硫　黄　138
胃　酸　28
萎縮性胃炎　131
異性体　36
胃　腺　17, 19, 25, 28
　　──の構造　25
胃　相　28
イソクエン酸　51
イソクエン酸デヒドロゲナーゼ　51, 127
イソマルターゼ　31, 46
イソマルトース　41, 42, 184
イソロイシン　70, 185
一塩基多型　8
一次胆汁酸　97, 197
一価不飽和脂肪酸　89

遺伝形質　8
遺伝子多型　8
イヌリン　43, 44
EPA（エイコサペンタエン酸）　100
インクレチン　27, 65
インスリン　12, 59, 62, 63, 80
インスリン様増殖因子-I　81
咽　頭　19

う，え

ウィルソン病　147
ウェルニッケ・コルサコフ症候群　125
ウロン酸　41
ウロン酸経路　55
エイコサノイド　102, 103
エイコサペンタエン酸　90, 100, 101, 104
栄　養
　　──の過剰症　5
　　──の欠乏症　5
栄養価　35, 81
栄養改善法　7
栄養学　1
　　──の歴史　4
エキソサイトーシス　24, 31
エキソペプチダーゼ　26, 72
エクササイズ　173
ACAT（アシル CoA：コレステロール
　　　O-アシルトランスフェラーゼ）　96
SREBP（ステロール調節
　　　エレメント結合タンパク質）　107
SNP（一塩基多型）　8
SOD（スーパーオキシドジスムターゼ）
　　　　　　　　　　　　　　145
SGLT1（Na$^+$ 依存性グルコース輸送体1）
　　　　　　　　　　　　　25, 47
STRP　8
エストロゲン　98, 138
エストロゲン受容体　114
HSL（ホルモン感受性リパーゼ）　98
HMG-CoA（ヒドロキシメチル
　　　　　グルタリル CoA）　96
HMG-CoA レダクターゼ　96
HDL（高密度リポタンパク質）　94, 95
HTGL（肝性リパーゼ）　95
ATGL（脂肪細胞トリアシル
　　　　グリセロールリパーゼ）　98

索　引

ATP　46, 48, 49, 180, 186
NAD（ニコチンアミドアデニン
　　　　　　ジヌクレオチド）　127
NADH　49, 52
NADP（ニコチンアミドアデニン
　　　　　　ジヌクレオチドリン酸）　127
NADPH　53
NPR（正味タンパク質効率）　83
NPU（正味タンパク質利用率）　83
$n-3$系　100
$n-3$系多価不飽和脂肪酸　90
$n-6$系　100
$n-6$系多価不飽和脂肪酸　90
エネルギー換算係数　5
エネルギー源　175
　　絶食時の——　174
エネルギー出納　168
エネルギー総摂取量　68
エネルギー代謝　161
エネルギー平衡の状態　168
FAD（フラビンアデニン
　　　　　　ジヌクレオチド）　126
$FADH_2$　52
FMN（フラビンモノヌクレオチド）
　　　　　　　　　　　　126
METs（メッツ）　173
Mn-SOD　148
MGL（モノアシルグリセロール
　　　　　　リパーゼ）　98
MCT（中鎖トリアシルグリセロール）
　　　　　　　　　　　　92
エライジン酸　107
エラスターゼ　24, 71, 72
LOX（リポキシゲナーゼ）　103
L 形　37
エルゴカルシフェロール　111, 115
エルゴステロール　116
LCAT（レシチン—コレステロール
　　　　　　アシルトランスフェラーゼ）　95
LT（ロイコトリエン）　102, 103
LDL（低密度リポタンパク質）　94, 95
LDL受容体　95, 96
LBM（除脂肪体重）　168
LPL（リポタンパク質リパーゼ）　33
嚥　下　19, 22, 23
塩　素　138
エンテロキナーゼ　26
エンテロペプチダーゼ　71
エンドペプチダーゼ　26

お

オキサロ酢酸　51
2-オキソグルタル酸　51
2-オキソグルタル酸デヒドロゲナーゼ
　　　　　複合体　51, 58, 124, 126, 127
OGTT（経口糖負荷試験）　62
オステオカルシン　117

オリゴ糖　40, 43
オレイン酸　90, 100

か

壊血病　136
開口分泌　24, 31
外呼吸　4
回　腸　131
解糖系　48, 187
概日リズム　2
外分泌　17
外分泌腺　4
外　膜　19
化学価　83
化学的消化　23
核内受容体　107, 113, 114
可欠アミノ酸　78
過酸化脂質　120
可消化エネルギー　163
カシン・ベック病　148
ガストリン　26～28
カタラーゼ　145, 146
脚　気　125
褐色脂肪細胞　99
褐色脂肪組織　180
活性型ビタミンD　116, 138, 141
活性酸素　135
活動時のエネルギー消費量　173
D-ガラクトサミン　41
ガラクトース　40, 54, 184, 191
　　——の代謝　191
ガラクトース 1-リン酸　54
カリウム　138, 142, 143, 160
カルシウム　32, 137～140
カルシウム結合タンパク質　117, 138
カルシトニン　139
カルニチンパルミトイル
　　トランスフェラーゼ I, II　93, 193
カルビンディン　117, 138
Glaタンパク質　121
カルボキシペプチダーゼ　24, 26, 31, 71,
　　　　　　　　　　　　72
カロテノイド　112
α-カロテン　112
β-カロテン　112
カロリー　162
管腔内消化　22～24, 27, 29, 31, 45
ガングリオシド　41
還元型ビタミンK　120
還元糖　39
間質液　150
環状構造　38
肝小葉　21, 22
肝性リパーゼ　95
間接法　165
肝　臓　21
桿体細胞　113

柑皮症　115

き

キサンチンオキシダーゼ　149
キシロース　40
基礎栄養学　1
基礎代謝基準値　169
基礎代謝量　2, 168
キチン　44
機能鉄　144
揮発性酸　157
キモシン　71
キモトリプシン　24, 26, 71
吸　収　22, 23
吸収上皮細胞　20, 22, 23, 29
急速代謝回転タンパク質　79
巨赤芽球性貧血　129, 132
キロミクロン　31, 33, 92, 94
キロミクロンレムナント　33, 94
筋　層　19

く

空腹感　10
クエン酸　51
クエン酸回路　48, 188
グリコケノデオキシコール酸　97, 197
グリコーゲン　43, 44, 55, 63, 184
　　——の合成　56, 60, 66, 188
　　——の分解　56, 66, 188
グリコーゲンシンターゼ　55, 63, 188
グリコーゲンホスホリラーゼ　56, 128,
　　　　　　　　　　　　188
グリココール酸　97, 197
グリコサミノグリカン　44
グリコシド　39
グリシン　70, 185
グリセルアルデヒド 3-リン酸　53, 54
グリセルアルデヒド-3-
　　　　　リン酸デヒドロゲナーゼ　127
グリセロール　56, 58, 60
β-クリプトキサンチン　112
グルカゴン　59, 64, 98
グルカゴン様ペプチド-1　65
D-グルクロン酸　41
グルクロン酸回路　55
グルコアミラーゼ　46
グルココルチコイド　13, 80, 98
グルココルチコイド受容体　114
D-グルコサミン　41
グルコース　10, 40, 184
　　——の合成　66
　　——の取込み　66
グルコース-アラニン回路　77, 61, 178
グルコース依存性インスリン分泌刺激
　　　　　　　ポリペプチド　65

グルコース-6-ホスファターゼ　57
グルコース輸送体　48
グルコース1-リン酸　56
グルコース6-リン酸　53, 187
グルコマンナン　43, 44
グルタチオンペルオキシダーゼ　145, 148
グルタミン　70, 178, 185
グルタミン酸　70, 185
くる病　117, 118, 141
クレチン病　148
グレリン　13, 14
クロム　138, 149
クロモジュリン　149
クワシオルコル　6

け

経口糖負荷試験　62
克山病　148
血液凝固因子　121
血液凝固作用　121
血液凝固の遅延　122
血液凝固反応　122
血漿浸透圧　154
血清アルブミン　78, 178
血糖値　62, 177
ケトアドーシス　99
α-ケトグルタル酸　51
α-ケトグルタル酸デヒドロゲナーゼ複合体　124
ケト原性アミノ酸　70, 76
ケトース　36
ケトン体　43, 60, 93, 99, 178
　――の合成　196
　――の分解　196
ケトン尿症　99
ケノデオキシコール酸　97, 197
α-限界デキストリナーゼ　46
限界デキストリン　45
健康増進法　7
原発性アルドステロン症　158
倹約遺伝子仮説　8

こ

高エネルギーリン酸化合物　49
光学異性体　37
口角炎　127
高カルシウム血症　118, 141
高カロテン血症　115
交感神経　15
口腔　19
高血圧　159
高血糖　177
抗酸化作用　119, 120
抗酸化物質　120, 135
膠質浸透圧　78, 155

甲状腺腫　147
甲状腺ホルモン　81, 147, 148, 172
口唇炎　127
構造異性体　37
構造多糖　40, 43
高張性脱水　154
高密度リポタンパク質　94
抗利尿ホルモン　156
CoA（補酵素A）　133
糊化　46
呼気ガス分析　166
呼吸商　166
呼吸性アシドーシス　158
呼吸性アルカローシス　158
国立健康・栄養研究所の式　168
五大栄養素　2
骨基質タンパク質　117, 121
骨粗鬆症　141
骨代謝調節作用　121
骨軟化症　117, 141
コハク酸　51
コハク酸デヒドロゲナーゼ　126
コバラミン　111, 131
コバルト　131, 138
コラーゲン　3, 136
コリ回路　61, 178
コール酸　97, 197
コルチゾール　15
コレカルシフェロール　111, 115
コレシストキニン　13, 14, 27, 28
コレステロール　95～97, 186, 196
　――の生合成　96, 196
コレステロールエステラーゼ　24
コレステロールエステル　89, 186
コレステロールエステル輸送タンパク質　95
コレステロール逆輸送系　95
コレステロール代謝　95, 96
コレステロールホメオスタシス　96
コレステロール7α-モノオキシゲナーゼ　97

さ

サイクリックAMP　64
細胞外路　30
細胞内レチノイン酸結合タンパク質　113
細胞内レチノール結合タンパク質　113
細胞内路　30
サーカディアンリズム　2, 15, 16
鎖状構造　38
鎖長延長反応　100
刷子縁膜　45
酸塩基平衡　157
酸化還元反応　126, 127
酸化的脱アミノ反応　192
酸化的リン酸化　181
参照体位　170

三大栄養素　2
三糖　40

し

GIP（グルコース依存性インスリン分泌刺激ポリペプチド）　27, 28, 65
1,2-ジアシルグリセロール　186
CRABP（細胞内レチノイン酸結合タンパク質）　113
CRBP（細胞内レチノール結合タンパク質）　113
CETP（コレステロールエステル輸送タンパク質）　95
cAMP（サイクリックAMP）　64
Glaタンパク質　121
GLP-1（グルカゴン様ペプチド-1）　27, 65
GLUT（グルコース輸送体）　48
GLUT2　25
GLUT4　63
GLUT5　25
CoA（補酵素A）　133
COX（シクロオキシゲナーゼ）　102, 103
シクロオキシゲナーゼ　102, 103
脂質　88
　――の消化・吸収　91
シス形　89
システイン　70, 185
Gタンパク質共役受容体　113
シトクロム　146
シトクロムオキシダーゼ　147
CPT Ⅰ, Ⅱ（カルニチンパルミトイルトランスフェラーゼⅠ, Ⅱ）　93
ジヒドロキシアセトンリン酸　54
1α,25-ジヒドロキシエルゴカルシフェロール　116
1α,25-ジヒドロキシコレカルシフェロール　116
1α,25-ジヒドロキシビタミンD_2　116
1α,25-ジヒドロキシビタミンD_3　116
ジペプチジルカルボキシペプチダーゼ　71
ジペプチダーゼ　31, 71
脂肪細胞　13
脂肪細胞トリアシルグリセロールリパーゼ　98
脂肪酸　89, 194
　――の生合成　194
脂肪酸合成酵素　93, 194
シュウ酸　139, 144, 146
十二指腸　20
主細胞　25
Cu, Zn-SOD　146
出血　122
受動輸送　24
腫瘍壊死因子α　99
主要元素　137

ジュール　162
消　化　22
消化管　17, 18
消化管出血　122
消化管ホルモン　27
消化器官　18
消化器系　17
消化吸収率　35, 67
消化酵素　24, 71
消化率　46
脂溶性栄養素　33
脂溶性ビタミン　110
小　腸　20
小腸粘膜　20
漿　膜　19
正味エネルギー　164
正味タンパク質効率　83
正味タンパク質利用率　83
食塩摂取量　143
食事誘発性熱産生　2, 164, 170, 171
食　道　19
植物ステロール　108
植物油　117
食物繊維　34, 144, 146, 162, 163
食　欲　10
除脂肪体重　168, 169
自律神経　15
ジンクフィンガー構造　146
神経管閉鎖障害　131
神経系　62, 65
神経ペプチド　11
新世界症候群　9
身体活動代謝　2
身体活動レベル　172
浸透圧
　　──の調節　156
シンバイオティクス　35

す

随意尿　153
膵　液　20, 21, 23, 24, 26, 28, 29, 31
膵　臓　21
推定エネルギー必要量　170, 173
水分量　150
水溶性栄養素　33
水溶性食物繊維　34
水溶性ビタミン　110
膵リパーゼ　24
頭蓋内出血　122
スクシニルCoA　51
スクラーゼ　31, 46
スクロース　41, 42, 184
ステアリン酸　90, 100
ステロイド　89
ステロイドホルモン　98
ステロール調節エレメント結合
　　　　　　　　タンパク質　107
ストレス　11, 16

SNP（一塩基多型）　8
スーパーオキシドジスムターゼ　145

せ，そ

生活習慣病　3, 6, 8
制限アミノ酸　85
成長ホルモン　15, 81
生物価　83
生理的燃焼熱　163
セクレチン　27, 28
舌　炎　127
摂食行動　15, 16
摂食促進ニューロン　14
摂食促進物質　12
摂食調節　11, 13, 14
摂食調節物質　12
摂食抑制ニューロン　14
摂食抑制物質　12
セリン　70, 185
セルロース　184
セルロプラスミン　146
セレン　138, 148
セロトニン　12
セロビオース　42
全エネルギー　163
潜在性鉄欠乏　146
蠕動運動　19, 22, 29

早期鉄欠乏性貧血　146
促進拡散　24, 30, 31, 47
咀　嚼　19, 22, 28

た

第Ⅶ因子　121
第Ⅸ因子　121
第Ⅹ因子　121
体　温　15
代　謝　1
代謝エネルギー　163
代謝水　152
代謝性アシドーシス　158
代謝性アルカローシス　158
大　腸　21
耐糖能　62
体内時計　15
体表面積　168, 169
タウロケノデオキシコール酸　97, 197
タウロコール酸　97, 197
唾　液　19, 21, 23, 24, 27
唾液腺　21
多価不飽和脂肪酸　89, 101, 120
脱共役タンパク質　9, 180
脱　水　154
多　糖　40

多量ミネラル　137
短鎖脂肪酸　34, 89
炭酸-重炭酸緩衝系　157
胆　汁　20, 22, 26, 29, 31, 32
胆汁酸　20, 23, 26, 31, 34, 97, 197
　　──の生合成　197
胆汁酸塩　91, 97
単純拡散　24, 30
単純脂質　89
単純多糖　43
単純タンパク質　70
炭水化物　37, 162
男性ホルモン　81
単　糖　40
胆　嚢　22
タンパク質　69
タンパク質・エネルギー栄養失調症　6
タンパク質価　84
タンパク質効率比　82
タンパク質節約作用　58, 179
タンパク質代謝　81
タンパク質の補足効果　86
短半減期タンパク質　79

ち

チアミン　111, 123
チアミン二リン酸　123, 124
チアミンピロリン酸　123
窒素出納　82
窒素－タンパク質換算係数　82
窒素平衡　82
中間密度リポタンパク質　95, 177
中鎖脂肪酸　89
中鎖トリアシルグリセロール　92
中心乳糜管　20, 33
腸肝循環　27, 97
腸間膜　19, 33
長鎖脂肪酸　89
腸絨毛　17, 20, 32, 33
腸　相　28
超低密度リポタンパク質　94, 177
腸内細菌　21, 110, 120
腸内細菌叢　20, 35
直接法　165
貯蔵多糖　40, 43
貯蔵鉄　144
チロキシン　147
チロキシン受容体　114
チロシナーゼ　147
チロシン　70, 185

て

DIT（食事誘発性熱産生）　2, 171
低アルブミン血症　6
TX（トロンボキサン）　103
DHA（ドコサヘキサエン酸）　100

索引

THF（テトラヒドロ葉酸）128
TNF-α（腫瘍壊死因子α）100
DNA ポリメラーゼ 146
D 形 37
低血糖 177
低張性脱水 155
TTR（トランスサイレチン）113
TPP（チアミンニリン酸）123
低密度リポタンパク質 95, 178
デオキシコール酸 97, 197
デオキシ糖 41
デオキシリボース 184
2-デオキシ-D-リボース 41
デオキシリボヌクレアーゼ 24
デカン酸 90
デキストリン 45
テタニー 140
鉄 138, 144, 145
鉄欠乏性貧血 146
テトラヒドロ葉酸 128
テトロース 40
デヒドロアスコルビン酸 135
7-デヒドロコレステロール 98, 116
電解質 150, 156, 157
転化糖 42
電子伝達系 48, 127
転写因子 107
デンプン 40, 43, 184

と

銅 138, 146
銅亜鉛-スーパーオキシドジスムターゼ 146
糖アルコール 34
糖原性アミノ酸 56, 70, 75
糖脂質 89
糖質 36
糖質エネルギー比率 68
糖質代謝 59, 60
糖新生 56, 60, 66, 189
糖タンパク質 44
等張性脱水 155
動的平衡状態 73
糖尿病 7, 9, 177
特殊ミルク 135
特定健康診査 8
ドコサヘキサエン酸 90, 100, 101
トコトリエノール 111, 118
α-トコフェロール 111, 118
ドーパミンβ-ヒドロキシラーゼ 136, 147
トランスケトラーゼ 124
トランス脂肪酸 107
トランスサイレチン 113
トランスフェリン 144
トリアシルグリセロール 88, 175, 177, 186, 195
　──の生合成 195
　──の吸収 91

トリオース 40
トリグリセリド 88
トリプシン 24, 26, 71
トリプトファン 70, 127, 185
トリヨードチロニン 147
トレオニン 70, 185
トレハロース 42
トロンボキサン 102, 103

な 行

ナイアシン 111, 123, 126, 127
内因子 131
内因性窒素の損失 82
内呼吸 4
内分泌 17
内分泌系 62
内分泌腺 4
ナトリウム 138, 142, 159
Na^+依存性グルコース輸送体 47
Na^+, K^+-ATPアーゼ 47
難消化性多糖 68
難消化性デンプン 47
難消化性糖質 34

ニコチンアミド 111, 127
ニコチンアミドアデニンジヌクレオチド 127
ニコチンアミドアデニンジヌクレオチドリン酸 127
ニコチン酸 111, 127
二次胆汁酸 97, 197
二重標識水法 168
日内リズム 2
二 糖 40, 41
日本人の栄養所要量 2, 6
日本人の食事摂取基準 2, 6
乳 酸 49, 56, 178
乳酸デヒドロゲナーゼ 127
尿素回路 74, 75, 192
尿路結石 141

熱生産の測定 165
熱損失の測定 165
ネフローゼ症候群 155
粘 膜 17, 19
粘膜下層 19

脳 相 28
能動輸送 24, 29～31, 47
ノルアドレナリン 15

は, ひ

杯細胞 20
配糖体 39
白色脂肪細胞 99
白色脂肪組織 180

バソプレッシン 156
パネート細胞 20
ハプトコリン 131
パラクリン 27
パラトルモン 139
ハリス-ベネディクトの式 168
バリン 70, 185
パルミチン酸 90, 100
パルミトレイン酸 90
半減期 79
パントテン酸 111, 123, 133
PER（タンパク質効率比）82
PAI-1 99
PAL（身体活動レベル）172
BMR（基礎代謝量）2, 168
PLP（ピリドキサールリン酸）128
ビオチン 111, 123, 133, 134
非還元糖 39
B 群ビタミン 125
　──の補酵素作用 125
PG（プロスタグランジン）103
微絨毛 20, 23
ヒスチジン 70, 185
ビタミン 58, 110, 111
　──の種類 111
　──の特徴 111
　──の歴史 5
ビタミン A 111, 112
ビタミン B_1 111, 123, 124
ビタミン B_1 の節約作用 93
ビタミン B_2 111, 123, 126
ビタミン B_6 111, 123, 128, 129
ビタミン B_{12} 111, 123, 130～132
ビタミン C 111, 134, 135, 144
ビタミン C 合成酵素 136
ビタミン D 98, 115
ビタミン D_2 111, 115
ビタミン D_3 111, 115
ビタミン D 受容体 114, 117
ビタミン E 111, 118, 119
ビタミン K 120～122
ビタミン K_1 111, 120, 123
ビタミン K_2 111, 120, 123
ビタミン K 依存性カルボキシラーゼ 121
非タンパク質呼吸商 166
必須アミノ酸 78
必須脂肪酸 100
必須脂肪酸欠乏 102
PTH（副甲状腺ホルモン）139
ヒドロキシアパタイト 140, 141
25-ヒドロキシビタミン D 116
ヒドロキシメチルグルタリル CoA 96
3-ヒドロキシ酪酸 93
PPAR（ペルオキシソーム増殖因子活性化受容体）107
PPARγ遺伝子 9
非必須アミノ酸 78
非ヘム鉄 144
肥 満 9

索　引

PUFA（多価不飽和脂肪酸）89
ピラノース　39
ピリドキサミン　111, 128
ピリドキサール　111, 128
ピリドキサールリン酸　128
ピリドキシン　111, 128
微量栄養素栄養失調症　6
微量ミネラル　137, 144
ピルビン酸　49
ピルビン酸カルボキシラーゼ　134
ピルビン酸デヒドロゲナーゼ複合体　58, 124, 126, 127

ふ

ファーター乳頭　20
VNTR　8
VLDL（超低密度リポタンパク質）94
フィチン酸　139, 144, 146
フィッシャー比　77
VDR（ビタミンD受容体）117
フィロキノン　111, 120
フェニルアラニン　70, 185
フェリチン　144
不可欠アミノ酸　78
不可避水分摂取量　154
不可避尿　153
不感蒸泄　153
不揮発性酸　157
副交感神経　15
複合脂質　89
副甲状腺ホルモン　139, 141
複合多糖　43
複合タンパク質　70
副細胞　25
腹膜　19
浮腫　155
フッ素　138
物理的消化　22
物理的燃焼値　163
プテロイルグルタミン酸　111, 128
不飽和化　100
不飽和脂肪酸　89
フマル酸　51
不溶性食物繊維　34
フラノース　39
フラビンアデニンジヌクレオチド　126
フラビンモノヌクレオチド　126
振り子運動　22
フルクトース　40, 54, 184, 191
　　——の代謝　191
フルクトース-1,6-ビスホスファターゼ　57
フルクトース6-リン酸　54
プレバイオティクス　35
プロゲステロン　98
プロスタグランジン　102, 103
　1シリーズの——　102, 103
　2シリーズの——　102, 103
　3シリーズの——　102, 103
プロテアソーム　80
プロテインキナーゼA　64
プロトロンビン　121
プロバイオティクス　34
プロピオニルCoAカルボキシラーゼ　134
プロビタミンA　112
プロビタミンD_2　116
プロビタミンD_3　116
プロリン　70, 185
プロリンヒドロキシラーゼ　136
分岐鎖アミノ酸　76
分枝アミノ酸　76, 175
分節運動　22
噴門　19

へ

壁細胞　25, 28
ヘキソキナーゼ　55
ヘキソース　40
ペクチン　44
β化　46
β酸化　92, 93, 193
ヘテロ多糖　43
ペプシノーゲン　25
ペプシン　24, 71
ペプチダーゼ　72
ペプチド輸送体　72
ヘム　144
ヘム鉄　144
ヘモグロビン　144
ヘモクロマトーシス　146
ヘモシデリン　144
ペラグラ　127
ペルオキシソーム増殖因子活性化受容体　107
ペルオキシソーム増殖因子活性化受容体γ遺伝子　9
ペントース　40
ペントースリン酸回路　53, 190

ほ

傍分泌　27
飽和脂肪酸　89
補酵素　110
補酵素A　133
補酵素作用
　B群ビタミンの——　123, 125
　ビタミンの——　123
星細胞　113
ホスファチジルコリン　186
ホスホエノールピルビン酸　56
ホスホパンテテイン　133
ホスホリパーゼ　103

ホスホリパーゼA_2　24
ホモシステイン　129
ホモ多糖　43
ポリエン酸　89
ポリフェノール　144
ホルモン感受性リパーゼ　98
ボンブカロリメーター　163

ま　行

膜消化　22, 23, 29, 31, 45, 46
マグネシウム　138, 143
マクロミネラル　137
末梢神経障害　120
マラスムス　6
マルターゼ　31, 46
マルトース　41, 42, 184
マロニルCoA　93
マンガン　138, 148
マンガン-スーパーオキシドジスムターゼ　148
満腹感　10
ミオグロビン　144
味覚　15
味覚障害　146
ミクロミネラル　137
水　150
　——の出納　152
ミセル　23, 26, 31
ミネラル　137, 138
　——の種類　138
　——の特徴　138
　——の歴史　5
ミネラルコルチコイド　98, 142
ミリスチン酸　90
ミルクアルカリ症候群　141
無機質　137
ムコ多糖　44
迷走神経　10
メタボ健診　8
メタボリックシンドローム　8
メタロチオネイン　146
メチオニン　70, 185
メチオニンシンターゼ　129, 132
メチルコバラミン　131
メチルマロニルCoAムターゼ　132
メチルマロン酸尿症　132
メッツ　173
メナキノン　111, 120
メナキノン-4　120
メナキノン-7　120
メラトニン　15
免疫機能　106
メンケス病　147

2-モノアシルグリセロール　186

モノアシルグリセロールリパーゼ 98
モノエン酸 89
モリブデン 138, 148
門　脈 21, 33
門脈系輸送経路 32

や 行

夜盲症 115

誘導脂質 89
幽　門 19
遊離脂肪酸 178
UCP1（脱共役タンパク質1） 9
輸送体 46
UDP ガラクトース 55
UDP グルクロン酸 55
UDP グルコース 55
ユビキチン 80

溶血性貧血 120
葉　酸 111, 123, 128〜130
ヨウ素 138, 147

ら〜わ

ラウリン酸 90

ラクターゼ 31, 46
ラクトース 42, 184
ラピッドターンオーバープロテイン 79
卵白障害 135

リシン 70, 185
リシンヒドロキシラーゼ 136
リソソーム 80
リゾチーム 21
リトコール酸 97, 197
リノール酸 90, 100
α-リノレン酸 90, 100
γ-リノレン酸 90
リパーゼ 26, 178
リービッヒの桶 84, 85
リブロース 40
リポキシゲナーゼ 102, 103
リボース 40, 184
リボース 5-リン酸 53
リポタンパク質 92, 94
リポタンパク質代謝 93
リポタンパク質リパーゼ 33, 94
リボヌクレアーゼ 24
リボフラビン 111, 126
リ　ン 138, 141
リンゴ酸 51
リンゴ酸デヒドロゲナーゼ 127
リン脂質 88, 89, 186, 195
　　——の生合成 195

リンパ系輸送経路 33
類　洞 21
Rubner, M. 171

レクチン 41
レジスタントスターチ 35, 47
レシチン—コレステロールアシル
　　　　　トランスフェラーゼ 95
レゾルビン 104
レチナール 111
レチニルエステル 111
レチノイド X 受容体 113, 114
レチノイン酸 111
レチノイン酸受容体 113, 114
レチノール 111
レチノール活性当量 112
レチノール結合タンパク質 113
レニン-アンギオテンシン系 159
レプチン 13, 100, 172
レムナント受容体 94

ロイコトリエン 102, 103
　　4 シリーズの—— 102, 103
　　5 シリーズの—— 102, 103
ロイシン 70, 185
老　化 46
ロドプシン 113, 114

ワルファリン 122

池田 彩子
- 1966年 愛知県に生まれる
- 1989年 お茶の水女子大学家政学部 卒
- 1998年 名古屋大学大学院生命農学研究科
  　　　博士後期課程 修了
- 現 名古屋学芸大学管理栄養学部 教授
- 専門 栄養生化学
- 博士（農学）

脊山 洋右
- 1941年 東京に生まれる
- 1965年 東京大学医学部 卒
- 1973年 東京大学大学院医学系研究科
  　　　博士課程 修了
- 現 東京医療保健大学 客員教授
  　　医学中央雑誌刊行会 理事長
- 東京大学名誉教授，お茶の水女子大学名誉教授
- 専門 生化学
- 医学博士

藤原 葉子
- 1957年 福岡県に生まれる
- 1981年 お茶の水女子大学家政学部 卒
- 1988年 お茶の水女子大学大学院家政学研究科
  　　　修士課程 修了
- 現 お茶の水女子大学基幹研究院自然科学系 教授
- 専門 栄養化学
- 博士（学術）

鈴木 恵美子
- 1951年 東京に生まれる
- 1974年 お茶の水女子大学家政学部 卒
- 1976年 お茶の水女子大学大学院家政学研究科
  　　　修士課程 修了
- お茶の水女子大学名誉教授
- 専門 栄養化学
- 農学博士

野口 忠
- 1940年 千葉県に生まれる
- 1963年 東京大学農学部 卒
- 1965年 東京大学大学院化学系研究科修士課程 修了
- 東京大学名誉教授，中部大学名誉教授
- 専門 栄養生化学，分子栄養学
- 農学博士

第1版 第1刷 2015年 3月30日 発行
補訂版 第1刷 2019年 4月10日 発行
第2刷 2021年 6月 7日 発行

新スタンダード 栄養・食物シリーズ 9
基 礎 栄 養 学（補訂版）

Ⓒ 2 0 1 9

編　集　池田彩子・鈴木恵美子
　　　　脊山洋右・野口　忠
　　　　藤原葉子

発行者　住　田　六　連
発　行　株式会社東京化学同人
東京都文京区千石3丁目36-7(〒112-0011)
電話 03-3946-5311・FAX 03-3946-5317
URL: http://www.tkd-pbl.com/

印刷・製本　美研プリンティング株式会社

ISBN978-4-8079-1681-8
Printed in Japan
無断転載および複製物（コピー，電子データなど）の無断配布，配信を禁じます．

新スタンダード栄養・食物シリーズ
― 全 19 巻 ―

1	社会・環境と健康	大塚 譲・河原和夫・須藤紀子 編
2	生化学	大塚 譲・脊山洋右・藤原葉子・本田善一郎 編
3	解剖・生理学 ―人体の構造と機能―	飯田薫子・石川朋子・近藤和雄・脊山洋右 編
4	疾病の成り立ち	飯田薫子・近藤和雄・脊山洋右 編
5	食品学 第2版 ―食品成分と機能性―	久保田紀久枝・森光康次郎 編
6	調理学	畑江敬子・香西みどり 編
7	食品加工貯蔵学	本間清一・村田容常 編
8	食品衛生学 第2版	一色賢司 編
9	基礎栄養学 補訂版	池田彩子・鈴木恵美子・脊山洋右・野口 忠・藤原葉子 編
10	応用栄養学	近藤和雄・鈴木恵美子・藤原葉子 編
11	栄養教育論	赤松利恵・稲山貴代 編
12	臨床栄養学	飯田薫子・市 育代・近藤和雄・脊山洋右・丸山千寿子 編
13	分子栄養学 ―科学的根拠に基づく食理学―	板倉弘重・近藤和雄 編
14	公衆栄養学	大塚 譲・河原和夫・須藤紀子 編
15	給食経営管理論	香西みどり・佐藤瑶子・辻ひろみ 編
16	食品微生物学	村田容常・渋井達郎 編
17	有機化学の基礎	森光康次郎・新藤一敏 著
18	食品分析化学	新藤一敏・森光康次郎 著
19	基礎化学	村田容常・奈良井朝子 編